DR. ALDO MAZZINI

Olivenöl

Der gesunde Schatz des Südens

Wirkung, Anwendung und wie du echtes Olivenöl von minderwertigen Ölen unterscheidest – für Küche, Gesundheit und bewussten Genuss

EULOGIA
VERLAG

Bibliografische Information der Deutschen Nationalbibliothek.

Die Deutsche Nationalbibliothek verzeichnet diese Publikation
in der Deutschen Nationalbibliografie; detaillierte bibliografische Daten sind
im Internet über http://dnb.dnb.de abrufbar.

Für Fragen und Anregungen:
info@eulogiaverlag.de

ISBN Softcover: 978-3-96967-720-9
ISBN E-Book: 978-3-96967-721-6

Originale Erstausgabe 2026

Eulogia Verlags GmbH
Gerhofstraße 1–3
20354 Hamburg

Satz und Layout: Tomasz Dębowski
Umschlaggestaltung: Aleksandar Petrović

DR. ALDO MAZZINI

Olivenöl

Der gesunde Schatz des Südens

Wirkung, Anwendung und wie du echtes Olivenöl von minderwertigen Ölen unterscheidest – für Küche, Gesundheit und bewussten Genuss

EULOGIA
VERLAG

Inhaltsverzeichnis

Vorwort

„Nichts geschieht, wenn wir es nicht zuerst träumen."

(Carl Sandburg)

Die Idee, ein populärwissenschaftliches Buch zu schreiben, das sich an alle richtet – an diejenigen, die Olivenöl verwenden, und an diejenigen, die es noch nicht tun – kam mir vor einigen Jahren. Je mehr ich durch Italien und die Welt reiste, desto mehr wurde mir bei Unterhaltungen über Öl klar, dass ich größere Anstrengungen unternehmen muss, um die Verbreitung der Olivenbaumkultur zu fördern.

Um ehrlich zu sein, hatte ich anfangs überhaupt keine Vorstellung davon, wie ich mein Wissen über das Produkt in großem Umfang vermitteln könnte. Mit der Zeit wurde mir klar, dass die Organisation von Kursen, auch wenn sie nützlich und wirkungsvoll sind, nur eine kleine Anzahl von Menschen informieren würde. Die einzige Möglichkeit, jeden Teil Italiens und der Welt einfach und schnell zu erreichen, wäre es, ein Buch zu schreiben, oder noch besser ein Taschenbuch und ein E-Book, das an meiner Stelle über das Internet in die ganze Welt gehen könnte.

An diesem Punkt ergab sich ein weiteres Problem: Ich musste die wirksamsten Strategien festlegen, die ich anwenden würde, um ein umfassendes Werk zu erstellen, das sich von den vielen bereits auf dem Markt befindlichen Veröffentlichungen unterscheidet und einzigartig ist. Ein Werk, das gleichzeitig leicht zu verstehen, praktisch und nützlich sein würde: kurz gesagt, ein Werk, das die Neugier derjenigen befriedigen würde, die sich noch nicht intensiv mit dem Thema Olivenöl befasst haben und keine Experten auf dem Ölsektor sind.

Nur eines war mir klar: Ich musste unbedingt mit aller Kraft meine in vielen Jahren des Studiums erworbene Erfahrung einbringen. Die Reisen, die Lektüre, die Fachberatung und die Kompetenz als professioneller Verkoster, all das sollte den Verbrauchern und dem Markt zur

Verfügung gestellt werden. Alle Menschen, die sich für Olivenöl und seine unglaublichen Eigenschaften interessieren, finden in diesem Buch die Antworten auf ihre Fragen.

Vor etwa fünf Jahren, als ich an einem Kurs für Persönlichkeitsentwicklung teilnahm, reifte in mir die Gewissheit, was der erste Schritt war, den ich tun konnte und sollte. Die vielen Zweifel, die mich blockierten, lichteten sich und lösten sich auf wie Nebel in der Sonne, als allen Teilnehmern eine Aufgabe gestellt wurde: Jeder sollte sein Vorhaben, seine „Mission" für die kommenden Jahre beschreiben.

Zum ersten Mal seit langer Zeit musste ich tiefgründig darüber nachdenken, was ich jetzt und in naher Zukunft tun und sein möchte. Sicherlich haben einige von Ihnen schon einmal innegehalten, um über eine Frage wie diese und die möglichen Antworten und Auswirkungen nachzudenken. Um ehrlich zu sein, war es mir nie in den Sinn gekommen, die Frage so direkt und zwingend zu formulieren, und so fiel es mir schwer, die richtige Konzentration zu finden, um über eine so kurze Frage nachzudenken: „Was wollen Sie in den nächsten Jahren Wichtiges tun?"

Zunächst herrschte absolute Stille im Raum, während die Mehrzahl der über 600 Anwesenden, so glaube ich, die gleichen tiefen Emotionen durchlebte wie ich. Als die Ideen in den Köpfen der Teilnehmer Gestalt annahmen, lag eine wachsende Energie in der Luft. Es war eine unglaublich tiefgreifende Erfahrung.

Nachdem ich lange nachgedacht und tief in mich hineingeschaut hatte, und dann noch tiefer, kam an einem bestimmten Punkt etwas ganz Natürlich an die Oberfläche: Es war wie eine spontane Bewegung, ein Ausbruch von Gefühlen und Gedanken aus der Tiefe meines Herzens, und das folgende Vorhaben war geboren:

> „Ich möchte meine ganze Kraft und meine Fähigkeiten einsetzen, um das Wissen über die jahrtausendealte Kultur des Olivenbaums und seiner Produkte in der ganzen Welt zu verbreiten, damit so viele Verbraucher wie möglich die vielen wundervollen und positiven Auswirkungen der Verwendung von Olivenöl in der Ernährung kennenlernen, sie schätzen und davon profitieren können. Auf diese Weise kann ich mich für viele Menschen wirklich nützlich machen, und je mehr ich dazu beitragen und ihnen helfen kann, besser und gesünder zu leben,

desto mehr werde ich zum Anstieg des Konsums von Olivenöl beitragen und die gesamte Produktionskette fördern."

In den letzten Jahren habe ich hart daran gearbeitet, alle meine Bemühungen und mein Engagement in die Verbreitung der „Kultur des Olivenbaums" zu stecken. Ich bin der festen Überzeugung, dass der richtige Weg bei den Grundlagen beginnen muss, bei der Vermittlung der einfachen Wahrheiten, ohne sich in chemische Formeln oder allzu technische und komplexe Erklärungen zu vertiefen. Dies kann der richtige Weg sein, um eine andere Sensibilität zu entwickeln, die den globalen Ölmarkt in seiner Gesamtheit verändern könnte.

Die Verbreitung der Kultur ist gleichbedeutend damit, den Verbrauchern zu helfen, das Produkt kennenzulernen, damit sie es besser verstehen und auswählen können und es somit auch mehr und mehr schätzen. Ich bin auch fest davon überzeugt, dass diese Maßnahme, wenn sie in großem Umfang durchgeführt wird, langfristig den Markt beleben wird. Es wird eine qualifiziertere und anspruchsvollere Nachfrage entstehen, die den Markt zwingen wird, sich an die neuen Standards anzupassen, die notwendig sind, um den Ansprüchen der Verbraucher gerecht zu werden.

Durch die Verbreitung von Informationen und die Sensibilisierung der Verbraucher wird es möglich sein, den gesamten Prozess von Angebot und Nachfrage auf natürliche Weise und zum richtigen Zeitpunkt positiv zu beeinflussen. Dadurch wird auch der Produktionssektor veranlasst, sich auf immer höhere Qualität auszurichten, was sich positiv auf die Gesundheit und die Zufriedenheit der Verbraucher auswirken wird.

Beim Nachdenken wurde mir klar, dass die Schlüsselfrage, die ich beantworten musste, lautete:

„Wie kann ich die Neugier, den Informationsbedarf und die Bedenken der Verbraucher am besten befriedigen?"

Ich stellte mir vor, dass alle Menschen unbeantwortete Fragen oder Zweifel an einem Produkt wie Olivenöl haben könnten.

Es ist davon auszugehen, dass wie in Italien – dem weltweit größten Verbrauchermarkt für Olivenöl – auch in anderen Ländern viele

Menschen ein Interesse daran haben oder haben könnten, mehr über die Grundlagen des Produkts zu erfahren.

Ich habe mir dann eine weitere Frage gestellt:

„Was ist für den Verbraucher wirklich wichtig und interessant zu wissen?“

Ich kam zu dem offensichtlichen Schluss, dass ich die Antwort nicht für andere geben kann, da jeder Verbraucher seine eigenen persönlichen Fragen und seine eigene Neugier hat, die gleich, ähnlich oder anders sein können als die der anderen Verbraucher.

Es gab nur eine Möglichkeit, diese Frage zu beantworten: Ich musste von möglichst vielen Menschen die häufigsten Fragen und Unklarheiten sammeln, um den tatsächlichen Informationsbedarf der Verbraucher zu verstehen.

Aus diesem Bedürfnis nach Vereinfachung, das darauf abzielt, Informationen nutzbar und zugänglich zu machen, entstand die Idee, die vielen Fragen, die mir im Laufe der Jahre von den Menschen, die ich auf meiner persönlichen „Reise entlang der Ölroute“ getroffen habe, gestellt wurden, in strukturierter Form und in Form eines Manuskripts weiterzuverfolgen.

Deshalb habe ich für dieses Buch einige „typische Fragen“ von Menschen gesammelt und ausgewählt, die jeden Tag einkaufen gehen und dann mit dem gekauften Nativen Olivenöl Extra kochen.

Ich glaube, dass es letztlich die Antworten auf die einfachen Fragen sind, die den Unterschied ausmachen und für jeden interessant sein können, der vor einem Regal steht und eine kleine, aber schwierige Entscheidung treffen muss: Welche Flasche soll man aus den vielen verschiedenen Marken und Etiketten wählen? Die Entscheidung, zu einem bestimmten Produkt zu greifen und nicht ein anderes zu wählen, ist scheinbar trivial, wenn es nur um die Frage geht, wie man sein Geld ausgibt.

Tatsächlich ist das überhaupt nicht der Fall, denn es ist gut, immer daran zu denken, dass das, was wir kaufen und essen, ein Teil von uns wird: „Ist es nicht wahr, dass wir sind, was wir essen?“

Wenn wir dies genauer analysieren, können wir feststellen, wie wir bei einer Kaufentscheidung bewusst oder unbewusst einige einfache Fragen beantworten:

I. Welche Bedürfnisse erfüllt das Produkt für mich?
II. Welche Bedeutung hat das Produkt für mich?
III. Welches Ergebnis erwarte ich davon für mich?

Unter dieser Voraussetzung ist es heute immer wichtiger, nicht nur das Öl, sondern alle Produkte für unseren Speiseplan mit Bedacht auszuwählen. Die Auswahl bedeutet, das Ergebnis unseres Handelns in Richtung einer mehr oder weniger günstigen Auswirkung auf unsere Gesundheit und Lebensqualität zu lenken und zu beeinflussen.

Gesundheit und Lebensqualität hängen in der Tat direkt von mindestens zwei Faktoren ab:

- unserer Ernährung, verstanden als unser Essverhalten;
- unserem seelischen Gleichgewicht.

Nach reiflicher Überlegung wurde mir klar, dass ich mich bemühen musste, einen verborgenen Traum zu verwirklichen: mein Bestes zu geben, um die Lebensqualität der Menschen positiv zu beeinflussen.

Die UNESCO hat die mediterrane Ernährung als immaterielles Kulturerbe der Menschheit anerkannt, und Olivenöl ist ein unverzichtbarer Bestandteil dieses Erbes.

> „Die Mittelmeerdiät ist viel mehr als nur Essen. Sie fördert das soziale Miteinander, denn das gemeinsame Essen ist die Grundlage für soziale Bräuche und Feste, die von einer bestimmten Gemeinschaft geteilt werden, und hat einen bemerkenswerten Schatz an Wissen, Liedern, Sprüchen, Geschichten und Legenden hervorgebracht. Die Ernährung beruht auf der Achtung des Bodens und der biologischen Vielfalt und gewährleistet die Erhaltung und Entwicklung traditioneller Tätigkeiten und Handwerke im Zusammenhang mit der Fischerei und der Landwirtschaft in den Mittelmeergemeinden."

Dies sind die Gründe, warum die UNESCO im November 2010 die mediterrane Ernährung zum immateriellen Kulturerbe der Menschheit erklärt hat. Ein Erbe, das die Essgewohnheiten der Völker des Mittelmeerraums (vor allem Italien, Spanien, Griechenland, Marokko, Portugal, Kroatien und Zypern) zusammenfasst, die sich im Laufe der Jahrhunderte gefestigt haben und bis Mitte des letzten Jahrhunderts praktisch unverändert blieben. Das geht weit über eine einfache Liste von Lebensmitteln hinaus und betrifft die Lebenskultur, soziale Praktiken und landwirtschaftliche Traditionen.

Die Mittelmeerdiät ist, wie die Etymologie des Wortes (aus dem Griechischen *diaita*) nahelegt, eine Lebensweise, ein Modus vivendi, ein Beziehungs- und Kulturelement, das das Gefühl der Zugehörigkeit und des Teilens zwischen den Völkern des Mittelmeerraums stärkt. Denn das für die Mittelmeerdiät typische „gemeinsame Essen" bedeutet nicht nur, eine Mahlzeit zu sich zu nehmen, sondern es bedeutet auch, das Fundament der zwischenmenschlichen Beziehungen zu stärken, den Dialog und die Kreativität zu fördern und dazu beizutragen, die Identität und die Werte der Gemeinschaften weiterzugeben. Fleisch, Nudeln, Gemüse, Hülsenfrüchte, frisches und getrocknetes Obst, aber auch weißes Fleisch, Fisch, Milchprodukte, Eier, Olivenöl und Wein sind die Grundnahrungsmittel der Mittelmeerdiät.

Zahlreiche wissenschaftliche Studien haben außerdem gezeigt, dass die Mittelmeerdiät eine gesunde Ernährung ist, die dazu beiträgt, einigen der wichtigsten chronischen Krankheiten wie Herz-Kreislauf-Erkrankungen, Diabetes, Bulimie und Adipositas vorzubeugen. Zudem ist sie dank der antioxidativen Kraft des Olivenöls in Verbindung mit dem Verzehr von Gemüse ein wichtiges Mittel zur Vorbeugung von Tumoren. [1]

Aus all diesen Überlegungen entstand ein Traum, aus dem wiederum das vorliegende Werk hervorging.

Ich kann nicht im Voraus sagen, ob ich dazu beitragen kann, mehr Menschen eine Welt näherzubringen, die gleichzeitig alt und modern ist: alt aufgrund der mehr als tausendjährigen Geschichte der Kultur des Olivenbaums und des Öls, modern und aktuell aufgrund der neuen Begeisterung, mit der das Olivenöl immer mehr Bewunderer und Platz auf den Tischen in der ganzen Welt findet.

Ich weiß mit Sicherheit, dass schon viele vor mir Träume in die Tat umgesetzt haben, die die Welt verändert haben, und Träume sind ein Teil von uns allen.

„Heute sind es diejenigen, die sich auf den Weg machen, um etwas zu verändern, die erkannt haben, dass es bei den Lebensmitteln beginnt, die Welt zu verändern und die Umwelt, die Gesundheit und die Lebensqualität von allen zu verbessern."

(Carlo Petrini)

PRAKTISCHER HINWEIS: Der Aufbau des Buches ist so gestaltet, dass man es von Anfang bis zum Ende durchlesen kann, oder, was noch praktischer, direkte r und benutzerfreundlicher ist, seine Aufmerksamkeit auf die Themen konzentrieren kann, die einen persönlich am meisten interessieren, indem man sie im Inhaltsverzeichnis nachschlägt. Jedes Thema wird unabhängig von den anderen behandelt und steht für sich allein.

EINFÜHRUNG

Kultur und Magie des Olivenbaums

„Die Ölherstellung ist nicht nur ein Handwerk, sondern eine Tradition. Die Olive ist nicht nur eine Frucht, sie ist ein Relikt."

(Predrag Matvejevic – Brevier für das Mittelmeer)

ÜBER 5.000 JAHRE GESCHICHTE

Seit Tausenden von Jahren gilt der Olivenbaum in den mediterranen Zivilisationen als heilig und verehrungswürdig, da er von einer Göttin geschenkt wurde. Der Olivenbaum und das Öl gehören zu den wichtigsten sozialen Symbolen, deren anthropologischer Wert von vielen Wissenschaftlern untersucht wurde, um die symbolische Bedeutung und die mit ihnen verbundenen Rituale zu erforschen (Verdiè, 1990).

In der griechischen Mythologie heißt es, dass Athene während ihres Streits mit Poseidon um die Herrschaft über die Städte Athen und Attika eine Olivenbaumpflanze sprießen ließ. Aus dieser Pflanze konnte eine außergewöhnliche Flüssigkeit gewonnen werden, die der Zubereitung von Speisen, der Heilung von Wunden, der Stärkung des Körpers und der Beleuchtung in der Nacht diente.

Bei den Panathenäischen Spielen wurden die siegreichen Athleten mit Kronen aus Olivenblättern, wahrscheinlich von wilden Olivenbäumen, den Oleastern, und mit Amphoren belohnt, die zu Ehren der Göttin gestiftet wurden und als wertvoller Preis galten.

Die mit Öl gefüllten panathenäischen Amphoren wurden als Preise bei den Großen Panathenäen verliehen, die alle vier Jahre in Athen stattfanden; ihre Herstellung wurde vom Staat in Auftrag gegeben. Auf der einen Seite der Vase war stets Athene mit einem Wappen abgebildet, auf der anderen Seite die sportliche Disziplin des Athleten, der sich ausgezeichnet und den Preis verdient hatte.

Die Olivenbaumpflanze und das aus ihren Früchten gewonnene wertvolle Öl gelten daher seit langer Zeit als Symbol für Wohlstand, Frieden, Weisheit und Sieg. Seit jeher haben diese Pflanze und ihre Produkte die unterschiedlichen Bedürfnisse und Anforderungen der verschiedenen mediterranen Zivilisationen befriedigt und finden in verschiedenen Bereichen Verwendung, von der Ernährung bis zur Medizin, von der Kosmetik bis zur Industrie.

Die Verwendung von Oliven und Olivenöl als Nahrungsmittel ist seit der Bronzezeit (3500 v. Chr. bis etwa 1200 v. Chr.) belegt.

In der Römerzeit war der Verzehr von Oliven weit verbreitet und, in der richtigen Weise zubereitet, für die römischen Patrizierfamilien ein Gericht zu Beginn und am Ende des Abendessens. Auch für die weniger Wohlhabenden, die sie mit Brot und Käse verzehrten, waren Oliven eine ausgezeichnete, nahrhafte und preiswerte Beilage.

Das Öl wurde bei der Zubereitung vieler Gerichte verwendet: In zahlreichen Rezepten von Apicius (*De re coquinaria*) und Horaz* ist Olivenöl ein Hauptbestandteil und dient als Gewürz für alle Gemüsesorten.

In den folgenden Jahrhunderten stieg der Verbrauch von Öl, das auch von weniger wohlhabenden Bevölkerungsschichten wie den Handwerkern und Arbeitern verwendet wurde, und die Verwendungsmöglichkeiten in der Küche wurden erweitert.

Heutzutage wird Öl nicht mehr als einfaches Würzmittel betrachtet, sondern vielmehr als Lebensmittel mit besonderen Nährwerten.

Auch in der Geschichte der Pharmakopöe nimmt der Olivenbaum einen wichtigen Platz ein, und die Vorzüge dieser Pflanze finden sich in verschiedenen Abhandlungen der antiken pharmazeutischen Botanik wieder. Die ersten „Heilkundigen“ der griechischen Medizin – Hippokrates, Dioskurides und später in der römischen Zeit Plinius – schätzten die Eigenschaften des Olivenbaums als Heilmittel; die Blätter, Blüten, Früchte, Kerne und Wurzeln wurden zu diesem Zweck verwendet.

Die Blätter galten als heilend, reinigend und adstringierend; Chirurgen hielten eine Abkochung der Blätter in Verbindung mit Honig für

* Horaz in den *Satiren*: „est modus in rebus“ – es gibt ein Maß in den Dingen.

nützlich, um verätzte Stellen zu behandeln, während die Asche der Blätter und Blüten zur Behandlung von Wunden verwendet wurde.

Mit anderen Essenzen verbranntes Olivenholz wurde während der Pest häufig zur Parfümierung und Desinfektion von Häusern verwendet.

Wissenschaftliche Studien über die positiven Auswirkungen von Öl haben seit Mitte der 1950er Jahre an Bedeutung gewonnen und richteten sich auch auf die Erforschung der Eigenschaften von Olivenbaumblättern, insbesondere in der Zeit zwischen dem Ende des alten und dem Beginn des neuen Jahrtausends.

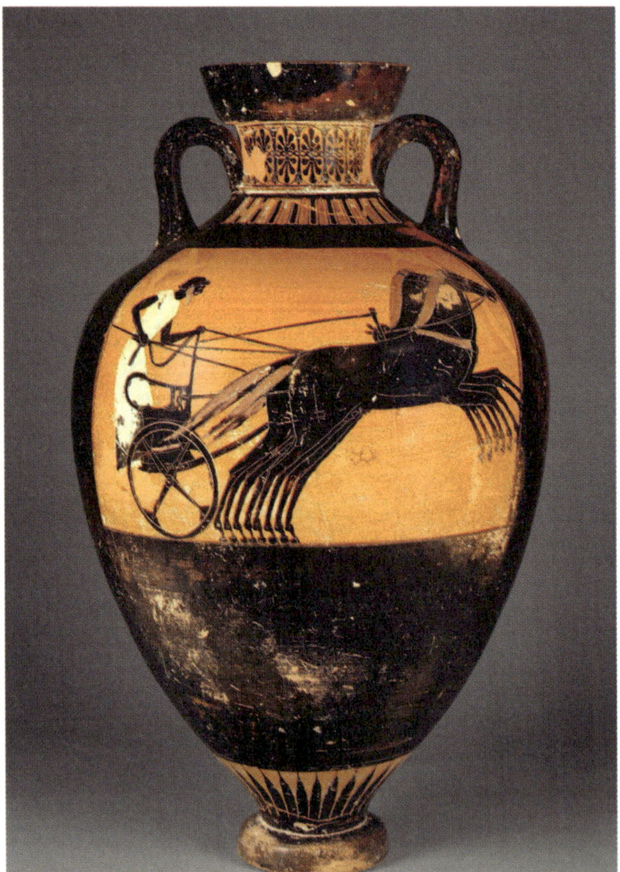

Abb. 1: Panathenäische Amphore. Quelle: © Sherjeel Mumtaz / Shutterstock.com

Die Identifizierung der wichtigsten chemischen Bestandteile des Öls und der Blätter hat es ermöglicht, ihre therapeutischen Eigenschaften besser zu definieren.

Aufgüsse und Extrakte aus Olivenbaumblättern, die seit Jahrtausenden in Gebieten wie Kreta und Israel verwendet werden, haben unter anderem harntreibende, antimikrobielle und cholesterinsenkende Eigenschaften. Darüber hinaus werden den Blättern positive Wirkungen gegen Bluthochdruck zugeschrieben, und sie gelten auch als starke Antioxidantien und als blutzuckersenkend (Fabbri, Pedrazzi, 2000; Briante et al., 2002).

Die dem Olivenbaum zugeschriebenen medizinischen Eigenschaften haben ihren größten Ausdruck, zumindest was den Ruhm betrifft, in seinem aus den Oliven gewonnenen Produkt, dem Öl, gefunden, dem in der Antike die Kraft zugesprochen wurde, viele Krankheiten und Beschwerden zu heilen.

Die Griechen betrachteten Öl als die „göttliche und versöhnende Flüssigkeit" schlechthin, und Columella schrieb: *Olea curantur vulnera* („Öl heilt Wunden"). In Babylon wurde der Arzt *asu* genannt, d. h. ‚Kenner des Öls' (Cannella/Giusti, 2004).

Hippokrates war der erste, der sich für die Eigenschaften des Olivenöls interessierte. Plinius (*Naturalis Historia*) und Pedanius Dioscorides (1. Jh. n. Chr., *De Materia Medica*) untersuchten die Eigenschaften und therapeutischen Anwendungen des Öls, und Galen (2. Jh. n. Chr., *Ars Medica*) verwendete es in vielen medizinischen Rezepten.

Lange Zeit nahm das Öl, das als unentbehrliches Lebensmittel und Arzneimittel gegen verschiedene Krankheiten galt, sowohl in der Volks- als auch in der wissenschaftlichen Medizin einen bevorzugten Platz ein. Seit der Antike wurden die Tugenden des Olivenöls auch im Bereich der Kosmetik und Körperpflege geschätzt; die Griechen und Römer schmierten ihren Körper mit parfümiertem Öl ein und schrieben ihm eine hygienische und schützende Funktion zu, da es vor Hitze und Kälte schützte.

Im Laufe der Zeit wurde das Holz der Olivenbäume auch industriell genutzt. Das harte, kompakte Holz wurde für die Herstellung von Werkzeugen, Parkett und Kunstwerken verwendet und war in der Tischlerei sehr geschätzt. Der Schlamm (so wurden die Ölrückstände genannt) wurde als Düngemittel, zum Gerben von Häuten und zum Trocknen von Holz verwendet. Bei den Römern wurde er mit Kalk gemischt, um Lagerhäuser zu verputzen (Guerci, 2005).

Was die Verwendung des Öls für die Beleuchtung angeht, so sei daran erinnert, dass die bekannteste und vielleicht früheste Beschreibung einer Öllampe im zweiten Buch des Pentateuch, *Exodus*, zu finden ist, wo Gott Mose anweist, einen siebenarmigen goldenen Leuchter (die heilige Menora der Hebräer) anzufertigen und ihn mit reinstem Olivenöl zu entzünden. Das Öl wurde auch sehr lange Zeit auf diese Weise verwendet, vor allem für die Beleuchtung von Häusern. In verschiedenen mittelalterlichen historischen Quellen wird berichtet, wie „schwarzes und trauriges", „starkes" und „verdorbenes" Öl in der Toskana zu diesem Zweck verwendet wurde (Pinto, 2002). Es wurde noch für industrielle Zwecke beim Kardieren, Kämmen und Weben von Garnen eingesetzt und fand eine wichtige Anwendung bei der Herstellung von Seife, die sowohl in der Wollindustrie als auch im Haushalt verwendet wurde.

Die medizinische Verwendung der Pflanze folgte der Entwicklung der medizinischen Wissenschaft und besteht bis heute fort, nachdem sie mittlerweile eine solide wissenschaftliche Grundlage erhalten hat.

Der Olivenbaum hat in den Mittelmeerländern im Laufe der Zeit einen Stellenwert und eine Aura erlangt, als ob er mit einer magischen und heiligen Kraft ausgestattet wäre, die er bis heute beibehalten hat. Er gilt als heilig, als „Baum des Lebens" und „Baum des Friedens", und zahlreiche Mythen, Glaubensvorstellungen und Legenden sind mit ihm verbunden.

„Der Olivenbaum hat in der Geschichte der Menschheit und der Zivilisationen im Mittelmeerraum eine so wichtige und zentrale Rolle gespielt, dass jede Initiative, die darauf abzielt, sein Wissen über ihn zu verbreiten, seine Kultur zu schützen und seine Würde zu verteidigen, gleichbedeutend ist mit dem Erhalt, der Verteidigung und der Verbreitung der universellen Werte der Zivilisation und der Kultur." [2]

FRAGE 1

Warum heißt es Öl aus Oliven?

„Namen werden, sobald sie in den allgemeinen Sprachgebrauch übergegangen sind, schnell zu bloßen Klängen, ihre Etymologie wird, wie so viele Wunder der Erde, unter dem Staub der Gewohnheit begraben."

(Salman Rushdie)

WORTE HABEN GEWICHT

Die Bezeichnung „Öl aus Oliven" erscheint beim erstmaligen Lesen vielleicht ungewohnt, sie bezeichnet aber genau den in der Praxis angewendeten Vorgang: die ölige Flüssigkeit, die durch mechanische Extraktion aus den Früchten der *Olea europaea sativa*, besser bekannt als Olivenbaum, gewonnen wird."

Die Flüssigkeit, die man aus den Oliven extrahiert, wird daher grundsätzlich als Öl aus Oliven bezeichnet, aber diese Definition wird im täglichen Gebrauch kaum verwendet. Üblicherweise wird der aus den Oliven extrahierte Saft als Olivenöl bezeichnet, was jedoch ein ungenauer und irreführender Begriff ist, wie wir später noch genauer erklären werden. Denn er hat seine eigene, spezifische Bedeutung, die sich erheblich von der unterscheidet, die ihm im Allgemeinen gegeben wird.

Das in Oliven enthaltene Öl wird nach der Extraktion in eine der für die Klassifizierung von Olivenölen vorgesehenen Produktklassen eingeordnet, basierend auf der Einhaltung einer Reihe von chemischen Parametern und organoleptischen Eigenschaften, die genau definiert und gesetzlich festgelegt sind.

Aus dem Prozess der Extraktion der Oliven kann eine Ölsorte gewonnen werden, die als „nativ" bezeichnet wird, da sie unter Verwendung ausschließlich mechanischer Extraktionsverfahren aus der Frucht gewonnen wird. Jede Mischung mit Ölen anderer Art oder mit Öl, das durch andere Verfahren gewonnen wurde, als die Verordnung (EWG) Nr. 2568/91 und ihrer späteren Änderungen vorsehen und vorschreiben, ist ausgeschlossen.

In den Verordnungen der Europäischen Union wurden ursprünglich vier Sorten oder Güteklassen von nativen Ölen festgelegt. Nach verschiedenen Änderungen im Laufe der Jahre ist man zu der aktuellen Klassifizierung gelangt, die drei Klassen von nativen Olivenölen vorsieht.

Nach der Extraktion gibt es die folgenden möglichen Produktklassen für Olivenöle:

I. Natives Olivenöl Extra
II. Natives Olivenöl
III. Natives Lampantöl

FRAGE 2

Was bedeutet Natives Olivenöl Extra?

„Und dort, in den sonnigen Olivenhainen, wo es nur blauen Himmel mit Zikaden und harte Erde gibt, dort das Wunder, die perfekte Kuppel des Olivenbaums, gefüllt durch die Konstellation des Blattwerks: später die Behälter, das Wunder, das Öl."

(Pablo Neruda)

DIE FAMILIE IST GROSS

Native Olivenöle sind alle Öle, die ausschließlich durch mechanische Extraktionsverfahren aus den Früchten des Olivenbaums gewonnen werden.

Der Begriff Natives Olivenöl Extra bezeichnet die höchste Qualitätsklasse von Ölen aus Oliven, die zur Kategorie der nativen Öle gehören.

Nach der Definition des International Olive Council (IOC) sind native Olivenöle insbesondere:

> „Öle, die aus der Frucht des Olivenbaums ausschließlich durch mechanische oder sonstige physikalische Verfahren unter besonderen Bedingungen, insbesondere thermischer Art, gewonnen wurden, die nicht zu einer Veränderung des Öls führen und die keiner anderen Behandlung als Waschen, Dekantieren, Zentrifugieren und Filtrieren unterzogen wurden."

Innerhalb der Kategorie der nativen Öle ist Natives Olivenöl Extra daher diejenige Produktart bzw. -klasse, die den höchsten und strengsten gesetzlich vorgeschriebenen Qualitätsmerkmalen entspricht.

Es darf auf keinen Fall Merkmale aufweisen, die anderen Kategorien von nativen Ölen eigen sind. Diese Klassifizierung bestätigt also die höchste Qualität unter den Ölen, die durch einfache mechanische

Extraktion, durch Pressen oder durch Zentrifugalextraktion aus Oliven gewonnen werden.

Um als solches klassifiziert zu werden, muss ein Natives Olivenöl Extra zwei verschiedene Qualitätstests bestehen:

- analytische Tests,
- organoleptische Prüfung durch ein Verkostungsgremium.

Mit der EU-Verordnung 2568/1991 wurden erstmals offiziell die Bestimmungen für die chemische und sensorische Analyse sowie die jeweiligen spezifischen Methoden für die Klassifizierung von nativen Ölen eingeführt.

Dies war der Beginn einer neuen Ära für die Bestimmung der Produktklassifizierung und der Qualität von nativen Ölen.

Die Einführung der organoleptischen Analyse zur Klassifizierung von nativen Ölen hat diese auf eine andere Ebene als alle anderen Lebensmittel gestellt und ist auch heute noch eine einzigartige Regelung, die eine Besonderheit darstellt.

Im Laufe der Jahre gab es mehrere Änderungen der Verordnung 2568/91 bis hin zur jüngsten Delegierten Verordnung (EU) 2022/2104 vom 29. Juli 2022, welche die Verordnung (EWG) Nr. 2568/91 der Kommission und die Durchführungsverordnung (EU) Nr. 29/2012 aufhebt.

Insbesondere muss Natives Olivenöl Extra eine lange Reihe von chemisch-physikalischen Parametern (etwa 30) erfüllen, die im Laufe der Zeit immer restriktiveren Änderungen unterzogen wurden. Das bedeutet, dass der Gesetzgeber durch die Änderung der Gesetze schrittweise eine immer bessere Grundqualität des Produkts gefordert hat.

Auch für die Verkostung wurden die Prüfparameter schrittweise verschärft, um eine immer höhere Produktqualität zu gewährleisten.

Heute ist vorgeschrieben, dass Natives Olivenöl Extra bei der organoleptischen **Prüfung durch das Gremium einen Fruchtigkeitsmedian größer als null** und einige positive Eigenschaften aufweisen muss. Das bedeutet, dass ein angenehmes Aroma – grün oder reif – im Geruch wahrnehmbar sein muss, das zumindest an die Frucht der Olive erinnert. Schließlich ist es wichtig zu betonen, dass **das Native Olivenöl Extra bei der Panelprüfung keinerlei Mängel aufweisen darf**, auch nicht die geringsten (Mängelmedian = 0), sonst wird es zurückgestuft.

Analytischer Parameter	EU-Grenzwert	Bedeutung
Säuregehalt (% freie Ölsäure)	0,8	Hängt vom Triglyzerid-Index ab und zeigt den Erhaltungszustand der Oliven (Drupe) an.
Peroxidzahl (meq O_2/kg Öl)	20	Maß für den Grad der primären Oxidation und Hinweis auf mangelhafte Lagerung oder Verarbeitung
K232	2,5	UV-Absorption zur Bestimmung der primären Oxidation
K270	0,22	UV-Absorption zur Bestimmung der sekundären Oxidation.
Delta K	0,01	Dient zur Erkennung von Oxidation und/oder Raffination.
C14:0 (%)	0,05	Ein hoher Wert weist auf das Vorhandensein raffinierter Samenöle hin.
C18:3 (%)	0,9	Ein hoher Wert weist auf Oxidation oder Vermischung mit Samenölen hin.
C20:0 (%)	0,6	Ein hoher Wert weist auf raffinierte Samenöle hin.
C20:1 (%)	0,4	Ein hoher Wert weist auf Oxidation oder Vermischung mit Samenölen hin.
C22:0 (%)	0,2	Ein hoher Wert weist auf Oxidation oder Vermischung mit Samenölen hin.
C24:0 (%)	0,2	Ein hoher Wert weist auf Oxidation oder Vermischung mit Samenölen hin.

Abb. 2: Physikalische Parameter von Nativem Olivenöl Extra. Hier sind einige der wichtigsten chemischen Eigenschaften aufgeführt, die Olivenöle aufweisen müssen, um als Natives Olivenöl Extra eingestuft zu werden.

FRAGE 3

Was ist der Unterschied zwischen Nativem Öl Extra und nativem Öl?

„Aber vor kurzem hörte ich im Supermarkt, wie ein Herr die Verkäuferin fragte, wo das ewig jungfräuliche Olivenöl sei...“

(aus dem Brevier des Supermarktes)

ANDERS HEISST NICHT GLEICH

Wie wir gesehen haben, wird die Flüssigkeit, die aus der Frucht des Olivenbaums gewonnen wird, allgemein als Olivenöl bezeichnet und kann je nach den chemischen und organoleptischen Qualitätsparametern, die sie erfüllt, klassifiziert werden:

- Natives Olivenöl Extra: Säuregehalt ≤ 0,8 %;
- Natives Olivenöl - untergeordnete Kategorie: 0,8 % < Säuregehalt ≤ 2%*;
- Natives Lampantöl - noch untergeordneter (nicht für den direkten menschlichen Verzehr geeignet): Säuregehalt > 2%.

Erfüllt ein Olivenöl nicht alle Parameter für die Einstufung als Natives Olivenöl Extra, wird es zunächst in die Kategorie Natives Olivenöl herabgestuft. Entspricht ein oder mehrere Parameter auch nur einem der für diese zweite Produktklasse festgelegten Grenzwerte nicht, wird das Öl weiter als Natives Lampantöl herabgestuft.

Dabei ist stets zu beachten, dass es für die Einstufung eines Olivenöls in die Kategorie Natives Olivenöl ausreicht, wenn es auch nur einen der chemisch-physikalischen und/oder organoleptischen Parameter nicht erfüllt, die für die Einstufung als Natives Olivenöl Extra erforderlich sind.

---

* Säuregehalt: bezieht sich auf den Säuregehalt, ausgedrückt als Prozentsatz der freien Ölsäure im Öl.

Die unterschiedliche Klassifizierung und der Unterschied zwischen diesen Klassen ist weder trivial noch unbedeutend. Natives Olivenöl Extra ist in den Mitgliedsländern des IOC (International Olive Council), der EU und des Codex Alimentarius, die mehr als 98 % der Weltbevölkerung ausmachen, ein begehrtes Produkt, das an den Endverbraucher verkauft und in großen Mengen verbraucht wird (der Verbrauch kann in einigen Ländern wie Griechenland, Italien und Spanien weit über 10 Liter pro Kopf und Jahr liegen), da es die höchste Qualitätsklasse unter den nativen Olivenölen darstellt.

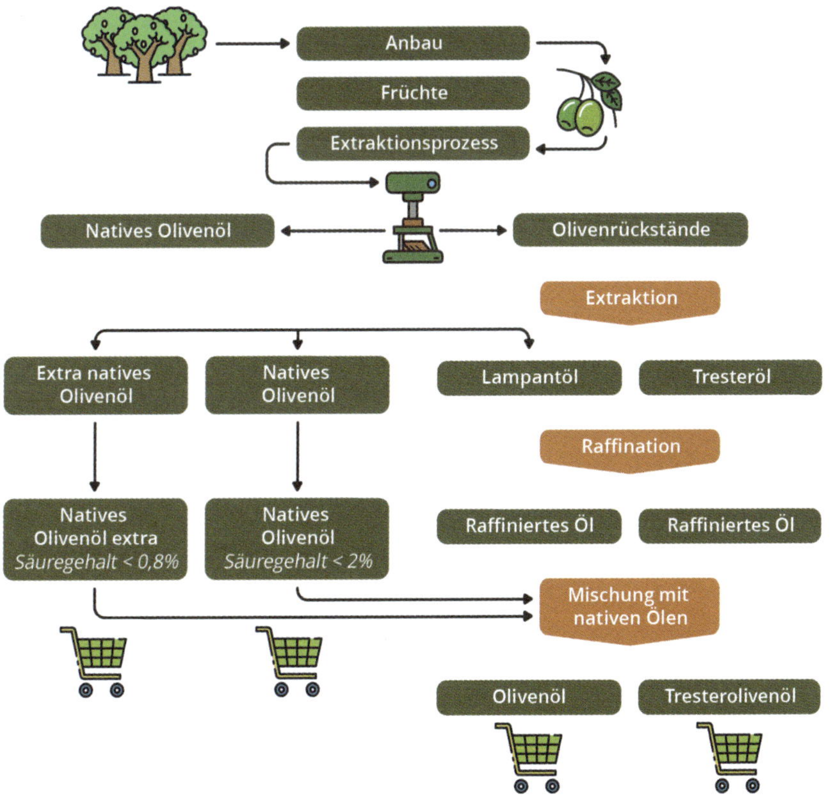

Abb. 3: Erzeugnisse, die beim Pressen von Oliven gewonnen werden. Der Markt und die erzielten Verkäufe verteilen sich hauptsächlich auf zwei Produktkategorien: Natives Olivenöl Extra und Olivenöl. Natives Olivenöl und Oliventresteröl haben eher geringe Marktanteile.

Olivenöl, das als Natives Olivenöl klassifiziert ist, kann ebenso wie Natives Olivenöl Extra an den Endverbraucher verkauft werden, aber auf vielen Märkten des Großhandels (GDO), des Groß- und Einzelhandels oder im HORECA-Bereich (Hotellerie – Restaurant – Café) wird es aufgrund seiner niedrigeren Qualitätsklasse kaum angeboten. Diese Produktklasse wird von den Handelsunternehmen selten beworben und ist daher wenig bekannt und wird folglich auch von den Verbrauchern wenig oder gar nicht nachgefragt. Sie wird hauptsächlich auf dem industriellen Markt nachgefragt und verkauft, da es zur Herstellung von Olivenöl verwendet wird.

Grundsätzlich kann man sagen, dass der größte Teil des Marktverbrauchs auf Natives Olivenöl Extra und Olivenöl entfällt, während es im Allgemeinen sehr schwierig und unwahrscheinlich ist, dass ein Verbraucher eine Flasche mit der Aufschrift „Natives Olivenöl" in den Regalen findet – insbesondere in Italien.

Abschließend sei daran erinnert, dass Lampantöl laut Gesetz nicht für den Verzehr geeignet ist und daher nicht als Speiseöl verkauft werden darf. Bevor es zum Verbraucher gelangt, muss es einen Raffinationsprozess durchlaufen, bei dem raffiniertes Öl gewonnen wird, das noch nicht direkt auf den Märkten verkauft werden kann. Erst nach einer geeigneten Mischung mit Nativem Ölivenöl wird das raffinierte Öl zu Olivenöl und kann zum Verzehr verkauft werden.

FRAGE 4

Was ist der unterschied zwischen Nativem Olivenöl Extra und Olivenöl?

non semper ea sunt, quae videntur, decipit frons prima multos: rara mens intelligit quod interiore condidit cura angulo („Die Dinge sind nicht immer so, wie sie sich zeigen, ihr erster Schein täuscht viele: der Verstand entdeckt selten, was in ihrem Innersten verborgen ist.")

(Phaedrus, Buch IV, Fabel 2)

DIE ZWEI COUSINS

Eine sehr wichtige Unterscheidung, die jeder Verbraucher kennen sollte und die einer genauen Erklärung bedarf, ist der Unterschied in den Merkmalen und der Produktklassifizierung zwischen Nativem Olivenöl Extra und Olivenöl. Natives Olivenöl Extra: Dies ist die höchste Qualität der Nativen Olivenöle, die durch mechanische Extraktion aus Oliven gewonnen werden können.

Olivenöl: „Öl, das aus einer Mischung von raffiniertem Olivenöl und Nativem Olivenöl besteht und für den menschlichen Verzehr geeignet ist" (Definition des IOC).

Die beiden Begriffe sind sich so ähnlich, dass sie leicht zu Verwechslungen oder Missverständnissen führen können.

Selbst wenn wir heute in einen Supermarkt gehen und eine Gruppe von Verbrauchern befragen, ob sie den Unterschied zwischen Nativem Olivenöl Extra und Olivenöl benennen oder definieren können, werden wir feststellen, dass die überwältigende Mehrheit der Befragten nicht in der Lage ist, die Unterschiede zwischen diesen beiden „verwandten" Produkten korrekt zu erklären. Interessant ist, dass sich das Ergebnis dieser Befragung nicht wesentlich ändert, wenn der Test in historischen

Erzeuger- und Verbraucherländern wie Spanien, Italien und Griechenland oder bei Befragungen in neuen Konsum- und Erzeugerländern von Öl durchgeführt wird. In den letzten Jahren wurden in dieser Hinsicht verschiedene Tests durchgeführt, und bei einem Wechsel der Erhebungsorte blieben die Ergebnisse recht ähnlich.

Das bedeutet nur eines: Es gibt noch viel zu tun, um den Verbrauchern die Grundlagen, also das Mindestwissen, über die Welt des Öls zu vermitteln.

Insbesondere ist es wichtig zu wissen, dass Natives Olivenöl Extra nicht mehr und nicht weniger ist als ein „Saft aus gepressten Oliven", um es von allen anderen Ölen zu unterscheiden.

Wie wir gesehen haben, ist Natives Olivenöl Extra das Ergebnis einer einfachen mechanischen Extraktion des Öls aus der Olivenfrucht. Um als solches klassifiziert zu werden, muss es eine lange Reihe von chemisch-physikalischen und organoleptischen Parametern erfüllen, die gesetzlich vorgeschrieben sind, und erst nach diesen Überprüfungen kann es den Status eines Nativen Olivenöls Extra erhalten.

Der Begriff Olivenöl hingegen ist eine Bezeichnung, eine Art kommerzielle „Erfindung", die dazu dient, ein Produkt zu definieren bzw. zu benennen und zu vermarkten, das per Gesetz erst nach einem komplexen Raffinationsprozess direkt an den Endverbraucher verkauft werden darf.

Dieses Produkt hat zwar seine Daseinsberechtigung, muss aber dennoch klar von seinem edleren Cousin, dem Nativen Olivenöl Extra, unterschieden werden.

Es ist leicht zu erkennen, dass das Wort „nativ" in der Definition von Olivenöl nicht verwendet wird. Dies liegt daran, dass bei der Herstellung von raffiniertem Öl neben der ursprünglichen einfachen mechanischen Extraktion auch andere chemische, physikalische und thermische Verfahren zum Einsatz kommen.

Die Anwendung dieser Verfahren dient dazu, negative Aromen, Geschmacksstoffe und Farbstoffe zu verändern bzw. zu entfernen und die chemischen Parameter wieder in den Rahmen bestimmter gesetzlicher Normen zu bringen. Das Ergebnis dieses Prozesses ist ein raffiniertes Öl, ein geruchs- und geschmacksneutrales Produkt, das die chemische

Grundstruktur des Olivenöls beibehält und nach dem Verschnitt mit genießbaren Nativen Olivenölen (d. h. anderen als Nativen Lampantölen) zu Olivenöl wird.

Olivenöl, wie es das Gesetz definiert, ist in der Tat: eine Mischung von Ölen, die aus Oliven gewonnen werden, die – da sie nicht die chemischen und/oder organoleptischen Merkmale aufweisen, um als Nativ Olivenöl Extra oder Natives Olivenöl eingestuft zu werden – erst nach einem chemischen und/oder chemisch-physikalischen Raffinationsverfahren, das sie in raffinierte Öle umwandelt, an den Verbraucher verkauft werden können.

Nach Angaben des International Olive Council (IOC) wird raffiniertes Olivenöl definiert als:

„Öl, das aus Nativen Olivenölen durch Raffinationsverfahren gewonnen wird, die nicht zu einer Veränderung der ursprünglichen Glyceridstruktur führen."

Nach der Raffination können diese Öle nur in den Verkehr gebracht werden, nachdem sie, wie wir gesehen haben, mit einer „beliebigen" Menge Nativen Olivenöls Extra oder Nativen Olivenöls gemischt wurden. Erst am Ende dieses „Veredelungszyklus" dürfen sie schließlich für den Verbrauch in Verkehr gebracht werden.

Das Olivenöl wird mit folgendem Wortlaut auf dem Etikett zum Verkauf freigegeben:

„Öl, das nur Olivenöle enthält, die einem Raffinationsverfahren unterzogen wurden, und Öle, die direkt aus Oliven gewonnen wurden."

In Bezug auf die prozentuale Zusammensetzung der Mischung haben wir bewusst den Begriff „nach Belieben" verwendet, da der Gesetzgeber keine Mindest- und Höchstprozentsätze oder Grenzwerte für die Herstellung der Mischung von raffiniertem Öl mit nativen Ölen festlegt.

Das Gesetz überlässt damit die Wahl des Verhältnisses der Bestandteile vollständig dem Ermessen der Abfüller. Daher finden wir in den Regalen Flaschen mit der Aufschrift „Olivenöl", die manchmal Mischungen aus 80–75 % raffiniertem Öl und 20–25 % Nativem Olivenöl Extra enthalten, bis hin zu Flaschen, die mit 99,5 % raffiniertem Öl und 0,5 % Nativem Olivenöl hergestellt wurden.

Die letztgenannten Ölmischungen werden in einigen Ländern als „extra leicht", „leicht schmeckend" und „extra leicht schmeckend" bezeichnet, was bei den Verbrauchern zu Unsicherheit und Verwirrung führen könnte. Diese Art der „guten" Marketingkommunikation könnte tatsächlich bestimmte Assoziationen im Kopf des Verbrauchers hervorrufen.

Diese Definitionen, die sich angeblich auf den Geschmack beziehen, können zu einem Werbungsmittel werden, insbesondere in einigen ausländischen Märkten, wo die Verbraucher offenbar „leichte", kalorienarme und gesunde Produkte bevorzugen.

Mit diesen Beschreibungen auf dem Etikett ist es denkbar, dass der Verbraucher zu der Annahme verleitet wird, dass diese Öle leichter sind als andere, indem er die Wirkung von zwei verschiedenen mentalen Einflüssen nutzt: einerseits die verbale Kommunikation, die mit dem Begriff „leicht" verbunden ist, und andererseits die visuelle Kommunikation, die auf einer unbewussten Ebene wahrgenommen wird (diese Öle sind tatsächlich sehr klar, fast durchsichtig). Dies ist möglich, da unser Gehirn die Begriffe „leicht" und das Bild eines sehr „transparenten und klaren" Öls einfach mit der Vorstellung von Leichtigkeit assoziieren kann, was natürlich nicht stimmt, zumindest nicht in Bezug auf die Kalorien, denn der Kaloriengehalt dieser Art von Öl ist absolut derselbe wie der jedes anderen Speiseöls, d. h. 9 kcal/Gramm.

In den Regalen finden wir dann Etiketten wie die am Ende des Kapitels abgebildeten.

In Anbetracht der obigen Ausführungen ist es für jeden aufmerksamen Verbraucher offensichtlich, dass diese beiden Produkte, auch wenn sie in der Regel in denselben Supermarktregalen angeboten werden, definitiv als zwei Verwandte betrachtet werden sollten, die zwar denselben Stammbaum haben, aber weder in Bezug auf die Ware noch auf den Genuss noch auf den gesundheitlichen Nutzen miteinander verwechselt werden dürfen.

Vereinfacht kann man die wichtigsten Unterschiede zwischen Nativem Olivenöl Extra und Olivenöl in zwei Begriffsbestimmungen zusammenfassen:

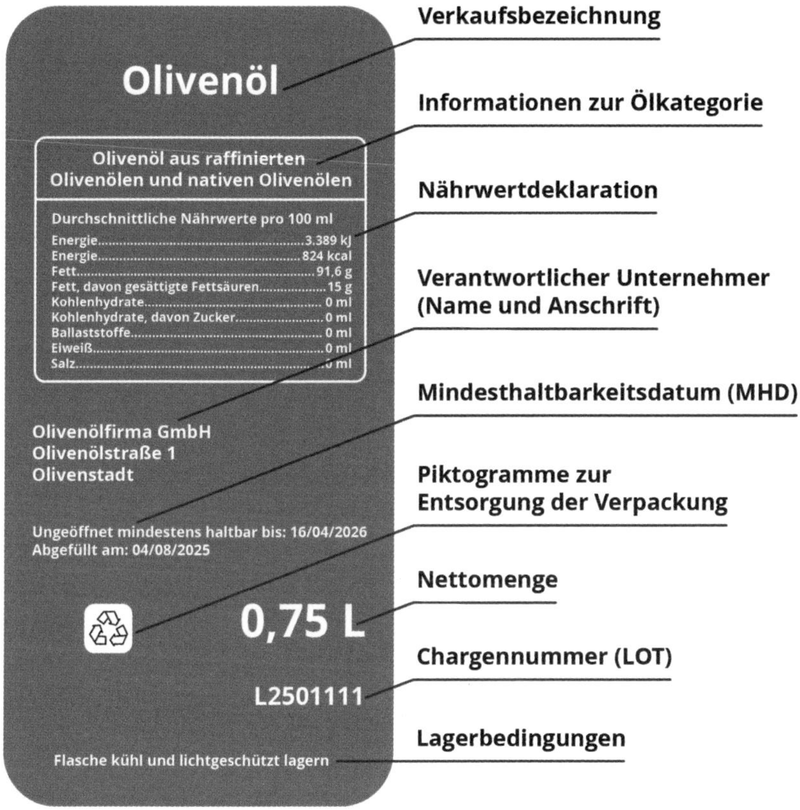

Olivenöl
Olivenöl aus raffinierten Olivenölen und nativen Olivenölen
Durchschnittliche Nährwerte pro 100 ml
Energie.....3.389 kJ
Energie.....824 kcal
Fett.....91,6 g
Fett, davon gesättigte Fettsäuren.....15 g
Kohlenhydrate.....0 ml
Kohlenhydrate, davon Zucker.....0 ml
Ballaststoffe.....0 ml
Eiweiß.....0 ml
Salz.....0 ml
Olivenölfirma GmbH
Olivenölstraße 1
Olivenstadt
Ungeöffnet mindestens haltbar bis: 16/04/2026
Abgefüllt am: 04/08/2025
0,75 L
L2501111
Flasche kühl und lichtgeschützt lagern
Verkaufsbezeichnung
Informationen zur Ölkategorie
Nährwertdeklaration
Verantwortlicher Unternehmer (Name und Anschrift)
Mindesthaltbarkeitsdatum (MHD)
Piktogramme zur Entsorgung der Verpackung
Nettomenge
Chargennummer (LOT)
Lagerbedingungen

Abb. 4: Basisetikett für Olivenöl mit obligatorischen Angaben.

I. Natives Olivenöl Extra ist ein reiner aus Oliven gepresster Saft, das sehr hohen Qualitätsparametern entspricht. Um als solches klassifiziert zu werden, muss es etwa 30 chemische Parameter erfüllen, die ursprünglich durch die EU-Verordnung 2568/91 definiert und jetzt durch die Verordnung (EU) 2022/2104 zum Schutz der Qualität und vor möglichem Betrug festgelegt wurden, und es muss auch den Paneltest bestehen.

II. Olivenöl kann in erster Linie als das Ergebnis einer nicht gelungenen Pressung von Oliven definiert werden, das durch Prozesse der Raffinierung und des Verschneidens wieder die Einstufung als essbares und vermarktbares Produkt erhält.

Natives Olivenöl Extra ist ein reiner Saft aus der Pressung von Oliven, während Olivenöl eine Mischung aus einem durch Raffination gewonnenen Öl (wie fast alle Samenöle) und einem gewissen Prozentsatz an Nativem Olivenöl ist. Dies ist der grundlegende Unterschied, der Natives Olivenöl Extra von allen anderen Ölen aus der Pflanzenwelt unterscheidet.

Auf die verschiedenen Gründe werden wir später bei der Beantwortung anderer Verbraucherfragen noch näher eingehen.

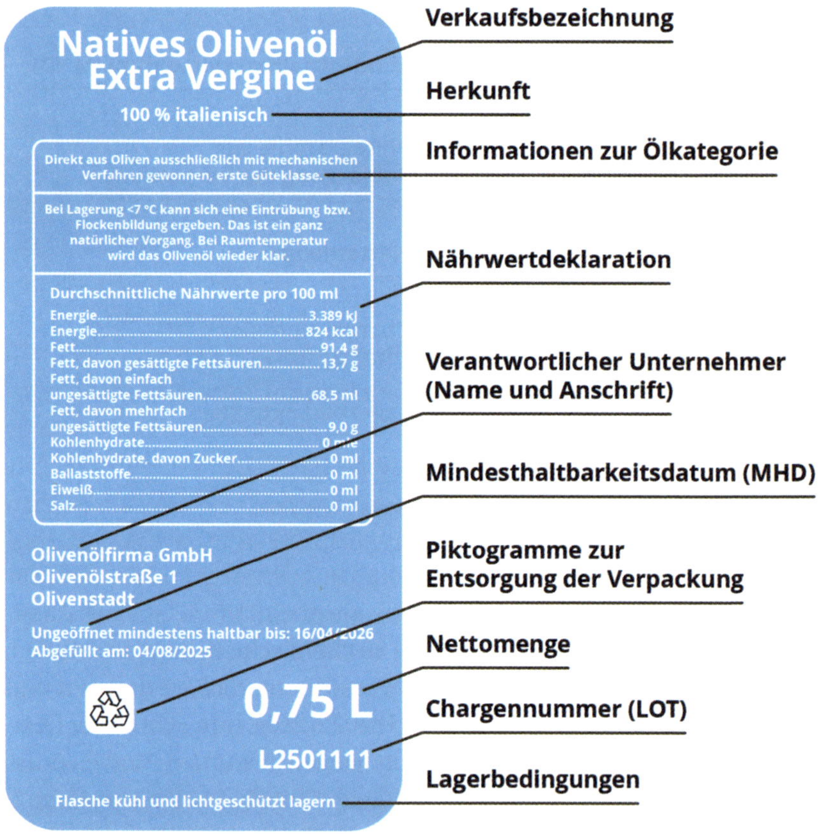
Natives Olivenöl
Extra Vergine
100 % italienisch
Direkt aus Oliven ausschließlich mit mechanischen Verfahren gewonnen, erste Güteklasse.
Bei Lagerung <7 °C kann sich eine Eintrübung bzw. Flockenbildung ergeben. Das ist ein ganz natürlicher Vorgang. Bei Raumtemperatur wird das Olivenöl wieder klar.
Durchschnittliche Nährwerte pro 100 ml
Energie 3.389 kJ
Energie 824 kcal
Fett 91,4 g
Fett, davon gesättigte Fettsäuren 13,7 g
Fett, davon einfach ungesättigte Fettsäuren 68,5 ml
Fett, davon mehrfach ungesättigte Fettsäuren 9,0 g
Kohlenhydrate
Kohlenhydrate, davon Zucker 0 ml
Ballaststoffe 0 ml
Eiweiß 0 ml
Salz 0 ml
Olivenölfirma GmbH
Olivenölstraße 1
Olivenstadt
Ungeöffnet mindestens haltbar bis:
Abgefüllt am: 04/08/2025
0,75 L
L2501111
Flasche kühl und lichtgeschützt lagern
Verkaufsbezeichnung
Herkunft
Informationen zur Ölkategorie
Nährwertdeklaration
Verantwortlicher Unternehmer (Name und Anschrift)
Mindesthaltbarkeitsdatum (MHD)
Piktogramme zur Entsorgung der Verpackung
Nettomenge
Chargennummer (LOT)
Lagerbedingungen

Abb. 5: Basisetikett für Natives Olivenöl Extra mit ausschließlich obligatorischen Angaben.

FRAGE 5

Welches sind die wichtigsten gesetzlich vorgeschriebenen qualitätsparameter für Natives Olivenöl Extra?

„Essen ist einer der vier Zwecke des Lebens … was die anderen drei sind, hat noch niemand gewusst."

(Chinesisches Sprichwort)

DIE BEGRENZUNGEN SIND NÜTZLICH

Natives Olivenöl Extra muss eine lange Reihe von chemischen und organoleptischen Parametern erfüllen, die in den EU-Verordnungen für den Handel innerhalb der Europäischen Union vorgeschrieben sind.

Es unterliegt daher einer doppelten gesetzlichen Kontrolle: einer analytischen und einer organoleptischen, die in der gesamten Lebensmittelwelt absolut einzigartig ist.

Insbesondere handelt es sich bei den chemischen Parametern um diejenigen, die ursprünglich in der EU-Verordnung 2568/1991 enthalten waren, mit späteren Änderungen bis hin zum aktuellen, neuesten Wortlaut der Delegierten Verordnung (EU) 2022/2104 der Kommission vom 29. Juli 2022, in der bestimmte Parameter weiter definiert werden.

Unter den zahlreichen Parametern, die in den Verordnungen vorgesehen sind, müssen hier die wesentlichen hervorgehoben werden. Zu diesen gehören die chemischen Parameter, die Unternehmen auf Wunsch auf dem Etikett angeben können, sobald sie für eine bestimmte Charge oder einen bestimmten Posten des zu verpackenden Öls festgestellt wurden.

Diese Daten müssen von einem chemischen Labor unter Anwendung anerkannter, gesetzlich vorgeschriebener Methoden erhoben werden und beziehen sich auf die einzelnen spezifischen Verpackungschargen, d. h. wenn das Unternehmen „Olearia X & Y“ an einem Tag fünf verschiedene Chargen verpackt (eine Charge entspricht der Ölmenge, die als Inhalt eines einzigen Behälters identifizierbar ist) und beabsichtigt, die grundlegenden chemischen Parameter auf dem Etikett zu veröffentlichen, muss es die verschiedenen Analysen für jede Charge haben.

Es ist daher leicht zu verstehen, warum die Veröffentlichung dieser Parameter auf den Etiketten so unüblich ist:

- hohe Kosten für die Analyse;
- logistische Probleme bei der Etikettierung, da die Etiketten ad hoc mit den ermittelten Parametern gedruckt werden müssen (die sich von einer Charge zur anderen immer, vielleicht sogar nur geringfügig, unterscheiden) und daher eine komplexe Kosten- und Verwaltungslogistik erfordern;
- ein zusätzliches Problem ergibt sich aus der Tatsache, dass das Unternehmen sicherstellen muss, dass die Angaben auf dem Etikett wahrheitsgetreu und im Laufe der Zeit konsistent sind.

Der letztgenannte Punkt ist sehr heikel, da er zu einer spezifischen Übernahme der Verantwortung für die analytischen Parameter auf dem Etikett führt, die ziemlich riskant und unsicher ist.

Ein großer Teil der fakultativen Kennzeichnungsparameter ist dynamisch, sodass sich ihre numerischen Daten im Laufe der Zeit entwickeln und ändern können, und wenn sie sich ändern, können sie auf Dauer von den ursprünglich angegebenen Werten abweichen. Im Falle einer Haltbarkeitskontrolle kann es sein, dass der Hersteller, der Abpacker oder der Einzelhändler bzw. derjenige, der das Etikett auf der Verpackung angebracht hat, für die Richtigkeit der Angaben einstehen muss. Der Hersteller hat jedoch keinen Einfluss auf die Art und Weise, wie das Produkt während seiner Haltbarkeitsdauer nach dem Verlassen des Abfüllbetriebs gelagert und gehandhabt wird, außer durch die Lagerungsempfehlungen auf dem Etikett. Die Verantwortung für die Einhaltung der auf dem Etikett angegebenen Parameter verbleibt jedoch beim Inhaber der auf der Verkaufsverpackung abgebildeten Marke.

Kategorie	Säuregehalt (%)[(*)]	Peroxidzahl (meq O_2kg)	K_{232}	K_{268} oder K_{270}	ΔK	Organoleptische Merkmale		Kettsäureethylester (mg/kg)
						Fehlermedian (Md)*[1]	fruchtigkeitsmedian (Mf)[2]	
1. Natives Olivenöl extra	≤ 0,80	≤ 20,0	≤ 2,50	≤ 0.22	≤ 0,01	Md = 0,0	Mf > 0,0	≤ 35
2. Natives Olivenöl	≤ 2,0	≤ 20,0	≤ 2,60	≤ 0,25	≤ 0.01	Md ≤ 3,5	Mf > 0,0	–
3. Lampantöl	> 2,0	–	–	–	–	Md > 3,5[3]	–	–
4. Raffiniertes Olivenöl	≤ 0,30	≤ 5,0	–	≤ 1,25	≤ 0,16		–	–
5. Olivenöl – bestehend aus raffinierten Olivenölen und nativen Olivenölen	≤ 1,00	≤ 15,0	–	≤ 1,15	≤ 0,15		–	–
6. Rohes Oliventresteröl	–	–	–	–	–		–	–
7. Raffiniertes Oliventresteröl	≤ 0,30	≤ 5,0	–	≤ 2,00	≤ 0,20		–	–
8. Oliventresteröl	≤ 1,00	≤ 15,0	–	≤ 1,70	≤ 0,18		–	–

[1] Der Fehlermedian ist definiert als der Median der mit der stärksten Intensität wahrgenommenen Fehlnote.
[2] Ist der Median des Attributs bitter und/oder der des Attributs scharf großer als 5,0, so wird dies vom Leiter der Prüfgruppe im Prüfbericht festgehalten.
[3] Wenn der Fruchtigkeitsmedian 0,0 ist, darf der Fehlermedian auch kleiner oder gleich 3,5 sein.

Abb. 6: Chemische Parameter von nativen Olivenölen – Qualitätsmerkmale. Daten zu den Analyseparametern gemäß EU-Verordnung. (Quelle: Delegierte Verordnung (EU) 2022/2104 der Kommission vom 29. Juli 2022 zur Ergänzung der Verordnung (EU) Nr. 1308/2013 des Europäischen Parlaments und des Rates hinsichtlich der Vermarktungsnormen für Olivenöl und zur Aufhebung der Verordnung (EWG) Nr. 2568/91 und der Durchführungsverordnung (EU) Nr. 29/2012 der Kommission, **ABl. L 284 vom 28.10.2022**, S. 1–22, hier: S. 10. ELI: http://data.europa.eu/eli/reg_del/2022/2104/oj)

Kategorie	Fettsäurezusammensetzung[1]					
	Myristinsäure (%)	Linolensäure (%)	Arachinsäure (%)	Eicosensäure (%)	Behensäure (%)	Lignocerinsäure (%)
1. Natives Olivenöl extra	≤ 0,03	≤ 1,00[2]–1,00[2]	≤ 0,60	≤ 0,50	≤ 0,20	≤ 0,20
2. Natives Olivenöl	≤ 0,03	≤ 1,00[2]–1,00[2]	≤ 0,60	≤ 0,50	≤ 0,20	≤ 0,20
3. Lampantöl	≤ 0,03	≤ 1,00	≤ 0,60	≤ 0,50	≤ 0,20	≤ 0,20
4. Raffiniertes Olivenöl	≤ 0,03	≤ 1,00	≤ 0,60	≤ 0,50	≤ 0,20	≤ 0,20
5. Olivenöl — bestehend aus raffinierten Olivenölen und nativen Olivenölen	≤ 0,03	≤ 1,00	≤ 0,60	≤ 0,50	≤ 0,20	≤ 0,20
6. Rohes Oliventresteröl	≤ 0,03	≤ 1,00	≤ 0,60	≤ 0,50	≤ 0,30	≤ 0,20
7. Raffiniertes Oliventresteröl	≤ 0,03	≤1,00	≤ 0,60	≤ 0,50	≤ 0,30	≤ 0,20
8. Oliventresteröl	≤ 0,03	≤ 1,00	≤ 0,60	≤ 0,50	≤ 0,30	≤ 0,20

Abb. 7: Chemische Parameter von nativen Olivenölen – Reinheitsmerkmale.
(**Quelle:** Delegierte Verordnung (EU) 2022/2104 der Kommission vom 29. Juli 2022 zur Ergänzung der Verordnung (EU) Nr. 1308/2013 des Europäischen Parlaments und des Rates hinsichtlich der Vermarktungsnormen für Olivenöl und zur Aufhebung der Verordnung (EWG) Nr. 2568/91 und der Durchführungsverordnung (EU) Nr. 29/2012 der Kommission, **ABl. L 284 vom 28.10.2022**, S. 1–22, hier: S. 11. ELI: http://data.europa.eu/eli/reg_del/2022/2104/oj)

Summe trans-Ölsäure-Isomere (%)	Summe trans-Linol- und Linolensäure-Isomere (%)	Stigmastadiene (mg/kg)[1]	ΔECN42	2-Glycerinmonopalmitat (%)
≤ 0,05	≤ 0,05	≤ 0,05	≤ |0,20|	≤ 0,9 wenn Gesamtgehalt an Palmitinsäure ≤ 14,00 % ≤ 1,0 wenn Gesamtgehalt an Palmitinsäure > 14,00 %
≤ 0,05	≤ 0,05	≤ 0,05	≤ |0,20|	≤ 0,9 wenn Gesamtgehalt an Palmitinsäure ≤ 14,00 % ≤ 1,0 wenn Gesamtgehalt an Palmitinsäure > 14,00 %
≤ 0,10	≤ 0,10	≤ 0,50	≤ |0,30|	≤ 0,9 wenn Gesamtgehalt an Palmitinsäure ≤ 14,00 % ≤ 1,1 wenn Gesamtgehalt an Palmitinsäure > 14,00 %
≤ 0,20	≤ 0,30	-	≤ |0,30|	≤ 0,9 wenn Gesamtgehalt an Palmitinsäure ≤ 14,00 % ≤ 1.1 wenn Gesamtgchalt an Palmitinsäure > 14,00 %
≤ 0,20	≤ 0,30	-	≤ |0,30|	≤ 0,9 wenn Gesamtgehalt an Palmitinsäure ≤ 14,00 % ≤ 1,0 wenn Gesamtgehalt an Palmitinsäure > 14,00 %
≤ 0,20	≤ 0,10	-	≤ |0,60|	≤ 1,4
≤ 0,40	≤ 0,35	-	≤ |0,50|	≤ 1.4
≤ 0,40	≤ 0,35	-	≤ |0,50|	≤ 1,2

[1] Gehalt an anderen Fettsäuren (%): Palmitinsäure: 7,00–20,00: Palmitoleinsäure: 0,30–3,50; Heptadecansäure: ≤ 0,40; Heptadecensäure: ≤ 0,60; Stearinsäure: 0,50–5,00; Ölsäure: 55,00–85,00; Linolsäure: 2,50–21,00.

[2] Liegt Linolensäure bei mehr als 1,00, aber höchstens 1,40, muss das Verhältnis apparentes β-Sitosierol/Campesterol mindestens 24 betragen.

[3] Summe der mittels Kapillarsäule (nicht) abtrennbaren Isomere.

Kategorie	Zusammensetzung der Sterole						Sterole insges. (mg/kg)	Erythrodiol und Uvaol (%)**	Wachse (mg/kg)**
	Choleste-rol (%)	Brassicas-terol (%)	Campes-terol (%)	Stigmas-terol (%)	Apparentes β-Sitosterol[2] (%)	Δ-7-Stigmas-terol[1] (%)			
1. Natives Olivenöl extra	≤ 0,5	≤ 0,1	≤ 4.0	< Camp.	≥ 93,0	≤ 0,5	≥ 1 000	≤ 4,5	C42 + C44 + C46 ≤ 150
2. Natives Olivenöl	≤ 0,5	≤ 0,1	≤ 4,0	< Camp.	≥ 93,0	≤ 0,5	≥ 1 000	≤ 4,5	C42 + C44 + C46 ≤ 1 50
3. Lampantöl	≤ 0,5	≤ 0,1	≤ 4,0	–	≥ 93,0	≤ 0,5	≥ 1 000	≤ 4.5[3]	C40 + C42 + C44 + C46 ≤ 300[3]
4. Raffiniertes Olivenöl	≤ 0,5	≤ 0,1	≤ 4,0	< Camp.	≥ 93,0	≤ 0,5	≥ 1 000	≤ 4,5[4]	C40 + C42 + C44 + C46 ≤ 350
5. Olivenöl — bestehend aus raffinierten Olivenölen und nativen Olivenölen	≤ 0,5	≤ 0,1	≤ 4.0	< Camp.	≥ 93,0	≤ 0,5	≥ 1000	≤ 4,5	C40 + C42 + C44 + C46 ≤ 350
6. Rohes Oliventresteröl	≤ 0,5	≤ 0,2	≤ 4.0	–	≥ 93,0	≤ 0,5	≥ 2 500	≤ 4,5[5]	C40 + C42 + C44 + C46 > 350[3]
7. Raffiniertes Oliventresteröl	≤ 0,5	≤ 0,2	≤ 4,0	< Camp.	≥ 93,0	≤ 0,5	≥ 1 800	≤ 4,5	C40 + C42 + C44 + C46 >350
8. Oliventresteröl	≤ 0,5	≤ 0,2	≤ 4,0	< Camp.	≥ 93,0	≤ 0,5	≥ 1 600	≤ 4,5	C40 + C42 + C44 + C46 >350

1 Siehe Anlage zu diesem Anhang.
2 Apparentes β-Sitosterol: Δ-5,2 3-Stigmastadienol + Clerosterol + β-Sitosterol + Sitostanol + Δ-5-Avenasterol + Δ-5,24-Stigmastadienol.
3 Öl mit einem Wachsgehalt zwischen 300 mg/kg und 350 mg/kg wird als Lampantöl eingestuft, wenn der Gesamtgehalt an aliphatischen Alkoholen höchstens 350 mg/kg oder der Gehalt an Erythrodiol und Uvaol höchstens 3,5 % beträgt.
4 Bei Öl mit einem Gehalt an Erythrodiol und Uvaol zwischen 4,5 und 6 % darf der Erythrodiolgehalt höchstens 75 mg/kg betragen.
5 Öl mit einem Wachsgehalt zwischen 300 mg/kg und 350 mg/kg wird als rohes Oliventresteröl eingestuft, wenn der Gesamtgehalt an aliphatischen Alkoholen über 350 mg/kg und der Gehalt an Erytrodiol und Uvaol über 3,5% beträgt.

Abb. 8: Chemische Parameter von nativen Olivenölen – Sterole. (Quelle: Delegierte Verordnung (EU) 2022/2104 der Kommission vom 29. Juli 2022 zur Ergänzung der Verordnung (EU) Nr. 1308/2013 des Europäischen Parlaments und des Rates hinsichtlich der Vermarktungsnormen für Olivenöl und zur Aufhebung der Verordnung (EWG) Nr. 2568/91 und der Durchführungsverordnung (EU) Nr. 29/2012 der Kommission, **ABl. L 284 vom 28.10.2022**, S. 1–22, hier: S. 12. ELI: http://data.europa.eu/eli/reg_del/2022/2104/oj)

Dies ist eine unangenehme Situation, der sich nur wenige Hersteller bzw. Abpacker aussetzen wollen, weshalb die meisten darauf achten, die unten aufgeführten Parameter nicht auf dem Etikett anzugeben.

Sehen wir uns also an, welches die wichtigsten optionalen analytischen Parameter sind, die auf dem Etikett angegeben werden können:

- Säuregehalt 0,8 % (ausgedrückt als % freie Ölsäure); Peroxide 20 (mEq O^2/kg);
- K232 2,50 (UV-Absorption);
- K270 oder K268 0,22 (UV-Absorption);
- ΔK 0,01;
- Wachse C42 + C44 + C46: 150 mg/kg (**);
- gesondert zu erwähnen ist ein in den letzten Jahren eingeführter Parameter, der auch in der Legislative viel diskutiert wurde: Alkylester, jetzt Ethylester (EEAG), 35 mg/kg (heute gültiger Wert).

Für die vielen anderen Parameter, denen das Native Olivenöl Extra entsprechen muss, verweisen wir Sie auf die beigefügte Tabelle.

Wie wir bereits erläutert haben, muss Natives Olivenöl Extra auch organoleptische Parameter erfüllen, um als solches eingestuft zu werden.

Was die organoleptischen Parameter anbelangt, müssen diese wesentlichen Bedingungen erfüllt sein:

I. Die Verkostung muss absolut fehlerfrei sein, d. h. der Median der möglichen Fehler, der sich aus den statistischen Berechnungen der Ergebnisse des Paneltests ergibt, muss = 0 sein.
II. Außerdem muss das Öl einen Fruchtigkeitsmedian > 0 aufweisen, d. h. es muss bei der Verkostung durch das Gremium ein deutlich wahrnehmbares positives Aroma aufweisen, wie z. B. einen Hauch von grünen oder reifen Oliven (wenn die Prüfung durch das Gremium ergibt, dass der Fruchtigkeitsmedian = 0 ist, würde es sich um ein Öl handeln, das als Lampantöl eingestuft wird).

Es ist zu beachten, dass es ausreicht, wenn auch nur eine s der unten aufgeführten Merkmale nicht den angegebenen Werten entspricht, damit das Öl gemäß dieser EU-Verordnung 2022/2104 in eine andere Kategorie herabgestuft oder für nicht konform erklärt wird. (Quelle: COI/EU REG. 2022/2104)

FRAGE 6

Wer legt die Qualitätsstandards für Öle aus Oliven fest?

„Es gibt viele Menschen, die sich an die Regeln halten, obwohl sie nicht wissen, wer sie geschrieben hat, wann, warum oder was die Regeln überhaupt sind."

(Arthur Bloch, Fünftes Gesetz von Loftus)

DIE FESTLEGUNG VON REGELN IST WICHTIG

Die Normungsgremien für Olivenöle sind:

I. Codex Alimentarius
II. International Olive Council (IOC)
III. Europäische Union (EU)
IV. Lokale Behörden (in unserem Fall: Italien)

Es gibt weltweit viele Normen für Olivenöle; einige wurden von einem einzigen Land festgelegt und gelten daher als nationale Normen (z. B. Australien/Neuseeland, USA, Israel, Iran usw.), andere wurden von internationalen Gremien festgelegt (z. B. Codex Alimentarius, International Olive Council (IOC)).

Die Normen für Olivenöle bzw. für die verschiedenen Warenklassen, die nach der Extraktion aus ihnen gewonnen werden, werden durch Gesetze und Normen verschiedener Gremien festgelegt. Wir können die wichtigsten bzw. diejenigen, die unseren Markt am meisten betreffen und interessieren, je nach der herausgebenden Stelle wie folgt kategorisieren:

Der Codex Alimentarius ist ein FAO/WHO-Gremium, das den Handel mit Lebensmitteln regelt. Er wird von über 188 Ländern befolgt, die etwa 99 % der Weltbevölkerung umfassen. Die Codex-Standards

gewährleisten, dass Lebensmittel sicher sind und gehandelt werden können. Die Mitglieder der Codex Alimentarius haben Empfehlungen auf der Grundlage wissenschaftlicher Forschung in allen Bereichen der Lebensmittelsicherheit und -qualität ausgehandelt. Was die Fettnormen betrifft, treffen sie sich alle drei Jahre, um Rechtsvorschriften zu diesem Thema zu erlassen, nachdem sie vereinbart haben, bei der Ausarbeitung dieser Normen zusammenzuarbeiten und sie bei Handelsgeschäften im Rahmen der Welthandelsorganisation (WTO) zu beachten. [3]

Der International Olive Council (IOC) erstellt die Normen in Zusammenarbeit mit seinen Mitgliedsländern (12 Länder und die EU, die zusammen mehr als 95 % der weltweiten Olivenölproduktion abdecken), die sich bewusst dafür entschieden haben, die gemeinsam erarbeiteten Normen intern und im gegenseitigen Handelsverkehr zu erarbeiten und anzuwenden. Die Mitgliedsländer des IOC treffen sich in der Regel einmal im Jahr, um die geltenden Normen zu aktualisieren.

Die Europäische Union erlässt Verordnungen und Richtlinien, die die Mitglieder der Union gemeinsam in Brüssel beschließen und die dann im Hoheitsgebiet der einzelnen EU-Staaten angewendet werden müssen. Verordnungen haben aufgrund ihrer Natur und Definition Gesetzeskraft für alle EU-Länder, während Richtlinien, um in Kraft zu treten, zunächst von der Rechtsordnung des jeweiligen Landes angenommen werden müssen. Erst dann werden sie vollumfänglich anwendbares Gesetz. Sobald sie in Kraft getreten sind, müssen sie für den Handel auf dem Gebiet der Union eingehalten werden.

Darüber hinaus gibt es eine Reihe von Normen, die von einzelnen Ländern ausgearbeitet wurden, die sich außerhalb oder innerhalb einer oder mehrerer der oben genannten Organisationen befinden können. Diese Länder beabsichtigen jedoch, maßgeschneiderte Grenzwerte und Parameter zu definieren und zu übernehmen, die sich teilweise von den genannten unterscheiden, wie dies beispielsweise in den USA, Australien und Neuseeland der Fall ist.

Gemäß dem im Rahmen der Welthandelsorganisation (WTO) geschlossenen Übereinkommen über technische Handelshemmnisse werden die Länder nachdrücklich aufgefordert, bestehende internationale Normen zu verwenden. Dieser Grundsatz gilt auch für die IOC-Mitglieder.

Das Grundformat fast aller Olivenölnormen besteht aus Ölkategorien (es wird eine Beschreibung bereitgestellt), Reinheitskriterien (die chemische Zusammensetzung wird überprüft), Qualitätskriterien (Überprüfung der organoleptischen Merkmale), Lebensmittelzusatzstoffe, Verunreinigungen, Hygiene sowie Analyse- und Probenahmeverfahren.

Die in der EU verabschiedete Norm für Öl aus Oliven und für Olivenöl enthält keine spezifischen Bestimmungen über Lebensmittelzusatzstoffe, Kontaminanten oder Hygiene, da diese bereits durch horizontale Rechtsvorschriften abgedeckt sind.

Der Vergleich der fünf wichtigsten Standards (IOC, EU, CODEX, USA und AUST/NZ) zeigt einige Unterschiede bei den Grenzwerten der chemischen Parameter (Ölsäure, Linolensäure, Campesterin, Stigmasterin, scheinbares c-Sitosterin, Stigmastadien und Qualitäts-/Fehlerkriterien).

Diese Unterschiede lassen sich durch die Ausbreitung der Produktion von Öl aus Oliven über ihr historisches Verbreitungsgebiet im Mittelmeerraum hinaus und den daraus resultierenden geografischen Einfluss auf die Entwicklung der Olivensorten und -produkte erklären.

In den Normen von Australien/Neuseeland und den USA wird beispielsweise ein Grenzwert für Campesterin von 4,5 bzw. 4,8 festgelegt, der weit über dem Grenzwert der COI/EU/Codex-Norm von 4,0 liegt.

Alle Standards für Öl aus Oliven und für Olivenöl werden von den verschiedenen herausgebenden Stellen regelmäßig überarbeitet, um etwaigen Änderungen in der Zusammensetzung von Ölen aus Oliven und/oder der Sorten sowie dem technischen und wissenschaftlichen Fortschritt Rechnung zu tragen

FRAGE 7

Was ist der International Olive Council (I.O.C.)?

„Alle großen Organisationen der Welt haben ein tiefes Verständnis dafür, warum sie tun, was sie tun."

(Simon Sinek)

DIE OBERSTE INSTANZ

Der International Olive Council (IOC) ist ein supranationales Gremium, das von der UNO ausgeht, wie auf seiner offiziellen Website beschrieben:

> „Der International Olive Council ist die einzige Regierungsorganisation der Welt, die alle an der Erzeugung und dem Verbrauch von Olivenöl und Tafeloliven Beteiligten zusammenbringt. Dadurch befindet er sich in einer einzigartigen Position als Forum für maßgebliche Diskussionen über Themen, die für die Olivenindustrie von Interesse sind." [4]

> „Er soll auch eine Kontaktstelle zwischen dem Exekutivsekretariat und den IOC-Mitgliedern sowie zwischen der Organisation, der Industrie und der Öffentlichkeit sein." [4]

Die Gründungsländer, die die Organisation 1959 ins Leben gerufen haben, sind: Europäische Gemeinschaft, [EU-Mitglieder: Belgien (21.04.1959), Frankreich (14.02.1956), Griechenland (01.08.1958), Italien (05.06.1956), Portugal (15.02.1956), Spanien], Vereinigtes Königreich (31.07.1958); ihnen schlossen sich an: Tunesien (14.02.1956), Israel (10.09.1958), Marokko (11.08.1958).

IOC-Mitglieder sind bisher auch: Albanien (13.02.2009), Kroatien (EU-Mitglied seit 2013) (27.04.1999), Ägypten (21.05.1964), Jordanien (02.12.2002), Irak (26.03.2008), Iran (06.01.2004), Montenegro (13.11.2007), Serbien (16.12.1974), Syrien (30.07.1968); hinzu kommen

Argentinien, das Gebiet von Palästina, die Türkei und Uruguay. Sowohl Olivenöl produzierende als auch importierende Länder können Mitglieder des IOC sein.

Die Mitgliedsländer beschließen, die von ihnen gemeinsam erarbeiteten Normen intern und im gegenseitigen Geschäftsverkehr auszuarbeiten und durchzusetzen. Die Mitglieder des IOC treffen sich in der Regel einmal im Jahr, um die geltenden Normen anzupassen.

AUF DER OFFIZIELLEN WEBSITE DES IOC SIND DIE ZIELE DER ORGANISATION AUFGELISTET

Der International Olive Council setzt sich für einen nachhaltigen und verantwortungsvollen Olivenanbau ein und bietet ein Forum für den weltweiten Dialog über Handlungsmöglichkeiten, um den Herausforderungen der Gegenwart und Zukunft zu begegnen.
Die Maßnahmen, um seine Ziele zu erreichen: Der IOC

- fördert die internationale technische Zusammenarbeit durch Forschungs- und Entwicklungsprojekte, Ausbildungsmaßnahmen und Technologietransfer;
- fördert das Wachstum des internationalen Handels mit Olivenöl und Tafeloliven, legt Handelsnormen fest und aktualisiert sie und arbeitet an der Verbesserung der Qualität;
- arbeitet auf eine stärkere Einbeziehung der Umweltdimension in die Aktivitäten des Oliven- und Olivenölsektors hin;
- fördert den weltweiten Verbrauch von Olivenöl und Tafeloliven durch innovative Kampagnen und spezifische Programme;
- veröffentlicht klare und aktuelle Statistiken und Informationen über den Weltmarkt für Olivenöl und Tafeloliven;
- bringt in regelmäßigen Abständen Regierungsvertreter zusammen, die über die Probleme des Sektors und die Handlungsprioritäten des IOC nachdenken;
- arbeitet eng mit dem Privatsektor zusammen.

Die Liste der LÄNDER plus EU-Mitglieder des IOC umfasst die größten Erzeuger und Exporteure von Nativem Olivenöl, Olivenöl und

Tafeloliven: Es handelt sich um Mittelmeerländer, aus denen durchschnittlich 95 % bis 98 % der weltweiten Olivenölproduktion stammen.

Der IOC setzt sich für die Förderung einer integrierten und nachhaltigen Entwicklung des weltweiten Olivenanbaus ein. Dieses Engagement will er in konkrete Fortschritte zum Nutzen seiner Mitgliedsländer und insbesondere derjenigen umsetzen, deren Lebensunterhalt vom Olivenbaum abhängt.

Liste der IDC-Mitglieder und Beitrittsdaten
(Letzte Aktualisierung: Januar 2018)

Teilnehmer	Unterzeichnung	Vorläufige Anwendung(en)	Ratifikation / Annahme / Genehmigung / Beitritt (endgültige Unterzeichnung)
Algerien	25.10.2016	05.12.2016(n)	
Argentinien	23.12.2016	28.09.2017(n)	
Europäische Union	18.11.2016	03.12.2016(n)	
Iran (Islamische Republik)	30.12.2016		
Israel	29.12.2016		22.11.2017
Jordanien	23.12.2016		19.04.2017
Libanon	02.12.2016		07.07.2017A
Libyen	29.12.2016	06.04.2017(n)	
Montenegro	23.12.2016		21.07.2017
Marokko	27.07.2016	21.12.2016(n)	
Staat Palästina			09.04.2017(a)
Tunesien	21.09.2016		23.09.2016
Türkei	14.09.2016		21.06.2017
Uruguay	18.10.2016		28.12.2017

Abb. 9: Die Gründungsmitglieder des IOC und die derzeitigen Mitgliedsländer. (Quelle: offizielle Website International Olive Council: https://www.internationaloliveoil.org/about-ioc/list-of-ioc-members/; ins Deutsche übersetzt)

FRAGE 8

Was sind die Unterschiede zwischen Qualitätsparametern und Reinheits-/Echtheitsparametern bei Ölen?

„Das Wissen über Lebensmittel ist sehr gering. Weniger als 35 % der Italiener kennen den Unterschied zwischen Weich- und Hartweizen, aber mehr als 60 % wissen, was ABS ist. Denn diejenigen, die Autos verkaufen, erklären, was ABS ist, während diejenigen, die Lebensmittel verkaufen, nichts erklären."

(Oscar Farinetti)

NICHT IMMER: WENN X, DANN Y

Die Rechtsvorschriften, die den Markt für Öl aus Oliven regeln, erfüllen zwei grundlegende Aufgaben:

- **I.** zu überprüfen, dass es rein ist, also nicht verfälscht oder nachgeahmt, und dass es zu der Produktkategorie gehört, unter der es vermarktet wird;
- **II.** sicherzustellen, dass das Öl den vorgeschriebenen Qualitätsparametern entspricht, und zwar aus dem einfachen und grundlegenden Grund, dass man nicht zulassen will, dass anstelle von Qualitätsölen Produkte von schlechter Qualität und geringem Lebensmittel- bzw. Nährwert verkauft werden.

Auch diese Unterscheidung hat wichtige Auswirkungen auf den Verbraucher, der jeden Tag einkaufen geht und sich für eine Flasche Öl entscheidet.

Die Qualitätsparameter legen fest, welche gesetzlichen Anforderungen ein Öl erfüllen muss, wenn es in Verkehr gebracht wird, und dass es diese innerhalb von Grenzwerten oder Obergrenzen während seiner gesamten Haltbarkeitsdauer (= Mindesthaltbarkeitsdatum) einhalten muss. Sie definieren exakt die Mindestqualitätskriterien, die ein Öl erfüllen muss, um der auf dem Etikett der Verkaufsverpackung angegebenen Produktkategorie anzugehören.

Mit den Reinheitskriterien werden wichtige Substanzen in den Ölchargen identifiziert, mit denen überprüft werden kann, ob das Öl tatsächlich zu der Kategorie gehört, die auf dem Verkaufsetikett gemäß den gesetzlich vorgeschriebenen Qualitätskriterien definiert ist. Die Reinheitsparameter definieren also den Reinheitsgrad des Produkts, d. h. die Parameter, die das Produkt unbedingt einhalten muss, um dem Verbraucher zu garantieren, dass es wirklich rein ist und ausschließlich aus Oliven nach der vorgeschriebenen Methode gewonnen wurde: einfache mechanische Extraktion und ohne gesetzlich nicht zulässige Zusätze oder Veränderungen.

Zusammengefasst:

I. Die Reinheitsprüfung des Öls muss dem Verbraucher die Gewähr bieten, dass das von ihm erworbene Erzeugnis ausschließlich aus der Olivenfrucht gewonnen wurde (womit es von Ölen aus anderen Früchten oder Samen unterschieden werden kann), und zwar durch eine einfache mechanische Extraktion, wie sie in den Normen vorgeschrieben ist.

II. Die Bewertung der Qualitätsparameter gibt Aufschluss darüber, ob das oben genannte „reine" Öl die Mindestqualitätsmerkmale aufweist, um in eine bestimmte Klassifizierung von Nativem Olivenöl (Extra, Nativ oder Lampant) zu fallen.

In der Praxis kann es vorkommen, dass ein Natives Olivenöl Extra nach der Abfüllung aufgrund einer unsachgemäßen Lagerung im Laufe der Zeit Schaden nimmt (z. B. ranzig wird) und in die Klasse der Nativen Olivenöle zurückgestuft werden muss. Es handelt sich dann zwar immer noch um ein reines, unverfälschtes Öl, da es ausschließlich aus Oliven und durch mechanische Extraktion gewonnen wurde. Jedoch muss es aufgrund des entstandenen Mangels in die nächstniedrigere Klasse, die der Nativen Olivenöle, zurückgestuft werden.

Zur Bestimmung der Reinheit werden mehrere Parameter berücksichtigt.

Ein wichtiger, weil sehr charakteristischer Parameter ist beispielsweise die Zusammensetzung der Fettsäuren, die bei Olivenölen relativ konstant ist und bei bestimmten Pflanzenölen sehr unterschiedlich sein kann, wodurch man sie erkennen und unterscheiden kann. Bestimmte Pflanzenöle können eine sehr ähnliche Säurezusammensetzung wie Olivenöl aufweisen, was die Durchführung von Unterscheidungsanalysen zur Überprüfung des Reinheitsgrades des Öls etwas komplizierter macht. Trans-Isomere sind ebenfalls ein interessanter Marker, da sie in der Regel entstehen, wenn das Öl rektifiziert wird, aber in der Natur nicht oder nur in geringen Anteilen vorkommen. Auch die Analyse des Sterinanteils, der bei jeder Ölart unterschiedlich ist, kann in Betracht gezogen werden. Diese Bestandteile spielen eine wichtige Rolle bei der Feststellung der Echtheit des Produkts, da der Sterinanteil von Öl aus Oliven typisch ist und nicht mit dem anderer Öle verwechselt werden kann.

Erythrodiol und Uvaol sind ebenfalls sehr interessante Indikatoren, da sie in beträchtlichen Mengen in Oliventresterölen, auch in entwachsten, vorhanden sind; in nativem oder rektifiziertem Olivenöl sind sie dagegen nur in geringen Prozentsätzen vorhanden.

Da Beispiele oft mehr wert sind als tausend theoretische Erklärungen, lassen Sie uns ein Praxisbeispiel betrachten.

Nehmen wir an, dass wir morgen ein Natives Olivenöl Extra im Supermarkt kaufen. Nehmen wir an, dass dieses Produkt, nachdem es einer chemischen und sensorischen Analyse unterzogen wurde, alle Qualitätskontrollen (in Bezug auf die chemischen Parameter der Produktklassifizierung und das Verkostungspanel) mit Bravour bestanden hat und somit qualitativ geeignet ist, als Natives Olivenöl Extra gekennzeichnet zu werden. Andererseits kann es sein, dass sich bei der Überprüfung der Reinheitsparameter herausstellt, dass das Öl einer betrügerischen, gesetzlich verbotenen Behandlung unterzogen wurde.

Im Grunde wäre der Verbraucher in diesem Fall mit einem scheinbar guten Öl konfrontiert, das aber nicht alle Reinheitsanforderungen perfekt erfüllt. Der Verbraucher wäre somit einem sogenannten Betrug im Handel ausgesetzt, da er ein Produkt erworben hätte, das die Reinheitsparameter nicht zu 100 % erfüllt, obwohl es die gesetzlich vorgeschriebenen Mindestqualitätsmerkmale aufweist und einhält.

Denken Sie daher immer daran, dass das zum Verkauf angebotene Öl sowohl den Qualitäts- als auch den Reinheitsparametern entsprechen muss, die in den Vorschriften für seine Vermarktung festgelegt sind.

FRAGE 9

Ist ein „echtes" Öl besser als ein

„Wie oft waren wir auf dem Land unterwegs und haben das „legendäre" Öl des „Bauern" probiert oder sogar darum gebeten, es zu kaufen - das Öl, das nach Meinung vieler „das echte" ist, weil es noch wie früher ohne Konservierungsstoffe oder andere seltsame Zusätze hergestellt wird - nach dem Rat unseres Großvaters, der wiederum von seinem ... usw. gelernt hatte.»

(Anonym)

ECHTHEIT IST EIN SCHÖNES WORT

Mit dem Adjektiv „echt" meinen wir: unverfälscht, ungekünstelt, also wahr, geradlinig, authentisch, natürlich (vom lateinischen *genuinus*, abgeleitet von *genu* = ‚Knie'; ursprünglich bezog es sich auf den Sohn, den der Vater anerkannte, indem er ihn auf sein Knie nahm). Später wurde es als verwandt mit *gign re, genus* usw. aufgefasst. Daher die übersetzten Verwendungen. Definition aus dem Treccani-Online-Vokabular).

Zunächst einmal ist festzustellen, dass das Konzept, das der ursprünglichen Frage zugrunde liegt, unter den Verbrauchern weit verbreitet ist und auch von einigen Berufsverbänden wie ein Mantra propagiert und unterstützt wird.

Gerade weil es so wichtig ist, glauben wir, dass dieses Thema ohne jede polemische Absicht geklärt und vertieft werden sollte. Klären heißt, Missverständnisse und Fehlinterpretationen bei den Verbrauchern zu vermeiden.

Lassen Sie uns also diese Frage klären, die häufig von und an die Verbraucher gestellt wird.

Stellen Sie sich einen Moment lang einen frischgepressten Orangensaft vor. Die Tatsache, dass Sie ihn mit Ihren eigenen Händen zubereitet haben, wird Ihnen sagen, dass er rein und unverfälscht ist, aber das kann Ihnen auf keinen Fall eine Garantie dafür geben, dass er chemisch und organoleptisch einwandfrei ist. Eine solche Antwort können Sie nur erhalten, wenn Sie ihn analysieren und verkosten lassen.

Wir können Echtheit als Mindestqualität oder als Voraussetzung für Natives Olivenöl Extra definieren.

Auch wenn dem Begriff „echt" ein absoluter Wert beigemessen wird, ist es notwendig, den Gedanken zu verdeutlichen, dass ein echtes, d. h. *reines* Olivenöl, das beim Erzeuger/Bauern oder in der Ölmühle gekauft wurde, für sich genommen noch keine absolute Qualitätsgarantie darstellt.

Die Tatsache, dass ich Olivenöl beim „Bauern" kaufe oder, wie es heute in Mode ist, bei „Kilometer null" kaufe, bedeutet nicht zwangsläufig, dass das von mir gekaufte Produkt, auch wenn es angeblich rein und handwerklich hergestellt ist, zwangsläufig alle Qualitätsparameter erfüllen kann oder muss, die für Native Öle Extra gesetzlich vorgeschrieben sind (ebenso wenig wie die umgekehrte Argumentation automatisch gilt, nämlich dass ein reines Öl nicht alle Qualitätsparameter erfüllen kann).

Diese Prämissen erlauben es uns also nicht, eine komplexe Äquivalenz zu konstruieren (‚wenn X, dann ist Y notwendigerweise wahr'), die uns berechtigen würde anzunehmen, dass „echt" (X) besser ist als „industriell" (Y), zumindest in der Lebensmittelwelt.

Ein „echtes" Produkt kann nicht von vornherein einen Anspruch auf Überlegenheit gegenüber einem Industrieöl erheben (wobei unter Industrieöl ein Öl zu verstehen ist, das in großen Mengen gewonnen und/oder abgefüllt wird und daher nicht handwerklich hergestellt wird); wir möchten darauf hinweisen, dass ein industriell abgefülltes Öl, um vermarktet werden zu können, von Rechts wegen denselben Reinheitsanforderungen genügen muss wie jedes andere im Handel erhältliche Öl und daher ebenfalls echt ist.

Unsere zusammenfassende Antwort auf die Ausgangsfrage kann daher nur lauten:

> **„Es ist nicht gesagt und schon gar nicht von vornherein anzunehmen, dass ein *echtes* bzw. *handwerkliches* Öl besser ist als ein industriell hergestelltes oder abgefülltes Öl. Wir betonen an dieser Stelle noch einmal, dass jedes Öl, das die gesetzlichen Parameter erfüllt, per Definition zwangsläufig *echt* ist."**

Es gibt noch eine weitere Aussage, die einige Verbraucher mit der vorherigen Frage in Verbindung bringen und die häufig als wahr angenommen wird:

> **„Ein *echtes* Produkt ist immer von hoher Qualität!"**

Auch hier müssen wir aus folgendem Grund mit „Nein" oder besser mit „Es ist nicht unbedingt wahr" antworten:

> **Die a priori aufgestellte Behauptung, dass ein „echtes" Produkt immer von „hoher" Qualität ist, kann nicht als eine Aussage verstanden werden, die immer wahr ist. Eine solche Behauptung ist nur dann als wahr anzusehen, wenn sie verifiziert wird.**

Nachdem wir also klargestellt haben, dass die Gleichsetzung „echt" = „gut/hohe Qualität" bewiesen werden muss, weisen wir erneut darauf hin, dass eine Überprüfung nur durch chemische und organoleptische Analysen möglich ist, insbesondere bei Olivenöl.

Wenn die in den Gesetzen festgelegten Parameter alle erfüllt sind, dann und nur dann können wir sicher davon ausgehen, dass die Gleichsetzung richtig ist.

Wir können noch eine letzte allgemeine Bemerkung zu diesem Thema machen:

> **Je niedriger die Werte bestimmter chemischer Parameter bei der analytischen Prüfung im Vergleich zu den gesetzlich vorgeschriebenen Höchstwerten sind, desto höher ist vermutlich die Qualitätsstufe des von uns bewerteten Öls (vorausgesetzt, dass auch der Paneltest erfolgreich bestanden wurde).**

Ein einfaches Beispiel: Ein Natives Olivenöl Extra mit einem gemessenen Säuregehalt von 0,2 % ist höchstwahrscheinlich von höherer Qualität als ein Natives Olivenöl Extra mit einem gemessenen Säuregehalt von 0,8 %. Obwohl beide innerhalb der gesetzlichen Parameter dieser Kategorie liegen, ist das erstere wahrscheinlich von besserer Qualität als das letztere.

FRAGE 10

Was unterscheidet Natives Öl Extra, Natives Öl Extra DOP/IGP und Natives Öl Extra Bio?

„Die größte Einschränkung jeder Klassifizierung liegt in ihrem statischen Charakter. Eine Typologie ist eine Momentaufnahme der Welt zu einem bestimmten Zeitpunkt und es ist unwahrscheinlich, dass sie die Mutationen alter Gruppierungen oder das Entstehen neuer Typen erfasst. Ihr Schicksal ist es, von der Geschichte überholt zu werden."

(Gøsta Esping-Andersen)

DER „KLASSENBESTE"!?

Innerhalb der Produktkategorie der Nativen Olivenöle Extra gibt es zwei weitere mögliche Unterkategorien von Ölen, die wir auf dem Markt finden können.

Ich würde es vielmehr wagen, sie als „Überkategorien" oder „Superkategorien" zu bezeichnen (unter Verwendung einer Terminologie, die ich, wie ich betonen möchte, selbst erfunden habe und die gesetzlich nicht vorgesehen ist).

Ich unterstütze diese Kennzeichnungen:

- Öl mit geschützter Ursprungsbezeichnung (DOP)
- Öl mit geschützter geografischer Angabe (IGP)
- Öl aus biologischem Anbau (Bio oder Organic)

Sie „erheben" Native Olivenöle Extra in einen selektiveren Status gemäß den spezifischen Parametern, die für diese Kategorien festgelegt wurden. Zusätzlich zu den zahlreichen Kontrollen, denen Natives Olivenöl Extra bereits unterzogen wird, unterliegen es weiteren gesetzlichen Kontrollen.

Es ist auch fair, interessant und aufschlussreich, zu verstehen, wo und aus welchen Gründen diese Marken entstanden sind.

Die Europäische Union hat erkannt, dass die Qualität eines Lebensmittels von seiner geografischen Herkunft und den traditionellen Herstellungsverfahren abhängt. Um diese Eigenschaften zu schützen, hat sie daher eine Reihe von Bezeichnungen geschaffen, die die Qualität eines Lebensmittels angeben und spezifizieren. [5] Da es sich bei diesen DOP-, IGP- und Bio-Ölen, in erster Linie um Natives Olivenöl Extra handelt, müssen sie alle Parameter erfüllen, die für diese Kategorie der Nativen Öle Extra gesetzlich festgelegt sind.

Ein DOP-Öl (mit geschützter Ursprungsbezeichnung) ist ein Erzeugnis, dessen besondere Qualität durch das geografische Umfeld, aus dem es stammt, bestimmt und anerkannt wird. Die Umgebung mit ihrem Klima und ihren Ressourcen sowie die Eigenschaften der Pflanzen und die für die Herstellung verwendeten Techniken verleihen dem Produkt spezifische Merkmale, die auf ein bestimmtes Gebiet beschränkt sind. Es handelt sich um ein Natives Olivenöl Extra, das dem Verbraucher eine größere Garantie und einen größeren Schutz bietet, da es mit Folgendem verbunden ist:

I. Einem eindeutigen Ursprung und damit einem Konzept der Territorialität, da „es aus Oliven gewonnen und abgefüllt worden sein muss, die in einem bestimmten Gebiet angebaut, geerntet und gepresst wurden, das sich genau auf das betreffende DOP-Gebiet bezieht“. Beispiel: Das DOP Riviera Ligure – Untergebiet Riviera dei Fiori – ist ein Natives Olivenöl Extra, das aus Oliven gewonnen und abgefüllt wird, die in dem für diese spezifische DOP-Bezeichnung definierten und abgegrenzten geografischen Gebiet angebaut, geerntet und gepresst wurden, das in diesem Fall ausschließlich der ligurischen Provinz Imperia entspricht.

II. Die Bezeichnung DOP ist auch mit einem Konzept der Typizität verbunden, da die Spezifikationen nicht nur die Erzeugungsgebiete regeln und identifizieren, sondern auch die Arten von Oliven festlegen, die für die Herstellung verwendet werden können.

Diese sind in der Regel typisch für die in der Spezifikation angegebenen Gebiete. Darüber hinaus können die Spezifikationen auch spezifische organoleptische und chemische Parameter bestimmen, die restriktiver sind als die der Kategorie „Natives Olivenöl Extra", sowie den möglichen Anteil, in dem die Oliven verwendet werden.

Das IGP-Öl, das mit dem Zeichen der geschützten geografischen Angabe versehen ist, garantiert und schützt den Verbraucher, indem es auch auf Merkmale hinweist, die mit dem geografischen Ursprung verbunden sind und durch ihn bestimmt werden.

Der Hauptunterschied zum DOP-Siegel besteht darin, dass das Erzeugnis in diesem Fall die IGP-Bezeichnung auch dann erhält, wenn nur einer der Produktionsschritte in einem bestimmten, als IGP ausgewiesenen geografischen Gebiet stattfindet. Dies ist die zweite Art von Abkürzung, die auf europäischer Ebene verwendet wird.

Trotz ihres Namens bezeichnet sie Lebensmittel, Weine und Öle, die für ein bestimmtes geografisches Gebiet typisch sind und dort erzeugt, transformiert und /oder verarbeitet werden. Das bedeutet, dass ein Erzeugnis zwar in dem angegebenen Gebiet nach bestimmten Verfahren verarbeitet wird, aber aus einem anderen geografischen Gebiet stammen kann. Derzeit gibt es in Italien etwa 120 Lebensmittel mit IGP-Kennzeichnung.

Das als Bio gekennzeichnete Öl hat eine andere Bedeutung. In diesem Fall wird auf die Anbaumethoden hingewiesen. Dieses Öl wird aus den Früchten von Pflanzen gewonnen, die in biologischer Landwirtschaft oder unter Verwendung von Düngemitteln und Produkten zur Bekämpfung von Pflanzenkrankheiten angebaut werden, die rein natürlich und nicht chemisch hergestellt sind. Diese Anbaumethoden müssen mindestens fünf Jahre lang ununterbrochen angewandt worden sein und unter der direkten Kontrolle von Stellen stehen, die zur Überprüfung und Kontrolle der Einhaltung dieser Praktiken befugt sind.

Manchmal findet man in den Regalen ein Öl mit der Aufschrift „Natives Olivenöl Extra aus Umstellungsgebieten". In diesem Fall bedeutet dies, dass die Pflanzen im Rahmen der Umstellung kultiviert wurden, d. h. sie haben eine Umstellung der Anbauprozesse von traditionell oder konventionell auf biologisch oder ökologisch für mindestens drei und weniger als fünf Jahre durchlaufen (dies sind die erforderlichen Mindestjahre des biologischen Anbaus, um die Genehmigung zu erhalten, „Natives Olivenöl Extra Bio“ auf das Etikett zu schreiben).

Gerade aus den genannten Gründen sind wir der Meinung, dass diese beiden Definitionen eine „Überkategorisierung“ darstellen. Dies lässt sich durch die Tatsache bestätigen, dass diese Produktart auf den Märkten üblicherweise höhere Preise erzielt als andere Native Olivenöle Extra.

Diese beiden Ölkategorien, DOP und IGP, haben eine doppelte Funktion: dem Endverbraucher die Qualität und Besonderheit des Erzeugnisses auf einem höheren Niveau zu garantieren und gleichzeitig den vorbildlichen Produzenten, die diese Standards über die üblichen Normen hinaus einhalten, eine höhere wirtschaftliche Vergütung zu ermöglichen.

Bei Bio-Ölen kommt hinzu, dass sie per Definition ohne Pestizide, Herbizide und chemisch-synthetische Düngemittel angebaut wurden, was dem Verbraucher eine größere Garantie für die Gesundheit bietet. Wir möchten darauf hinweisen, dass es in einigen seltenen Fällen vorkommen kann, dass das Öl auf dem Etikett sowohl die Kennzeichnung „DOP“ oder „IGP“ als auch die Kennzeichnung „biologischer Anbau“ trägt, was bedeutet, dass das abgefüllte Produkt gleichzeitig beide Vorschriften und Eigenschaften erfüllt.

Rechtliche Definition der geschützten Ursprungsbezeichnung DOP:

> **„Der Name einer Region, eines bestimmten Ortes oder eines Landes, der zur Bezeichnung eines Agrarerzeugnisses oder eines Lebensmittels dient, das aus dieser Region, diesem Ort oder diesem Land stammt und dessen Qualitäten oder Eigenschaften überwiegend oder ausschließlich den geografischen Verhältnissen, einschließlich der natürlichen und menschlichen Einflüsse, zu verdanken sind und dessen Erzeugung, Verarbeitung und Herstellung in dem begrenzten Gebiet erfolgt.“**

Abb. 10

Rechtliche Definition der geschützten geografischen Angabe IGP: „Der Name einer Region, eines bestimmten Ortes oder eines Landes, der zur Bezeichnung eines Agrarerzeugnisses oder Lebensmittels dient, das aus dieser Region, diesem Ort oder diesem Land stammt und für das eine bestimmte Qualität, ein bestimmter Ruf oder eine andere Eigenschaft bekannt ist, die auf den geografischen Ursprung zurückgeführt werden kann und deren Erzeugung, Verarbeitung und/oder Zubereitung in dem angegebenen geografischen Gebiet erfolgt."

Abb. 11

Biologische Landwirtschaft: ist eine Produktionsmethode im Bereich des Ackerbaus und der Tierhaltung, die nur die Verwendung natürlicher, d. h. in der Natur vorkommender Stoffe erlaubt und den Einsatz chemisch-synthetischer Substanzen (Düngemittel, Herbizide, Insektizide) ausschließt.

Abb. 12

Diese Methode wurde auf Gemeinschaftsebene in der Verordnung (EG) Nr. 834/2007 über die ökologische/biologische Produktion und die Kennzeichnung von ökologischen/biologischen Erzeugnissen sowie in der zugehörigen Durchführungsverordnung (EG) Nr. 889/2008 festgelegt. Mit Wirkung vom 1. Januar 2022 wurde sie durch die Verordnung (EU) 2018/848 aufgehoben und ersetzt. [6].

Abb. 13

Für Öle mit DOP- und IGP-Kennzeichnung verlangen die EU-Verordnungen die Einhaltung bestimmter zusätzlicher Parameter, die über die in den verschiedenen Produktionsspezifikationen für Natives Olivenöl Extra festgelegten Parameter hinausgehen. Insbesondere müssen diese Öle folgende Anforderungen erfüllen:

- bestimmte Parameter für den Anteil an Transsäuren,
- einen bestimmten Gehalt an Trilinolein (ein Triglycerid, bestehend aus Glycerin, das mit drei Molekülen Linolsäure verestert ist),
- sie müssen bestimmte organoleptische Eigenschaften aufweisen, die in den einzelnen Spezifikationen festgelegt und durch Paneltests ermittelt werden; sie müssen natürlich auch dem Erfordernis der absoluten Perfektion bzw. Mängelfreiheit entsprechen.

FRAGE 11

Was bedeutet Bio-Öl oder Biologisches Öl?

„Jedes Mal, wenn mir eine Frage zu Bio-Lebensmitteln gestellt wird, frage ich mich: Wann hat der Wahnsinn begonnen, dass es notwendig ist, als Ausnahme zu zertifizieren, was eigentlich die Norm sein sollte? Der Anbau, die Züchtung, die Umwandlung von Natur in Nahrung – ohne den Zusatz von externen, chemischen und ölbasierten Stoffen – sollte normal sein. Es sind diejenigen, die chemische Düngemittel, Pestizide, Zusatzstoffe und Konservierungsmittel hinzufügen, die ihre „Abnormalität" erklären, zertifizieren und dokumentieren sollten."

(Carlo Petrini)

BIOLOGISCH IST NACHHALTIG

Wenn wir von Bioprodukten sprechen, insbesondere von pflanzlichen Erzeugnissen, meinen wir Produkte aus ökologischem Landbau: Das bedeutet, dass sie das Ergebnis von Anbauflächen sind, die nach den Grundsätzen des biologischen Anbaus bewirtschaftet werden. Dieser berücksichtigt das gesamte landwirtschaftliche Ökosystem, nutzt die natürliche Fruchtbarkeit des Bodens und begünstigt sie mit begrenzten Eingriffen. Er fördert die biologische Vielfalt der Umwelt und schließt die Verwendung synthetischer Produkte und genetisch veränderter Organismen (GVO) aus.

Die biologische Landwirtschaft in Europa wurde erstmals 1991 auf EU-Ebene mit der EG-Verordnung 2092/91 geregelt. Diese Verordnung wurde durch die EG-Verordnung 834/2007 ersetzt, die am 1. Januar 2009 in Kraft trat. Mit Wirkung vom 1. Januar 2022 wurde sie durch die Verordnung (EU) 2018/848 aufgehoben und ersetzt.

Die neue Verordnung ermöglichte eine Straffung des Kontrollsystems und eine Vereinfachung der Vorschriften für den ökologischen Landbau, wodurch eine Grundlage für die Wiederbelebung dieses

Sektors geschaffen wurde. Ein weiterer wichtiger Meilenstein war die neue grafische Kennzeichnung, die auf den Etiketten erschien.

Abb. 14

Die Bio-Zertifizierung gemäß EU-Verordnung 2018/848 kann nur von EU-anerkannten Zertifizierungsstellen erteilt werden. Das Zeichen darf für Erzeugnisse verwendet werden, die aus Kulturen stammen, die seit mindestens fünf Jahren biologisch bewirtschaftet werden. Wenn die Flächen seit mehr als drei, aber weniger als fünf Jahren vom normalen bzw. konventionellen Anbau auf ökologischen Anbau umgestellt wurden, dürfen die Etiketten der daraus gewonnenen Produkte den Hinweis „Erzeugnis aus biologischer Umstellung“ tragen. Erst nach dem fünften abgeschlossenen Jahr darf die Bezeichnung „aus biologischer Landwirtschaft“ verwendet werden.

Abb. 15

FRAGE 12

Was sind die häufigsten Betrugsfälle im Olivenölsektor?

„Es ist besser, herauszufinden, dass man beim Preis betrogen wurde, als bei der Qualität der Ware."

(Baltasar Gracián y Morales)

DER MENSCH HAT SCHWÄCHEN

Der Olivenölsektor ist unter den verschiedenen Lebensmittelsektoren wahrscheinlich der am stärksten regulierte und kontrollierte und trotzdem seit der Antike ein sehr unruhiger Sektor.

Diese fast zwanghafte Unterwerfung unter Kontrollen und Regeln könnte darauf zurückzuführen sein, dass sich Öl aufgrund seiner Kostbarkeit für eine Vielzahl von Betrügereien anbietet und schon immer angeboten hat.

Wir können behaupten, dass die Geschichte des Handels mit Öl aus Oliven in gewisser Weise eine Art Verfolgungsjagd zwischen Kontrolleuren und Kontrollierten ist, eine Art „Wettlauf" zwischen Wächtern und Dieben.

Seit der Antike haben die Kostbarkeit und die hohe Nachfrage nach dem Produkt Händler mit zweifelhafter Moral dazu verleitet, Ölbetrug zu planen und zu begehen. Auf einigen Tafeln, die bei Ausgrabungen in der Stadt Ebla in Nordsyrien gefunden wurden und aus der Zeit um 2400 v. Chr. stammen, wird in Keilschrift berichtet, dass Inspektoren zu den örtlichen Erzeugern und Ölmühlen geschickt wurden, um deren betrügerische Aktivitäten zu vereiteln. [7]

Betrug mit Olivenöl war schon in der Antike üblich. Galen berichtet von skrupellosen Ölhändlern, die hochwertiges Olivenöl mit billigen Produkten wie Schweinefett mischten, und Apicius erwähnt ein

Rezept, mit dem man minderwertiges spanisches Öl mithilfe von gehackten Kräutern und Wurzeln in wertvolles istrisches Öl verwandeln konnte. Seit den frühesten Zeiten hat der Einfallsreichtum betrügerischer Händler seinen Niederschlag im Ölschwindel und -betrug gefunden. In der Gegenwart können wir uns daran erinnern, wie erst vor wenigen Jahren die *New York Times* einen aufsehenerregenden Artikel veröffentlichte, in dem behauptet wurde, dass 69 % der in den USA verkauften Produkte verfälscht seien. Es liegt auf der Hand, dass solche Behauptungen die Märkte stark verunsichern und bei den Verbrauchern Zweifel und Verwirrung hervorrufen können. Dieser Umstand wirft einen Schatten auf einen Sektor, der sich unserer Meinung nach insgesamt in eine zunehmend qualitätsorientierte Richtung bewegt.

Trotz der positiven Absichten der überwiegenden Mehrheit der Marktteilnehmer machen leider, wie üblich, die Verfehlungen einiger weniger viel Lärm, während die seriöse und professionelle Arbeit der Mehrheit keine Resonanz findet und nicht hervorgehoben wird, da sie nicht für Schlagzeilen in den Medien sorgt.

Werfen wir einen Blick auf die häufigsten Betrugsfälle im Lebensmittelsektor, die sich in folgende Kategorien einteilen lassen:

- Manipulationen
- Verunreinigungen
- Veränderungen
- Fälschungen [8]

Manipulation erfolgt in einem Vorgang, wenn einem Lebensmittel fremde Stoffe hinzugefügt werden, die sein Wesen verändern, seine natürliche Zusammensetzung verderben oder verfälschen und seine Unverfälschtheit vortäuschen, mit dem Ziel, sein Aussehen zu verbessern oder seine Mängel zu verdecken (der Begriff fehlt im italienischen Strafgesetzbuch). In diesem Fall verliert das ursprüngliche Produkt seine Reinheit.

Verunreinigung umfasst alle Vorgänge, bei denen die ursprüngliche Struktur eines Lebensmittels verändert wird, indem eigene Bestandteile durch fremde ersetzt werden, dem Lebensmittel eigene Bestandteile entzogen werden oder die proportionale Menge eines oder mehrerer Bestandteile erhöht wird. Verunreinigungen haben nicht nur Auswirkungen auf den Handel, sondern auch auf die Lebensmittelhygiene und stellen in einigen Fällen sogar eine ernsthafte Gefahr für die öffentliche Gesundheit dar (s. Artikel 440, 442 und 444 des italienischen Strafgesetzbuches).

Veränderung kommt bei einem Lebensmittel zustande, wenn sich seine ursprüngliche Zusammensetzung aufgrund spontaner Degenerationserscheinungen, die durch falsche Methoden oder eine zu lange Lagerzeit verursacht wurden, verändert hat. Fälschung besteht in der Herstellung eines Lebensmittels unter dem Anschein der Echtheit, das jedoch mit Stoffen hergestellt wird, die sich in Qualität oder Menge von den normalerweise für die Herstellung verwendeten Stoffen unterscheiden (s. Artikel 440, 441, 442 und 444 des italienischen Strafgesetzbuchs).

Sehen wir uns einige Beispiele von Lebensmittelbetrug an, die für Natives Olivenöl Extra gemeldet wurden.

Olivenöl kann auf die einfachste und klassischste Weise manipuliert werden, indem man billiges Samenöl hinzufügt. Es kann auch vollständig gefälscht werden, indem man mit Chlorophyll oder Betacarotin gefärbtes Samenöl verwendet. Es wird dann als „Natives Olivenöl Extra" aus Olivenmühlen angeboten, verpackt in Flaschen mit Etiketten, die auf Olivenbäume, Olivenpressen oder alte Steinmühlen hinweisen, und führt so den Verbraucher in die Irre.

Eine kompliziertere und schwer zu entdeckende Manipulationsart ist diejenige, die entweder durch den Zusatz von weniger als 20 % Haselnussöl oder durch den Zusatz von Ölen aus Oliven, die zuvor desodoriert wurden, erreicht werden kann. Sogenannte „desodorierte" Öle sind keine nativen Öle mehr, da sie zusätzlich zur einfachen mechanischen Extraktion weiteren Verfahren unterzogen wurden. Wie wir bereits gesehen haben, können sie nicht in die Warenklasse der nativen Öle aufgenommen werden. Die Desodorierung der Öle ist ein physikalischer Prozess, bei dem das Öl einer Niederdruck-Dampfdestillation oder einer Vakuumdestillation bei hohen Temperaturen (ca. 100 °C) unterzogen wird. Bei der sogenannten „sanften Desodorierung" handelt es sich stattdessen um eine Mischung aus desodoriertem Öl und normalem nativen Olivenöl. Dieses Verfahren kann, wenn es mit professioneller Sorgfalt durchgeführt wird, sehr schwer zu entdecken sein.

Eine andere weit verbreitete Form des Betrugs nutzt den Ruf und die Anziehungskraft von „Made in Italy“ bei internationalen Verbrauchern und baut darauf auf. Sie besteht im Missbrauch des sogenannten „italienischen Klangs“, d. h. der irreführenden Verwendung von Begriffen auf dem Etikett, die auf missbräuchliche Weise an eine italienische Herkunft erinnern. Das Ziel ist es offensichtlich, die unbestrittene weltweite Beliebtheit unserer Agrar- und Lebensmittelprodukte auszunutzen, um einem Unternehmen, das ein nicht-italienisches Produkt herstellt, Marktanteile auf Kosten der italienischen Hersteller zu verschaffen.

Eine weitere Art von Betrug, die ebenfalls auf der Attraktivität des „Made in Italy“ auf den internationalen Märkten basiert, ist das sogenannte „Dreiecksgeschäfte“. Beim Dreiecksgeschäft verlässt eine Ladung Öl ein beliebiges Land, unabhängig davon, ob EU oder Nicht-EU-Mitglied. Wenn die Ladung während der Reise nicht kontrolliert wird, kann sie bei ihrer Ankunft in Italien „einfach“ in Natives Olivenöl Extra oder sogar in lokales Natives Olivenöl Extra umgewandelt werden. Es genügt, die Reisedokumente zu ändern oder zu entfernen.

Die Bekanntheit des italienischen Öls wird durch eine von Unaprol – Consorzio Olivicolo Italiano in Auftrag gegebene Umfrage aus dem Jahr 2015 bestätigt, aus der hervorgeht, dass 72 % der Verbraucher weltweit wissen, dass Italien ein Hersteller von Nativem Olivenöl Extra ist. Aber mindestens die Hälfte von ihnen weiß nicht, dass sich die italienische Produktion je nach Herkunftsgebiet unterscheidet. 37 % der Verbraucher weltweit geben an, häufig italienisches Natives Olivenöl Extra zu kaufen; der höchste Prozentsatz findet sich in Frankreich, Österreich und Russland, gefolgt von den Vereinigten Staaten und Mittelamerika. [9]

Die Forschung hat den Behörden schon immer bei der Betrugsbekämpfung geholfen. Vor kurzem haben Forschungen der Universität Pisa zur Entwicklung einer Methode geführt, die zwar noch nicht in die offiziellen EU-Normen aufgenommen wurde, aber gute Aussichten auf

Anwendbarkeit hat [10]. Diese Methode basiert auf einer spektroskopischen Analyse und kann überall, sogar am Verkaufsort und an einzelnen Verpackungen, durchgeführt werden. Die Gesundheitsbehörden und die mit der Untersuchung von Lebensmittelbetrug beauftragten Strafverfolgungsbehörden könnten über ein zusätzliches Instrument verfügen, um das als Natives Olivenöl Extra verkaufte Öl zu analysieren und es auf Echtheit zu überprüfen. Bevor die Methode offiziell eingesetzt werden kann, muss sie zunächst das Bewertungsverfahren der Europäischen Kommission durchlaufen. Die Analyse geht schnell und einfach: Eine kleine Menge Öl in einen Quarzbehälter gegossen, und ein Spektrometer erkennt die „spektroskopische Signatur“ bestimmter Bestandteile des Öls – Lutein, Phäophytin-a, Phäophytin-b und -Carotin. Deren Konzentration, die mit absoluter Präzision aus dem Spektrum abgelesen werden kann, liefert einen zuverlässigen Hinweis darauf, um welches Öl es sich tatsächlich handelt.

Schließlich ist es wichtig, darauf hinzuweisen, dass Verstöße gegen die Vorschriften des italienischen Rechts im Falle von Betrugsfällen der oben genannten Art erhebliche strafrechtliche Sanktionen nach sich ziehen, nicht nur für diejenigen, die solche Betrügereien begehen, sondern auch für diejenigen, die lediglich betrügerisch behandelte Produkte besitzen.

Der Wert des weltweiten Lebensmittelbetrugs wird heute auf über 40 Milliarden Euro geschätzt. Dabei ist das Öl aus Oliven am stärksten von Verfälschungen betroffen. Schätzungen zufolge entfallen 24 % der Betrugsfälle auf Olivenöl.

Manipulationen mit pflanzlichen Ölen werden durchgeführt, indem billige pflanzliche Öle dem Nativem Olivenöl Extra zugesetzt werden, wobei stets darauf geachtet wird, dass die vorgeschriebenen chemischen Grenzwerte für die einzelnen Parameter nicht überschritten werden. Diese Art von Betrug ist erheblich und innerhalb bestimmter Grenzen schwer zu entlarven.

Diese Öle lassen sich mithilfe folgender Merkmale charakterisieren:

Lipid- und Sterolzusammensetzung ähnlich der von Olivenöl (Haselnuss, Mandel). Eine Lipidzusammensetzung, die der von Olivenöl ähnelt, jedoch mit einem anderen, fast vollständig entfernten

Sterolanteil (Sonnenblumenöl mit hohem Ölsäuregehalt). Lipid- und Sterolzusammensetzung, die sich von der des Olivenöls unterscheidet, bei der jedoch durch Fraktionierung und Verwendung des Anteils mit dem niedrigsten Schmelzpunkt der Lipidanteil dem des Olivenöls angenähert wird, während der Sterolanteil reduziert oder eliminiert wird.

Andere Raffinerien sind noch schlimmer. Sie mischen pflanzliche Öle mit Beta-Carotin, um den Geschmack zu überdecken, und Chlorophyll zur Färbung – um gefälschtes Olivenöl herzustellen.

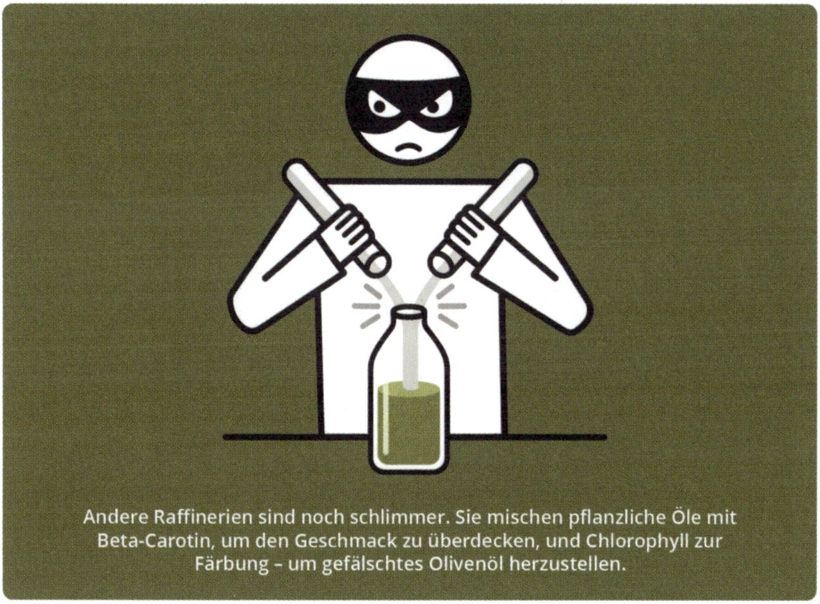

Abb. 16: Betrug in der Ölwelt: Diese Abbildungen sind angelehnt an Bilder, die in den Vereinigten Staaten in einem Artikel der *New York Times* vom 24. Januar 2014 mit grafischen Informationen veröffentlicht wurden. (Quelle und Bilder: New York Times Magazine – 2014, modifiziert und übersetzt)

Der Artikel stellte das Produkt „Natives Olivenöl Extra“ häufig als minderwertig dar. Der Autor behauptete, dass 69 % der in die USA eingeführten Öle nicht der Qualität oder Kategorie entsprachen, die auf dem Etikett als „Nativ Olivenöl Extra“ angegeben war.

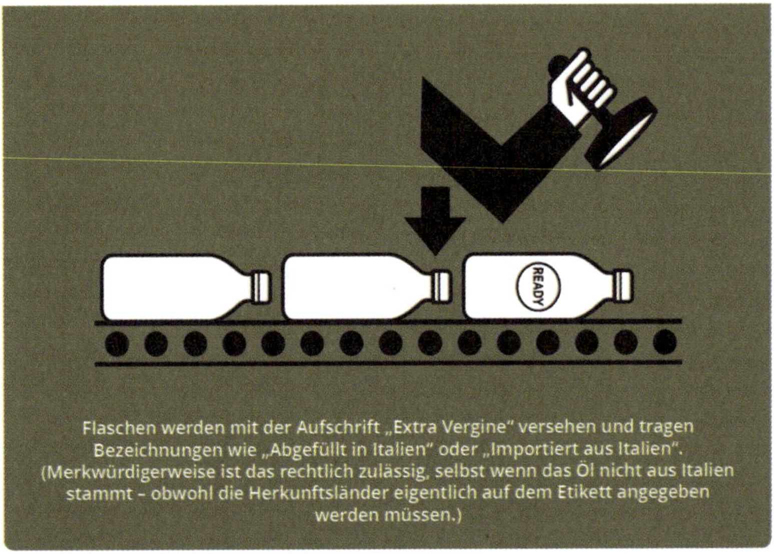

Abb. 17

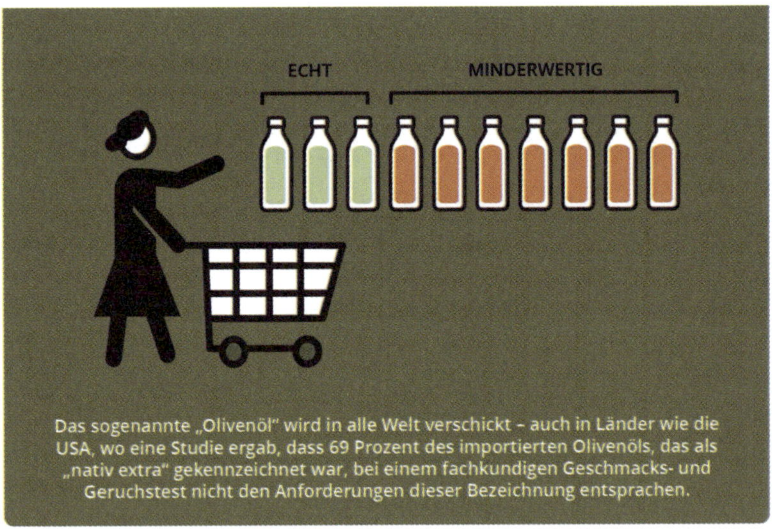

Abb. 18: Das sogenannte „Olivenöl" wird in alle Welt verschickt – auch in Länder wie die USA, wo eine Studie ergab, dass 69 Prozent des importierten Olivenöls, das als „nativ extra" gekennzeichnet war, bei einem fachkundigen Geschmacks- und Geruchstest nicht den Anforderungen dieser Bezeichnung entsprachen.

Flaschen werden mit der Aufschrift „Extra Vergine" versehen und tragen Bezeichnungen wie „Abgefüllt in Italien" oder „Importiert aus Italien". (Merkwürdigerweise ist das rechtlich zulässig, selbst wenn das Öl nicht aus Italien stammt – obwohl die Herkunftsländer eigentlich auf dem Etikett angegeben werden müssen.)

Die ständigen Betrugsfälle, die in der Welt des Öls aufgedeckt werden, bringen den gesamten Sektor und die zahllosen Unternehmen in Misskredit, die jeden Tag mit Engagement, Seriosität und Professionalität daran arbeiten, uns ein Produkt zu liefern, das sowohl sensorisch als auch ernährungsphysiologisch und gesundheitlich hochwertiges ist.

Betrug verunsichert den Markt und die Verbraucher und trägt dazu bei, ein Bild des Marktes zu zeichnen. Es werden Aspekte vermittelt, die mit einem Produkt von klarer, eindeutiger Qualität und seit langem etablierter Würde völlig unvereinbar sind.

FRAGE 13

Woran erkennt man ein Qualitätsöl?

„Es gibt keine gute oder schlechte Küche. Es gibt nur das, was einem am besten schmeckt."

(Ferran Adrià)

WISSEN, WIE MAN WÄHLT

Das ist nicht nur eine gute Frage! Vielleicht ist es auch die Frage, die mir in den letzten 20 Jahren am häufigsten zum Thema Olivenöl gestellt wurde.

Die erste Antwort darauf, die mir oft spontan einfällt, ist folgende:

> „Gutes, hochwertiges Öl ist dasjenige, das Dir schmeckt, also Dir, dem Fragesteller!"

Diese Antwort scheint spielerisch zu sein, man könnte fast sagen, dass sie zwischen dem Ernsthaften und dem Scherzhaften liegt, da man ruhig behaupten kann, dass sie in Wirklichkeit gleichzeitig zutreffend und unzutreffend ist. Lassen Sie uns versuchen, dieses Wortspiel besser zu erklären.

Wenn mir ein Produkt gefällt, unabhängig von seiner objektiven Klassifizierung, bedeutet das im Allgemeinen, dass es meinem Geschmack entspricht und ich es für qualitativ hochwertig halte. Dies gilt für meine persönliche und subjektive Wahrnehmung von Qualität. Damit entspricht der erste Teil der vorherigen Aussage der Wahrheit.

Gleichzeitig gilt aber auch, wenn ich als Verbraucher ein Öl für meinen speziellen Geschmack mag und schätze, weil es genau meiner Vorstellung, meinem Geschmack, meiner Esskultur und/oder meinem Gaumen entspricht, ist es für mich selbstverständlich und normal, es als gut zu betrachten.

Denken wir zum Beispiel an die Anbaugebiete, in denen seit Jahrhunderten, wenn nicht sogar Jahrtausenden und auch heute noch Öle aus Oliven konsumiert werden, die geerntet werden, nachdem sie auf den Boden gefallen oder tagelang in den Erntenetzen hängengeblieben sind. Aus diesen Früchten lassen sich leicht Lampantöle gewinnen, die von der einheimischen Bevölkerung dennoch akzeptiert und sogar geschätzt werden.

Andererseits ist festzustellen, dass diese Öle im Allgemeinen technisch und vor allem objektiv nicht als hochwertig angesehen werden können.

Daher ist es nicht einfach, auf den Kern der Frage einzugehen und sie objektiv zu beantworten, vielmehr erfordert dies eine weitere Präzisierung.

Zunächst einmal möchten wir darauf hinweisen, dass verpacktes Natives Olivenöl Extra definitionsgemäß, von guter Qualität ist oder sein sollte. Dennoch könnte dies wie eine etwas „großspurige" Antwort wirken, da sie am eigentlichen Kern des Problems vorbeizugehen scheint.

Tatsache ist, dass zur Beantwortung der ursprünglichen Frage eine Vorbereitung auf die Verkostung seitens des Verbrauchers erforderlich ist, vorausgesetzt, dieser sucht mit seiner Frage auch tatsächlich nach der Antwort.

In Wirklichkeit kann nur der Fragesteller selbst die richtige Antwort finden, und wir behaupten, dass dies mit einem Minimum an Grundwissen und einer Verkostungsschulung möglich ist.

Wir sind fest davon überzeugt, dass der Verbraucher des dritten Jahrtausends, der Verbraucher mit dem großen „V", bei der Suche nach der Antwort, danach streben sollte, nicht nur die objektiv positiven Eigenschaften des Produkts unabhängig bestimmen zu können, sondern auch in der Lage zu sein, die positiven Eigenschaften zu identifizieren und festzustellen, ob das betreffende Öl Probleme oder organoleptische Mängel aufweist.

Erst wenn der Verbraucher die Fähigkeit erlangt hat, selbständig die Merkmale genau zu erkennen, die ein Öl zu einem Qualitätsprodukt machen, wird er die richtige Antwort auf seine Frage erhalten.

Mit diesen Voraussetzungen entsteht ein autonomer und unabhängiger Verbraucher, der in der Lage ist, das Angebot an Ölen zu erkunden und auf der Suche nach Qualität zu experimentieren. Ein Verbraucher, der nach und nach die Produkte auswählen kann, die ihn am meisten zufriedenstellen.

Die einzige Alternative für den Verbraucher, um festzustellen, ob ein Öl von guter Qualität ist oder nicht, besteht darin, sich entweder auf den Rat eines erfahrenen Dritten zu verlassen, z. B. eines professionellen Verkosters (ähnlich wie ein Sommelier in einem Restaurant oder einer Weinhandlung) oder auf einen seriösen und kompetenten Hersteller bzw. Händler, dem er vertraut und der ihn bei seiner Wahl beraten und leiten kann.

Im letzteren Fall ergeben sich jedoch zwei Probleme: Erstens ist der Verbraucher stets auf den Rat eines dritten Experten angewiesen. Zweitens muss er sich, um die Auswahl nicht völlig an andere zu delegieren, bemühen, zu verstehen, zu definieren und dem Berater klar zu erklären, welche Eigenschaften er vom Produkt erwartet, damit dieses seinen Wünschen entspricht.

Insbesondere sei hier daran erinnert, dass ein Öl, um als Natives Olivenöl Extra zu gelten, einige grundlegende positive Eigenschaften aufweisen muss, auf die der Verbraucher achten sollte. Ein fruchtiges Aroma mit einem Medianwert > 0, das bedeutet, dass mindestens eines der in der IOC-Verkostungsterminologie festgelegten positiven Aromen wahrnehmbar sein muss.

In der Tat ist es notwendig, dass der Duft des Öls zumindest an den grünen oder reifen Duft von Oliven oder an anderes Gemüse bzw. Obst erinnert, der als positiv empfunden werden kann.

Darüber hinaus muss das Öl, wie bereits erwähnt, alle der nahezu 30 chemisch-physikalischen Parameter der Produktklasse erfüllen, der es angehört.

Der Lebensmittelmarkt entwickelt sich, wie alle Weltmärkte, ständig weiter und stellt fortlaufend höhere Anforderungen. Es ist daher normal, dass die Anforderungen an die Qualität, die Gesundheit und die organoleptische Beschaffenheit zunehmen, die zum großen Teil durch die sich ändernden Erwartungen der Verbraucher und zum Teil durch die Bemühungen der Marktaufsichtsbehörden bestimmt werden, immer bessere Gesetze, Normen und Marktbedingungen zu schaffen. Als Beweis für diesen Wachstums- und Entwicklungsprozess genügt ein

Vergleich der Qualitätsstandards der Öle auf dem Markt vor 30 Jahren und heute. Wir können mit Überzeugung feststellen, dass es nie zuvor einen so hohen Standard auf dem Ölmarkt gegeben hat. Einerseits wird die Großindustrie trotz ihrer Höhen und Tiefen immer mehr angespornt, ihr Bestes zu geben, um sich auf dem Markt zu behaupten und das Vertrauen der Kunden und damit Marktanteile zu gewinnen. Ein funktionierender Wettbewerb stellt einen natürlichen Antrieb für die Entwicklung der Märkte dar. Andererseits gab es noch nie ein so hohes und weit verbreitetes Qualitätsniveau bei kleinen und mittleren Unternehmen.

Heute ist Qualität ein Muss, vor allem für Unternehmen, die verstanden haben, dass der Grundsatz, man müsse „Kunden für seine Produkte suchen", nicht mehr gilt, sondern Produkte für die Bedürfnisse der Kunden schaffen muss.

Wenn es stimmt, dass die Qualität eines Agrar- und Lebensmittelprodukts heute als die Fähigkeit verstanden werden kann, explizite und implizite Kundenbedürfnisse zu befriedigen, dann spielt sie vor allem unter den Bedingungen des harten Wettbewerbs eine immer wichtigere Rolle für die Unternehmen, die auf den Märkten agieren. Auch im Agrar- und Lebensmittelsektor sowie in der Agrarindustrie ist eine zunehmende Steigerung der Verbrauchererwartungen und -anforderungen zu beobachten. Diese Entwicklung ist zum Teil auf das Phänomen der Marktreife zurückzuführen, d. h. auf eine Phase, in der viele Akteure mit starken Marketingmaßnahmen um die Gunst der Verbraucher und um Marktanteile konkurrieren.

Sehen wir uns an, welche Qualitätsaspekte die Verbraucher von einem Lebensmittel erwarten.

Integrität: die Fähigkeit eines Lebensmittels, seine physikalischen, organoleptischen und ernährungsphysiologischen Eigenschaften über einen längeren Zeitraum hinweg zu bewahren. Alle an der Lebensmittelkette Beteiligten haben die Pflicht, die Integrität von Lebensmitteln zu sichern, indem sie die Vorschriften zur Sicherheit von Verarbeitungs- und Produktionsprozesse einhalten (siehe z. B. HACCP).

Gesundheit: kann für ein Lebensmittel definiert werden als das Fehlen von Schadstoffen, die entweder mikrobiologischer Natur sind oder auf das Vorhandensein von Toxinen, Pestizidrückständen, Schwermetallen usw. zurückzuführen sind.

Bio-Qualität besteht aus der Summe der ernährungsphysiologischen, organoleptischen und hedonistischen Eigenschaften.

Logistische Qualität: Darunter versteht man eine Gruppe von Eigenschaften, die sich auf die Möglichkeit der Konservierung unter normalen Lagerungsbedingungen beziehen. Dabei geht es um den Anspruch, den Mindestqualitätsstandard während der gesamten Lebensdauer aufrechtzuerhalten und/oder die Haltbarkeit nach Beginn des Verbrauchs zu gewährleisten. Weiterhin können wir die praktische, bequeme und einfache Anwendbarkeit hervorheben sowie die Möglichkeit einer weiten Verbreitung auf den Märkten, die die leichte Verfügbarkeit einer Ware bestimmt.

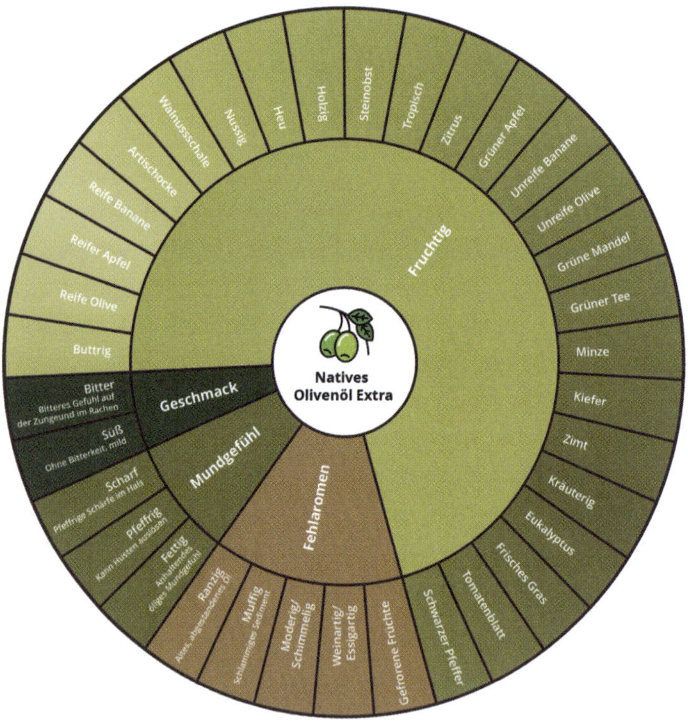

Abb. 19: Sensorisches Ölrad mit den wichtigsten positiven und negativen Eigenschaften von nativem Olivenöl. (Quelle: © Maia Hirschbein (adaptiert von Sue Langstaff und Richard Gawel); ins Deutsche übersetzt.)

Qualität des Angebots: Zu dieser Gruppe gehören einerseits die Homologation bzw. Standardisierung und andererseits die Differenzierung (mit Vertiefung des Angebotskonzepts) sowie die Innovation.

Nachstehend finden Sie eine Tabelle mit den wichtigsten positiven und negativen sensorischen Eigenschaften, die bei der Verkostung von Olivenöl wahrgenommen werden können (Quelle: T. Gallina Toschi, M. Bonoli, L. Cerretani, S. Barbieri, Oktober 2008). Diese Tabelle zeigt die kanonischen sensorischen Merkmale, die am häufigsten in einem nativen Olivenöl gemäß der IOC-Verkostungsmethode (EG-Verordnung Nr. 640/2008) festgestellt werden können. Auf die sensorische Analyse und den beschreibenden Teil der Öle werden wir später noch genauer eingehen.

FRAGE 14

Was sind die Unterschiede zwischen einem sortenreinen Öl und einer Mischung?

„In der Natur bringen die Pflanzen die Früchte hervor. Der Landwirt kümmert sich bestmöglich um den agronomischen Teil. In der Mühle extrahiert der erfahrene Müllermeister das Öl. Im Unternehmen kreiert der Meistermischer die Mischungen mit Kunst, Weisheit und Fantasie. Alle arbeiten, angetrieben von großer Leidenschaft, auf ein einziges Ziel hin, die Zufriedenheit der Verbraucher."

(Aldo Mazzini)

EIN INDIVIDUUM IST KEINE GRUPPE

Bevor die Unterschiede zwischen einem sortenreinen Öl und einer Mischung erläutert werden, ist es angebracht, beide zu definieren.

Wir definieren ein sortenreines Öl (Monokultivar) als Öl, das aus den Früchten einer einzigen Olivensorte oder eines einzigen Kultivars gewonnen wird.

Als Mischung bezeichnen wir ein Öl, das aus mehreren Ölsorten, Oliven und/oder Kultivaren gewonnen wird.

Aus verfahrenstechnischer Sicht gibt es über die Herstellung von Ölen aus einer einzigen Sorte nicht viel zu sagen, da diese Öle, soweit möglich, einfach durch Extraktion aus einer einzigen Fruchtart gewonnen werden. Es ist wichtig zu erwähnen, dass diese Öle, die bisher auf dem Markt weder der Norm noch der Regel entsprechen, in den letzten Jahren sowohl unter Erzeugern und Fachleuten viele Anhänger gefunden haben als auch bei den Verbrauchern immer beliebter geworden sind. Monokultivar-Öle sind zu einer Art Trend geworden und bieten zugleich die Möglichkeit, den Markt zu segmentieren, indem sie eine Nische im Premiumbereich der Öle einnehmen.

Im Gegensatz dazu kann die Herstellung einer Mischung auf zwei verschiedene Weisen erfolgen:

I. Sie kann auf ungeplante Weise geschehen, indem Oliven von verschiedenen Arten von Olivenbäumen (z. B. Leccino, Frantoio, Moraiolo usw.) geerntet werden, die in Transportbehältern gesammelt und zur Ölmühle geliefert werden. Auf diese Weise entsteht eine Art improvisierte Mischung, die in der Tat zu einem Verschnitt führt, dessen Ergebnis sich nicht planen, kontrollieren und vorhersagen lässt. Bei dieser Vorgehensweise ohne jegliche Vororganisation ist es weder möglich, den prozentualen Anteil der verschiedenen Sorten noch das organoleptische Profil, das sich aus der Mischung ergibt, zu kontrollieren oder zu planen. Das Ergebnis ist in diesem Fall also dem Zufall überlassen.
II. Die Herstellung kann – wie es in den Betrieben meist üblich ist – auf professionelle Art und Weise erfolgen, wobei Öle aus einer einzigen Sorte und aus einer Mischung verwendet werden, um Öle mit unterschiedlichen Eigenschaften zusammenzustellen und ein bestimmtes Ergebnis zu erzielen. Dieser zweite, professionelle Weg ermöglicht es dem Zubereiter der Mischung, dem Meistermischer, mindestens vier grundlegende Ziele zu verfolgen:

- Das Unternehmen, das die Mischung herstellt oder in Auftrag gibt, soll in die Lage versetzt werden, ein Produkt anzubieten, das den spezifischen Anforderungen und dem Geschmack eines bestimmten, genau definierten Verbrauchersegments entspricht (etwa den unterschiedlichen Bedürfnissen von Genießern, die entweder ein Öl mit leichter, reifer Fruchtigkeit oder im Gegenteil mit intensiver, grüner Fruchtigkeit suchen).
- In der Lage zu sein, kontinuierlich die Erwartungen der Verbraucher zu erfüllen. Eine auf diese Weise hergestellte Mischung ist reproduzierbar, sodass die Unternehmen den Verbrauchern ein Produkt anbieten können, das im Laufe der Zeit stets identisch, einheitlich oder zumindest sehr ähnlich ist. Dies ist für Erzeuger von sortenreinem Öl fast unmöglich, da sie nur einen einzigen

Rohstoff verwenden, der der Jahrgangsvielfalt, dem meteorologischen Klima mit all ihren unzähligen Variablen, die den normalen Produktionsverlauf beeinflussen sowie natürlichen Widrigkeiten wie Krankheiten und Schädlingen völlig ausgeliefert ist.

- Eine aus kommerzieller Sicht wichtige Festlegung eines Zielpreises für die Mischung zu ermöglichen, der insbesondere für Unternehmen mit großen Produktions- und Verkaufsmengen ausschlaggebend für ihre Wettbewerbsfähigkeit und ihre Fähigkeit zur Gewinnerzielung auf dem Markt ist.
- Vor allem dem Meistermischer (derjenige, der die Mischung professionell vorbereitet und zusammenstellt) die Möglichkeit zu geben, das Verhältnis der Öle kunstvoll abzustimmen, um ein Endprodukt zu erhalten, das vielleicht sogar vollständiger und angenehmer ist als die einzelnen Komponenten der Mischung für sich genommen.

Wir sind uns bewusst, dass die letzte Aussage einigen seltsam und tendenziös erscheinen mag, und bitten Sie, sich vorzustellen, dass Sie vor einem Korb mit Orangen stehen, in dem sich grüne, also unreife Orangen, mittelreife Orangen, reife Orangen sowie überreife Orangen befinden, und das von vier bis fünf verschiedenen Sorten und Herkünften.

Ich denke, man kann sich leicht darauf einigen, dass wir, wenn wir grüne oder überreife Orangen auspressen würden, mit ziemlicher Sicherheit einen Orangensaft mit einem ungewohnten Geschmack erhalten würden, der uns nicht zusagt.

Würden wir hingegen eine Orange nach Art und Herkunft auspressen und nach Verkostung sowie sorgfältiger Kategorisierung aller Merkmale der verschiedenen Säfte wiederholte Mischungsversuche mit unterschiedlichen Saftsorten und Prozentsätzen vornehmen, so würden wir wahrscheinlich gerade aufgrund der Auswahl und das Mischungsverfahren einen Saft erhalten, der uns vollkommen zusagt.

Anhand dieses einfachen Beispiels lässt sich unserer Meinung nach die Arbeit, oder besser gesagt der Beruf und die Kunst des Meistermischers (*Master Blenders*) sowie die positiven Ziele der Mischtätigkeit besser verstehen. Denn auf die bestmögliche Art und Weise durchgeführt, verfolgt sie das Ziel, den Konsumenten der jeweiligen Marke ein besseres Produkt mit einem einheitlichen organoleptischen Profil anzubieten.

Es muss noch darauf hingewiesen werden, dass die große Mehrheit der Öle, die wir im Regal finden und kaufen können, tatsächlich Mischungen sind.

Monokultivar-Öle machen daher nur einen kleinen Teil der Öle aus, die wir im Handel finden. Wir möchten darauf hinweisen, dass Öle aus Monokulturen nicht die Norm sind. Wahrscheinlich bestehen mehr als 90 % der angebotenen Öle sowohl aus den oben genannten kommerziellen als auch aus den agronomischen Gründen aus Mischungen.

FRAGE 15

Ist Natives Olivenöl Extra gut für die Gesundheit?

„Bei der Untersuchung der Ergebnisse zahlreicher Erhebungen über die Bevölkerung der Insel Kreta habe ich festgestellt, dass Hundertjährige besonders häufig unter den Bauern zu finden sind, deren Frühstück oft nur aus einem Glas Olivenöl besteht."

(Ancel Keys)

GESUNDHEIT IST EIN KOSTBARES GUT!?

Dies ist eine Frage, die sich immer mehr Verbraucher täglich stellen, denn Essen wird heute nicht mehr nur als ein Akt der Nahrungsaufnahme zum Überleben betrachtet, sondern Ernährung hat einen neuen Stellenwert und Essen hat für viele Menschen eine neue Bedeutung erhalten.

Wer ein neues Bewusstsein für die Wichtigkeit einer gesunden und guten Ernährung entwickelt hat, verfolgt damit zwei Ziele. Einerseits dient das Essen dazu, dass wir uns aus hedonistischer Sicht wohlfühlen, und andererseits hat es eine noch wichtigere Funktion: Hochwertige Lebensmittel tragen dazu bei, die Voraussetzungen für einen gesunden Körper und ein gesundes Leben zu schaffen.

Es ist also ganz normal, sich zu fragen:

„Kann das Öl, das ich zu mir nehmen werde, gut und nützlich für meine Gesundheit sein?"

Insbesondere bei Olivenöl liegt die Antwort auf diese Frage in genau dem, was den wirklich entscheidenden Unterschied zwischen Nativem Olivenöl Extra und allen anderen pflanzlichen Ölen und zu allen anderen Speisefetten ausmacht.

Die Antwort ist für uns eindeutig:

„Ja, der Verzehr von Nativem Olivenöl Extra ist gut für die menschliche Gesundheit."

Es sollte nur eine Präzisierung erfolgen, die in der Regel für jedes Lebensmittel und ganz allgemein für alles in unserem Leben gilt und die schon Aristoteles in der Nikomachischen Ethik beschrieb: „μέσον τε καὶ ἄριστον" („die Mitte ist das Beste"). Olivenöl sollte daher in angemessenen, nicht aber in übermäßigen Mengen konsumiert werden.

Die maßgebliche Empfehlung der U.S. Food & Drug Administration (FDA) lautet, 30 bis 40 g pro Tag nicht zu überschreiten.

Die Antwort auf die ursprüngliche Frage, die wir wiederholen und neu formulieren, lautet daher:

„Ja, Natives Olivenöl Extra ist gut für die Gesundheit, wenn es in angemessenen und nicht übermäßigen Mengen verwendet wird (gemäß der FDA-Empfehlung), vorzugsweise nicht mehr als 30/40 g pro Tag."

Natives Olivenöl Extra ist für die menschliche Gesundheit insofern von Vorteil, als ein Teil seiner Bestandteile, nämlich die etwa 2 %, die den unverseifbaren Anteil ausmachen, den entscheidenden Unterschied zu allen anderen Pflanzenölen bilden, die diese Bestandteile nicht oder nur in geringeren Mengen enthalten.

Seit Mitte der 1950er-Jahre bis heute wurden unzählige Studien und Forschungen in vitro, an Menschen sowie an Tieren durchgeführt, die gezeigt haben, wie viele und welche positiven gesundheitlichen Auswirkungen der Verzehr von Nativem Olivenöl Extra hat.

Auch wenn dieser Ansatz der letzten Jahrzehnte in gewisser Weise neu definiert und positioniert werden sollte, so ist darauf hinzuweisen, dass es in den letzten Jahren viele wichtige Beweise für die positiven Auswirkungen der Verwendung von EVOO (Extra Virgin Olive Oil) auf Grundlage wissenschaftlicher Erkenntnisse gegeben hat.

Insbesondere ist bekannt, dass die Verwendung von Nativem Olivenöl Extra, das reich an Biophenolen ist, vor allem an solchen mit hohem Molekulargewicht (hochmolekulare Biophenole = intakte Polyphenole, die den Ölen ihren bitteren Geschmack verleihen), eine

- positive entzündungshemmende Wirkung auf den menschlichen Körper hat;
- eine signifikante und positive antithrombotische Wirkung hat, indem es verhindert, dass sich die Blutplättchen im Plasma zusammenlagern;
- positive Auswirkung hat, da es in unserem Körper stimulierend auf unser Immunsystem wirkt. Man könnte sogar so weit gehen zu sagen, dass es in gewisser Weise wie ein Impfstoff wirkt, der, wenn er in kleinen Dosen injiziert wird, unseren Körper dazu anregt, starke Barrieren gegen verschiedene Viren aufzubauen. Für die Antioxidantien im Öl scheint das gleiche Prinzip zu gelten, d. h. wenn wir sie in kleinen Dosen aufnehmen (z. B. durch den Verzehr von Nativem Olivenöl Extra), regen sie unseren Körper dazu an, noch mehr natürliche Antioxidantien zu produzieren, um die freien Radikalen, die auf natürliche Weise in unserem Körper entstehen und vorkommen, besser bekämpfen zu können;
- eine wichtige positive Wirkung aufgrund einer Komponente hat, die man als psychologisch-kulturell bezeichnen könnte. Infolge der bewussten und dokumentierten Verwendung von Nativem Olivenöl Extra in der Ernährung könnte der gebildete Verbraucher, der sich der Notwendigkeit der Verwendung von Qualitätsöl bewusst ist, dazu neigen, in Bezug auf Lebensmittel im Allgemeinen anspruchsvoller zu sein. Er könnte daher dazu veranlasst werden, sich gesünder zu ernähren, was zu inneren Bedingungen führt, die einer besseren körperlichen Gesundheit zuträglich sind.

In Bezug auf Entzündungen können wir sagen, dass es sich um einen unspezifischen Abwehrmechanismus handelt, der eine Art Schutzschicht darstellt, die das Gewebe aktiviert, um den Auswirkungen von infektiösen, traumatischen, immunologischen, chemischen oder anderen Einwirkungen entgegenzuwirken. Durch den Entzündungsprozess versucht unser Körper, die ursprünglichen Ursachen von Zellschäden zu reduzieren, zu neutralisieren und zu beseitigen, indem er einen Prozess der Reparatur und des Wiederaufbaus in Gang setzt. Wenn der Körper einen entzündlichen Abwehrmechanismus in Gang setzt, ist dies zumindest anfangs ein positiver Mechanismus, da er versucht, den angegriffenen oder betroffenen Bereich einzugrenzen, weitet er sich jedoch zu stark aus, wird er schädlich und kann Probleme verursachen.

Der Medizin und der medizinischen Therapie gelang es im 19. Jahrhundert, Methoden zu finden, mit denen sich die Faktoren zahlreicher akuter infektiöser und entzündlicher Krankheiten kontrollieren und bekämpfen ließen. Bei chronisch entzündlich-degenerativen Erkrankungen wie atherosklerotischen Erkrankungen, Herz-Kreislauf-Erkrankungen, Asthma, rheumatoider Arthritis, Alzheimer, Lungenfibrose oder chronisch entzündlichen Darmerkrankungen, Multipler Sklerose und Depressionen ist trotz vieler Fortschritte noch ein weiter Weg zu gehen und viel Arbeit zu leisten.

Im Jahr 2005 wurde mit der Erforschung der entzündungshemmenden Wirkung von Öl begonnen. Eine Gruppe von Forschern entdeckte nahezu zufällig eine bemerkenswerte Substanz im Nativen Olivenöl Extra, die das Kribbeln im Hals am Ende der Verkostung verursacht. Es handelt sich um das Molekül Oleocanthal („oleo" steht für Olive, „canth" steht für sting = stechendes Gefühl und „al" für Aldehyde). Diese Studien haben gezeigt, dass Oleocanthal eine entzündungshemmende Wirkung hat, die der von Ibuprofen sehr ähnlich ist.

Da viele der schwerwiegendsten Krankheiten auf einen Entzündungsprozess zurückzuführen sind, kann der tägliche, regelmäßige Verzehr von Nativem Olivenöl Extra im Rahmen einer ausgewogenen Ernährung als Adjuvans gegen die entzündlichen Auswirkungen gefährlicher Krankheiten wie Alzheimer, rheumatoide Arthritis, Morbus Crohn, Krebserkrankungen, Asthma, Diabetes und sogar Krebs wirken. [11]

In den letzten 50 Jahren gab es zahlreiche Studien über die Verwendung von Nativem Olivenöl Extra in der Ernährung und seine gesundheitlichen Vorteile. Wir erwähnen hier die Predimed-Studie, die in Spanien durchgeführt wurde, einem der Länder, in dem viel über die positiven Auswirkungen von Olivenöl geforscht wird.

In der Predimed-Studie sollte eine große Stichprobe von 7.447 Personen im Alter von 55 bis 80 Jahre mit hohem Risiko für Herz-Kreislauf-Erkrankungen über einen Zeitraum von sechs Jahren beobachtet werden. Die Studie wurde vorzeitig abgebrochen, als eine Zwischenanalyse bereits nach 4,8 Jahren ausreichende Belege für die Vorteile der beiden als Referenz herangezogenen mediterranen Ernährungsformen lieferte.

Die Teilnehmer wurden nach dem Zufallsprinzip auf drei verschiedene Diäten verteilt:

I. Mediterrane Ernährung mit Nativem Olivenöl Extra (Med + Olivenöl).
II. Mediterrane Ernährung mit dem Zusatz von Trockenfrüchten und Nüssen (Med + Nüsse).
III. Kontrollgruppe mit fettarmer Diät.

Keine der Gruppen musste Kalorien reduzieren oder ihre körperliche Aktivität steigern. Zu dieser nahezu fünf Jahre dauernden Studie sind zahlreiche Artikel erschienen, von denen einige verschiedene Risikofaktoren und Endpunkte untersuchten. In beiden Gruppen der mediterranen Ernährung, ergänzt mit Nativem Olivenöl Extra **(I)** und mit gemischten Nüssen **(II)** zeigte sich das Ergebnis, dass der primäre kombinierte Risikoendpunkt (Herzinfarkt, Schlaganfall oder kardiovaskulärer Tod) im Vergleich zur Kontrollgruppe mit fettarmer Ernährung um 30 % bzw. 28 % reduziert wurde.

FRAGE 16

Ist Olivenöl ein Fett, ein Würzmittel oder ein Lebensmittel?

„In den letzten 15 Tagen habe ich eine Diät gemacht, wie viel habe ich verloren? 15 Tage.“

(Mark Twain)

EINS, ZWEI ODER DREI?

Die Antwort auf diese Frage ist ganz einfach und klar: „Olivenöl ist alles, drei auf einmal!“

Es ist ein Fett bzw. Lipid, da es zur Kategorie der Fette pflanzlichen Ursprungs gehört und als solches alle grundlegenden Eigenschaften pflanzlicher Fette aufweist.

Es handelt sich um ein Lebensmittel, das unserem Körper nicht nur Kalorien liefert, sondern auch besondere Nährstoffe, die in seinem unverseifbaren Teil enthalten sind. Der unverseifbare Anteil besteht im Durchschnitt aus 1 % Sterolen und Farbstoffen, 22–37 % Alkoholen, 2–5 % Polyphenolen, 2–3 % Tocopherolen und 55–60 % Kohlenwasserstoffen (Squalen). Diese Elemente haben hervorragende Ernährungs- und Gesundheitseigenschaften. Dazu gehören Tocopherole sowie Tocontrioenole (einfache Phenole), die als Antioxidantien wirken und eine Vitaminwirkung haben (Vorstufen von Vitamin E, es gibt acht verschiedene Formen von Vitamin E, die aktivste ist Alpha-Tocopherol, eine Substanz, die in großen Mengen in Nativem Olivenöl Extra enthalten ist), Biophenole (Phenole mit mehreren phenolischen Gruppen) mit antioxidativen Eigenschaften, Phenolsäuren und phenolische Substanzen mit Catechin-Struktur sowie Triterpenalkohole. Erwähnenswert ist auch das Vorkommen zweier essentieller Fettsäuren im verseifbaren Anteil des Nativen Olivenöls Extra, die der Mensch nicht synthetisieren kann und daher mit der Nahrung aufnehmen muss, da sie lebensnotwendig sind.

Es handelt sich dabei um die Linolsäure (Omega 6), die in beträchtlichen Mengen zwischen 3,5 % und 21 % vorhanden ist, und die Linolensäure (Omega 3), die in geringen Mengen < 1 % vorkommt.

Es ist zweifellos auch ein Gewürzmittel. Ja, man kann sagen und behaupten, dass Natives Olivenöl Extra der Prinz der Gewürze ist. Mit seinen vielfältigen Geschmacks- und Aromaeigenschaften kann es jedes Gericht in der Küche bereichern und vervollständigen, von Vorspeisen über Desserts bis hin zu Obstsalat und Eiscreme!

Wie wir sehen, kann ein sorgfältig ausgewähltes Natives Olivenöl Extra dazu beitragen, Gerichte aller Art zu veredeln und passt sogar perfekt zu Früchten wie Erdbeeren. Probieren Sie es aus!

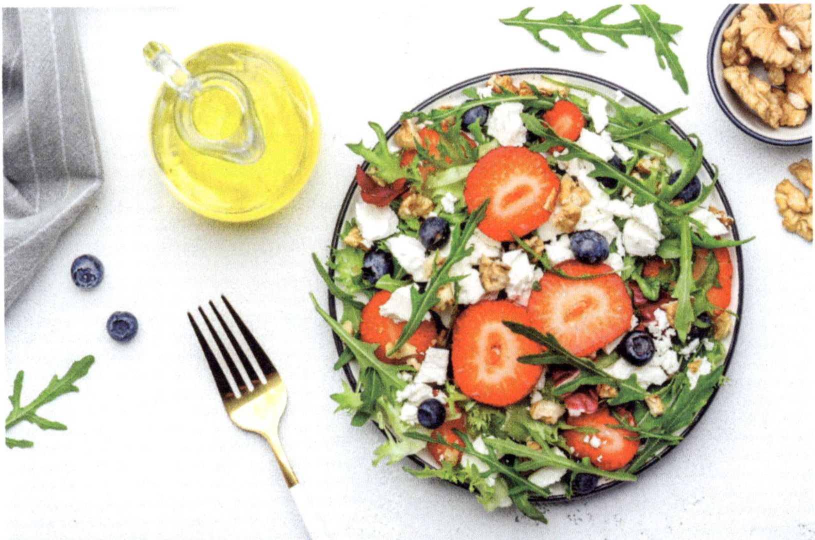

Abb. 20: Natives Olivenöl Extra als Dreesing. (Quelle: © 5PH / Shutterstock.com)

FRAGE 17

Was sind die Unterschiede zwischen Nativem Olivenöl Extra und anderen Pflanzenölen?

„Der Körper wird zu dem, was die Nahrung ist, so wie der Geist zu dem wird, was die Gedanken sind."

(Anonym)

WENIG KANN VIEL SEIN

Wir können drei wesentliche und substanzielle Merkmale hervorheben, die das Native Olivenöl Extra deutlich von anderen Pflanzenölen unterscheiden:

- der unverseifbare Anteil
- die Komplexität und aromatische „Tiefe"
- die Säurezusammensetzung

Der erste grundlegende Unterschied zwischen Nativem Olivenöl Extra und anderen Pflanzenölen besteht darin, dass die rund 2 % unverseifbaren Anteile im Nativen Olivenöl Extra aus ernährungsphysiologisch und gesundheitlich besonders wertvollen Bestandteilen bestehen, die in anderen Pflanzenölen nicht enthalten sind.

Sprechen wir über Biophenole: Einfache Verbindungen wie Tocopherole und Tocotrienole sowie komplexe wie Polyphenole und Phenolsäuren sind starke natürliche Antioxidantien, die in der Lage sind, dem oxidationsbedingten Zellverfall entgegenzuwirken. [13]

- Schauen wir uns genauer an, wie der unverseifbare Anteil zusammengesetzt ist:
- Kohlenwasserstoffe, insbesondere Squalen (50–60 %)
- höhere aliphatische und Triterpenalkohole (20–35 %)
- Sterole (2–3 %)

- Biophenole (18–37 %)
- fettlösliche Vitamine: Tocopherole (2–3 %)
- Farbpigmente: Carotinoide und Chlorophyll
- Produkte des Sekundärstoffwechsels (Aldehyde, Ketone, Ester, …)

Ein zweiter wichtiger Unterschied ist die aromatische Komplexität von Nativem Olivenöl Extra, die Pflanzenöle im Allgemeinen nicht in vergleichbarem Maße aufweisen. Natives Olivenöl Extra enthält zahlreiche flüchtige Verbindungen, die das Geruchsprofil des Produkts prägen, indem sie den menschlichen Geruchssinn stimulieren. Diese flüchtige Komponente ist sehr komplex, da sie sich aus Hunderten von Substanzen zusammensetzt, die in unterschiedlichen Anteilen und Konzentrationen miteinander interagieren.

Die flüchtigen Substanzen in Ölen sind seit Jahren Gegenstand zahlreicher Untersuchungen mittels gaschromatographischer Analyse, die es ermöglicht, die Aromen zu untersuchen und in ihre verschiedenen Bestandteile zu zerlegen. Etwa 200 flüchtige Verbindungen, die zu verschiedenen chemischen Klassen gehören, darunter Alkohole, Aldehyde, Ketone, Säuren, Kohlenwasserstoffe usw., wurden identifiziert.

Die gaschromatographische Analyse von flüchtigen Stoffen ist jedoch kein Ersatz für die menschliche Sinneserfahrung des Verkostens, da die Wahrnehmung einzelner Verbindungen nicht proportional zu ihrer Konzentration ist, sondern von der Wahrnehmungsschwelle abhängt, die zudem bei jeder Substanz unterschiedlich ausfällt.

Darüber hinaus kann die Analyse einzelner Elemente eines bestimmten Aromas die Synthese kaum ausdrücken, also das Ergebnis der wahrgenommenen und identifizierten Empfindungen, das die Komplexität der Wechselwirkungen zwischen den verschiedenen Reizen berücksichtigt. [14]

Ein weiterer Unterschied ist die Säurezusammensetzung, die bei Nativem Olivenöl Extra zu den gesündesten überhaupt gehört. Insbesondere ist darauf hinzuweisen, dass epidemiologische Studien, die von den späten 1950er-Jahren bis heute durchgeführt wurden, immer wieder gezeigt haben, dass Natives Olivenöl Extra eine optimale Fettsäurezusammensetzung aufweist, d. h. das Verhältnis von MUFA

(Monounsaturated Fatty Acids), PUFA (Polyunsaturated Fatty Acids) und SFA (Saturated Fatty Acids).

Die durchschnittliche Zusammensetzung, auf die wir uns hier beziehen (tatsächlich unterliegt sie Schwankungen, die von verschiedenen Parametern wie Sorte und Herkunftsgebiet abhängen), besteht aus gesättigten Fettsäuren (SFA)* (ca. 16 %, überwiegend Palmitinsäure), einfach ungesättigten Fettsäuren (MUFA) (ca. 75 %, überwiegend Ölsäure) und mehrfach ungesättigten Fettsäuren (PUFA) (ca. 9 %, vor allem Linolsäure (Omega-6) und geringen Mengen an Linolensäure (Omega-3)).

Der Vergleich mit anderen Pflanzenölen zeigt, dass Natives Olivenöl Extra die höchste Konzentration an Ölsäure und nahezu optimale Mengen an essentiellen, mehrfach ungesättigten Säuren* Linolsäure und Linolensäure aufweist. [15]

Letztere sind für den Menschen besonders wertvoll, da sie nicht selbst synthetisiert werden können, obwohl sie für den Körper lebensnotwendig sind. Um ihre Bedeutung zu verstehen, muss man sich nur vor Augen führen, dass Omega-3-Fettsäuren in der Netzhaut, in den Hoden sowie in den Zellmembranen des Gehirns hohe Konzentrationen aufweisen.

Aus den jüngsten Studien geht hervor, dass das Verhältnis von Omega-6- zu Omega-3-Fettsäuren unter Kontrolle gehalten werden sollte. Ein niedrigeres Verhältnis von Omega-6- zu Omega-3-Fettsäuren ist wünschenswert, um das Risiko vieler chronischer Krankheiten mit hoher Prävalenz sowohl in westlichen Gesellschaften als auch in Entwicklungsländern zu verringern. [16]

In den USA empfehlen die Ernährungsrichtlinien und weltweit die Weltgesundheitsorganisation eine tägliche Zufuhr von Kalorien aus Fettquellen in Form von SFA von weniger als 7 % bzw. 10 %.

---

* Essentielle Fettsäuren sind besonders wichtig für das reibungslose Funktionieren unseres Organismus als Vorläufer für die Biosynthese von Prostaglandinen, Thromboxanen und Leukotrienen, d. h. von Molekülen, die an der Regulierung zahlreicher physiologischer Prozesse beteiligt sind, wie z. B. der Bildung von Zellmembranen. Sie verbessern den Stoffwechsel, haben eine antithrombotische Wirkung, fördern die Muskelkontraktion, die Thrombozytenaggregation, die Blutgerinnung und die Bildung von Blutgefäßen.

Natives Olivenöl Extra mit niedrigem SFA-Gehalt ist bei mäßigem Verzehr, also weniger als 30/40 g pro Tag, eine ausgezeichnete Quelle für gesundheitsfördernde Fette.

Hervorzuheben ist auch seine Fähigkeit, hohen Temperaturen länger standzuhalten als andere Pflanzenöle, was auf seine natürlichen antioxidativen Eigenschaften zurückzuführen ist, die andere Pflanzenöle nicht haben.

Natives Olivenöl Extra ist das Öl mit dem höchsten prozentualen Gehalt an einfach ungesättigten Fettsäuren (MUFA).

Wir geben hier den durchschnittlichen prozentualen Gehalt (%) der verschiedenen Fettsäuren für einige Speisefette tierischen und pflanzlichen Ursprungs an.

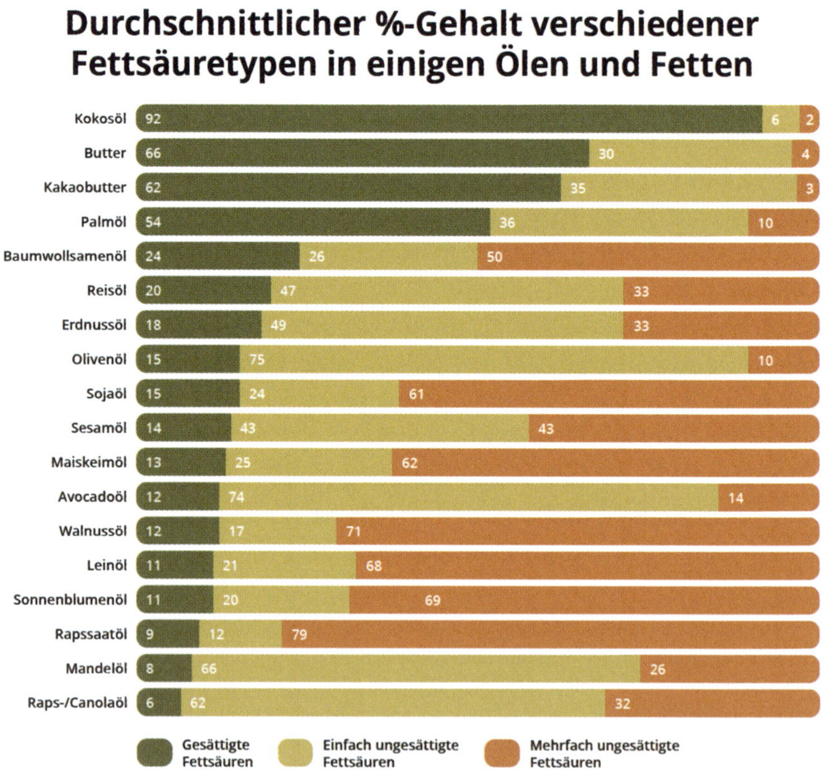

Abb. 21: Aufschlüsselung der wichtigsten Nahrungsfette nach Fettsäuretypen.

Aus dem Diagramm geht hervor, dass Natives Olivenöl Extra (oben bezeichnet als Olivenöl) eine Mischung aus einfach ungesättigten Fettsäuren (MUFA), mehrfach ungesättigten Fettsäuren (PUFA) und gesättigten Fettsäuren (SFA) aufweist, die zu den besten in Bezug auf die gesundheitsfördernden Lipideigenschaften zählt.

FRAGE 18

Was sind die Unterschiede zwischen Nativem Olivenöl Extra und tierischen Fetten?

„Man kann nicht gut denken, nicht gut lieben, nicht gut schlafen, wenn man nicht gut gegessen hat."

(Virginia Wolf)

ZWEI VERSCHIEDENE WELTEN

Der erste offensichtliche Unterschied zwischen tierischen Fetten und Nativen Ölen Extra besteht darin, dass Olivenöl in seinem normalen Zustand flüssig ist, während tierische Fette fest sind.

Nahrungsfette sind die Nährstoffe mit dem höchsten Kalorienwert und stellen entscheidende Elemente bei der Wahl einer gesunden sowie vor Herz-Kreislauf-Erkrankungen schützenden Ernährung dar.

Der einstige Schwerpunkt auf dem Gesamtfettgehalt der Nahrung hat sich inzwischen auf die Zusammensetzung der spezifischen Lipidkomponenten und damit insbesondere auf die spezifischen Fettsäuren verlagert.

Die Ernährungsgewohnheiten haben sich in den letzten Jahrzehnten in den westlichen Gesellschaften dramatisch verändert. Die westliche Ernährung, die reich an gesättigten Fettsäuren (SFA), Trans-Fettsäuren (TFA), mehrfach ungesättigten Omega-6-Fettsäuren (n-6 PUFA) und Cholesterin ist, gilt als wichtiger Faktor für die Entwicklung von Stoffwechselstörungen wie Fettleibigkeit und Typ-2-Diabetes. Eine Ernährung, die reich an n-6-PUFA, SFA und TFA ist, erhöht die Neuroinflammation, während eine Ernährung, die reich an einfach ungesättigten Fettsäuren (MUFA), Omega-3-PUFA (n-3) und Sphingolipiden (SL) ist, die Neuroinflammation verringern kann. [18]

Zweitens ist es angesichts der verfügbaren wissenschaftlichen Daten offensichtlich, dass eine Ernährung, die reich an festen Fetten bei Zimmertemperatur ist, wie die tierische Fette, den Gesamtcholesterinspiegel und den als schlecht angesehenen LDL-Anteil erhöht und dadurch die Wahrscheinlichkeit von kardiovaskulären und insbesondere koronaren Ereignissen erhöht.

Fettträger wie die in unserem Kulturkreis typischen Öle, z. B. Natives Olivenöl Extra, haben dagegen den gegenteiligen Effekt.

Der Grund für diese Unterschiede in der Lipidzusammensetzung ist die Tatsache, dass alle fetthaltigen Lebensmittel, die wir verzehren, zwar im Wesentlichen aus Triglyceriden (d. h. Glycerinestern mit drei Fettsäuren) bestehen, aber eine relativ unterschiedliche Fettsäurezusammensetzung aufweisen.

Die Triglyceride fester Fette, insbesondere tierischer Fette, sind reich an gesättigten Fettsäuren (SFA) und Transfettsäuren, die vor allem in Margarine in Blockform und in vielen vorverpackten Produkten enthalten sind. Sie wirken sich auf die Lipidämie aus, die als ungünstig oder negativ angesehen wird.

Drittens ist Olivenöl reich an einfach ungesättigten Fettsäuren (MUFA), deren Wirkung auf die Lipidämie im Wesentlichen neutral ist (geringe oder keine Wirkung auf die Gesamt- und LDL-Cholesterinämie, leicht positiv auf die HDL-Cholesterinämie), während Samenöle, die reich an mehrfach ungesättigten Fettsäuren wie Linolsäure sind, eine ausgeprägtere Wirkung bei der Senkung der Cholesterinämie und insbesondere der LDL-Cholesterinämie haben, aber eine weniger günstige, wenn auch immer noch allgemein positive Wirkung auf die HDL-Cholesterinämie.

Die Säurezusammensetzung, die sich aus dem prozentualen Verhältnis von SFA (SAFA), MUFA und PUFA ergibt, fällt eindeutig zugunsten von Nativem Olivenöl Extra aus, das als Fett sehr viel gesünder ist als alle tierischen Fette.

Viertens sind die hedonistischen Qualitäten von Nativem Olivenöl Extra (*Extra Virgin Olive Oil*, kurz EVO) vielfältig und abwechslungsreich im Vergleich zu der Monotonie tierischer Fette, was in vielen Fällen die Verwendung von Nativem Olivenöl Extra in der kalten und warmen Küche begünstigt.

Wir heben hier die wichtigsten positiven Elemente hervor, die in Ölen enthalten sein sollten, um sich richtig und gesund zu ernähren, und die negativen Elemente, die wir in unserer Ernährung so wenig wie möglich zu uns nehmen sollten.

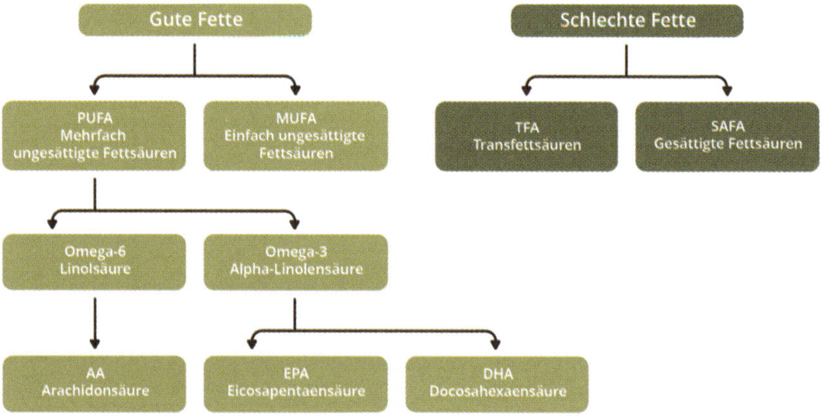

Abb. 22: Gute Fette und schlechte Fette. Unterscheidungsmerkmale.

FRAGE 19

Warum heisst es „Öl aus erster Pressung"?

„Nomina si nescis, perit et cognitio rerum" – „Wenn du den Namen nicht kennst, stirbt auch die Erkenntnis der Dinge."

(Linnaeus)

AUCH WORTE WERDEN MANCHMAL ALT

Der Begriff Öl aus erster Pressung wird von vielen Verbrauchern nicht nur überstrapaziert, missverstanden und überbewertet, er wird tatsächlich falsch verwendet, da er ein Natives Olivenöl Extra mit einem technisch falschen und teilweise auch unsinnigen Begriff versieht.

Die Angabe „Erstpressung" ist heutzutage gelinde gesagt anachronistisch und bedeutungslos, auch wenn sie häufig auf dem Etikett angegeben wird (da sie gesetzlich zulässig ist).

Es ist nämlich bekannt, zumindest unter Experten, dass seit Jahrzehnten keine zweite Pressung des Olivenbreis mehr durchgeführt wird. Man könnte daher sagen, dass alle Öle einer einzigen Pressung oder genauer gesagt einer einzigen Extraktion unterzogen werden, der Ausdruck ist also eine Tautologie. Die zweite Pressung wurde in der Vergangenheit durchgeführt, als es noch keine hydraulischen Pressen gab.

Früher, bei der Herstellung von Olivenöl nach antiken Verfahren, konnte ein Teil des Öls durch Abschöpfung von der Oberfläche gewonnen werden, was als Öl aus erster Pressung oder besser noch als „Abschöpföl" bezeichnet wurde. Ebenso konnte in jüngerer Zeit eine erste Extraktion mit anschließender zweiter mechanischer Extraktion oder durch Zugabe von heißem Wasser zum Trester durchgeführt werden. Alle diese Verfahren sind heute nicht nur veraltet, sondern werden sowohl aus technologischen als auch aus wirtschaftlichen Gründen überhaupt nicht mehr angewendet. Auch, weil man davon ausgeht, dass sie kaum oder sogar negative Auswirkungen auf die Qualität der daraus gewonnenen Produkte haben, sind sie zumindest für die Herstellung von Nativen Olivenölen gesetzlich nicht zugelassen.

Daher gibt es heute nur noch eine einzige „Pressung" der Oliven, aus der die verschiedenen Arten von Nativen Olivenölen gewonnen werden können. Sie besteht in der Anwendung einer Technik der einfachen mechanischen Extraktion des Öls aus den Oliven, sodass es nur native Öle gibt, die durch eine einzige mechanische Extraktion gewonnen werden.

In der Tat können wir sagen:

> **„Es gibt keine erste und zweite Pressung zur Gewinnung von Nativem Olivenöl Extra."**

Theoretisch besteht zwar die Möglichkeit, das Fruchtfleisch einer zweiten Extraktion zu unterziehen, die in Spanien „Remolido" genannt wird. Bei diesem Verfahren, das für die Herstellung von Nativem Olivenöl nicht zulässig ist, entsteht ein Öl, ein Pflanzenfett, das als solches nicht direkt an den Endverbraucher verkauft werden kann.

FRAGE 20

Was bedeutet kaltgepresstes Öl?

„Wir haben schon seit langem Rechenschieber und Uhren. Anders verhält es sich bei der Temperatur: Wir sind uns zwar einig, dass ein Kind sofort zwischen heiß und kalt unterscheiden kann, aber unsere Fähigkeit, die Temperatur zu messen, reicht erst ein paar Jahrhunderte zurück."

(Gino Segrè)

DIE TEMPERATUR IST WICHTIG

Wenn wir diese Worte auf einem Etikett finden:

„Kaltgepresstes/kalt extrahiertes Natives Olivenöl Extra" bedeutet es, dass der gesamte Prozess der Verarbeitung der Oliven zur Gewinnung des Öls unter Einhaltung der gesetzlich vorgeschriebenen thermischen Parameter durchgeführt wurde. So darf die oben genannte Etikettierung verwendet werden.

Genauer gesagt bedeutet diese Formulierung, dass der gesamte Prozess der Ölextraktion bei kontrollierten, überwachten und überprüften Temperaturen von nicht mehr als 27 °C durchgeführt wurde.

Dieser Schwellenwert wurde als Kompromisstemperatur festgelegt, um die besten Bedingungen für wirtschaftlich rentable Erträge und optimale chemisch-organoleptische Eigenschaften des Öls aus Oliven zu schaffen.

Die Aufnahme der Angaben „erste Kaltpressung" und „kalt extrahiert" in die EU-Durchführungsverordnung Nr. 29/2012 (vormals Verordnung (EG) Nr. 1019/02) war wahrscheinlich ein Versuch, die wahllose und unkontrollierte Verwendung von Fantasiebezeichnungen auf den Etiketten zu regeln, die lediglich den Zweck hatten, die Aufmerksamkeit und das Interesse der Verbraucher zu wecken.

Wenn auf dem Etikett die Angabe „kalt extrahiert/kaltgepresst" zu finden ist, kann dies als Hinweis auf eine besondere Sorgfalt und Aufmerksamkeit des Erzeugers in Bezug auf das Extraktionsverfahren verstanden werden.

Die kontrollierte und rückverfolgbare Kaltverarbeitung zeigt, dass der Ölmühlenbetreiber in dieser heiklen Phase eher an der Qualität des Endprodukts als an der erzielbaren Menge interessiert ist.

FRAGE 21

Warum ist es wichtig, dass ein Öl kalt extrahiert wird?

„In der Ölmühle können ein paar Grad Temperaturunterschied die harte Arbeit eines ganzen Jahres perfektionieren oder zerstören."

(Aldo Mazzini)

KONTROLLE VERLEIHT DEN REGELN KRAFT

Die Festlegung eines maximalen Prozesstemperaturparameters für die Kennzeichnung des Begriffs „kalt extrahiert" ist kein Zufall.

Dieser Grenzwert ergibt sich aus der Tatsache, dass auf der Grundlage wissenschaftlicher Studien der letzten Jahrzehnte ein direkter Zusammenhang zwischen der Betriebstemperatur des Extraktionsprozesses und der Qualität des Endprodukts festgestellt und definiert wurde.

Dieses Verhältnis ist besonders wichtig während der Knetphase (Malaxation) der Olivenpasten.

Die Grenztemperatur von 27 °C, die als oberer thermischer Schwellenwert des Herstellungsprozesses identifiziert wurde, ist mit dem Ziel festgelegt worden, den thermischen Bereich zu definieren, in dem der Extraktionsprozess optimal abläuft. Dies kommt dem Endverbraucher zugute, der Öle von höherer Qualität sowohl in chemischer als auch in organoleptischer Hinsicht erwerben kann.

Die Betriebstemperaturen sind wichtig, da sie einen deutlichen Einfluss haben auf

- die Gesamtheit der phenolischen Bestandteile, die die ernährungsphysiologischen und gesundheitlichen Eigenschaften der Öle bestimmen,
- sowie auf die Zusammensetzung der flüchtigen Stoffe, die einen großen Einfluss auf die sensorische Wirkung der Olivenöle haben [18].

Was die phenolischen Verbindungen im Öl betrifft, so wird in der Literatur praktisch einhellig ein direkter Zusammenhang zwischen einer Erhöhung der Betriebstemperatur und einer Abnahme des Phenolgehalts festgestellt. Insbesondere wurde herausgefunden, dass die Komponenten, die bei höheren Prozesstemperaturen am stärksten abnehmen, Oleuropein-Derivate sind.

Diesen Beziehungen liegen die optimalen Betriebstemperaturen von Enzymaktivitäten wie Polyphenoloxidase und Peroxidase zugrunde. [19]

Ein weiterer Parameter, der sich auf das Endergebnis auswirkt, ist der Kontakt der Olivenpaste mit Luft und damit mit Sauerstoff, speziell während der Knetphase. Aus diesem Grund wurden in den letzten Jahren Studien über neue Modelle von Knetmaschinen durchgeführt, die in einer kontrollierten Atmosphäre und/oder mit Inertgas (z. B. Stickstoff) arbeiten können, wodurch der Kontakt der Pasten mit Luft auf ein Minimum reduziert wird. Unter diesen Bedingungen ändern sich die chemischen Reaktionen. Die verringerte oder fehlende Verfügbarkeit von Sauerstoff führt zu einer Hemmung der enzymatischen Aktivitäten der Polyphenoloxidase und der Peroxidase, sodass es bei steigenden Betriebstemperaturen zu einem Anstieg des Gehalts an phenolischen Verbindungen kommen kann. Dessen Ausmaß wird stark von der verarbeiteten Sorte [20] und dem Reifegrad zum Zeitpunkt der Ernte sowie von der Zeit der Verzögerung vor dem Mahlen der Oliven beeinflusst.

Die Temperatur, bei der der Extraktionsprozess stattfindet, hat ebenfalls einen erheblichen Einfluss auf die aromatische Komponente der Öle, da sie von einem (bereits in der Olive vorhandenen) endogenen Enzymkomplex namens Lipoxygenase herrührt. Diese Enzymgruppe wird bei der Zerkleinerungsphase aktiviert und führt zur Bildung flüchtiger Verbindungen (LOX über Li-Oxygenase) wie gesättigte und ungesättigte Alkohole und Aldehyde an C5 und C6 (je nachdem, ob sie 5 oder 6 Kohlenstoffatome haben) sowie einige Ester. [21]

Diese Enzymaktivitäten haben eine optimale Betriebstemperatur von etwa 15–25 °C, während ihre Aktivität bei Temperaturen über 30 °C drastisch gehemmt wird. Wenn der Knetprozess also oberhalb der optimalen Schwelle von 27 °C durchgeführt wird, ist die Wahrscheinlichkeit groß, dass wichtige Teile der positiven aromatischen Komponenten des Öls verloren gehen, wie z. B. grüne Düfte (typisch für frisch geschnittenes Gras, Olivenblätter, Artischocken, Tomaten … sowie blumige Düfte). Ebenso besteht die Gefahr der Entwicklung negativer Aromakomponenten, sogenannter Off-Flavours (wie Kochgeruch, Weingeruch, oxidierter oder ranziger Geruch, Wiedererwärmungsgeruch usw.).

Zusammenfassend lässt sich also sagen, dass die Knet- und Rührphase (Malaxation) für die Bestimmung der positiven Eigenschaften von Ölen eine entscheidende Bedeutung hat. Wird sie jedoch falsch durchgeführt, kann sie zu einer Verschlechterung der chemischen Eigenschaften (Säuregehalt, Peroxide, Polyphenole) führen, insbesondere je höher die Verarbeitungstemperatur über die empfohlenen 27 °C hinausgeht und je länger die Knetzeit andauert.

FRAGE 22

Was ist der Unterschied zwischen einem kaltgepressten und einem kalt extrahierten Öl?

„Öl mit kunstvoller Fertigkeit
wird aus den reinen Früchten
der alten Olivenbäume
gepresst,
in ihrem Gesang – Frieden! – in ihrer
stummen Sprache der umbrischen Hügel
mit sonnigen Hängen,
Klarer als flüssiger Kristall,
duftend wie orientalische
Salbe, rein wie der Glaube, der
im gewölbten Metall auf dem
silbernen Altar brennt, waren
deine seltenen Tugenden an
den Tafeln von Horatio und
Varro nicht unbekannt.
Die es nicht verschmähen, dich in ihren Noten zu besingen …"

(Gabriele D›Annunzio)

DIE MÖGLICHKEITEN SIND IMMER VIELFÄLTIG

Der Unterschied zwischen den Ölen, die mit diesen beiden Verfahren gewonnen werden, ist so ähnlich wie der Unterschied zwischen einem Orangensaft, der mit einer Handpresse hergestellt wird, und einem, der mit einer elektrischen Zentrifuge gewonnen wird. Die beiden Säfte und die beiden Öle unterscheiden sich nur dadurch, dass sie mit zwei verschiedenen mechanischen Extraktionsverfahren gewonnen werden.

Was die Qualität betrifft, die mit den beiden unterschiedlichen Verfahren erreicht werden kann, so können wir sagen, dass beide, wenn sie nach den richtigen Verarbeitungsstandards durchgeführt werden, in der Lage sind, hochwertige Öle zu produzieren.

Das aus einer Ölpresse gewonnene Öl wird einem echten Pressvorgang unterzogen: Die zuvor, meist durch Steinmahlen, hergestellte Olivenpaste wird unter einem Druck von normalerweise zwischen 250 und 350 Atmosphären gepresst, der aber weit darüber hinaus bis zu 600 Atmosphären gehen kann. Dadurch entstehen die sogenannten Öle aus Pressung.

Das durch mechanische Extraktion gewonnene Öl wird durch Zentrifugieren der Paste getrennt. Dies ist möglich, weil das Öl ein geringeres spezifisches Gewicht als Wasser hat.

Wasser hat üblicherweise ein spezifisches Gewicht von 1, d. h. ein Liter entspricht einem Kilogramm. Öl hingegen ist leichter: Ein Liter Natives Olivenöl Extra wiegt 917 Gramm bei einer Temperatur von 20 °C. [22] Dies zeigt sich auch im Vergleich zu Oliventrester, der aus Olivenkernen und Resten von Olivenfruchtfleisch und -schale besteht.

Öl, das in einem Dekanter (dessen Schnecke sich mit über 3.000/3.500 Umdrehungen pro Minute drehen kann) schnell zentrifugiert wird, neigt aus physikalischen Gründen (es ist das leichteste der rotierenden Elemente im Dekanter) dazu, zur äußeren Tangente des Rotations-bzw. Zentrifugationsbereichs zu wandern und die Auslassdüsen zu erreichen und so vom Wasser und dem Trester getrennt zu werden.

Zusammenfassend können wir sagen, dass:

> **„Öle, die durch Kaltpressung oder Kaltextraktion gewonnen werden, sind potenziell gleichwertig, sie unterscheiden sich nur dadurch, dass sie mechanischen Extraktionsverfahren unterzogen wurden, die auf unterschiedlichen Technologien basieren."**

Die eine Technologie ist alt und unwirtschaftlich, die andere modern und kosteneffizienter, sowohl in Bezug auf die Extraktionszeit, die Kontinuität des Prozesses und die Arbeitskosten als auch der einfachen hygienischen und thermischen Kontrolle während der verschiedenen Prozessschritte.

Vom analytischen und sensorischen Standpunkt aus können wir ganz allgemein sagen, dass gepresste Öle aus Pasten, die in Steinmühlen hergestellt wurden, in der Regel einen geringeren Gehalt an phenolischen Stoffen haben und daher harmonisch und nicht sehr scharf sind. Öle, die durch kontinuierliche Extraktionssysteme gewonnen werden, insbesondere wenn sie mit dem Einsatz von Schlagmühlen kombiniert werden, sind reich an phenolischen Stoffen und schmecken daher im Allgemeinen bitter und würzig. [23]

Diese Eigenschaften sind positiv in Bezug auf die Qualität sowie die Gesundheit und den Genuss im Allgemeinen, werden jedoch von der Masse der Verbraucher, die immer noch die weicheren, im Grunde süßen oder nur leicht bitteren Öle zu bevorzugen scheinen, oft nicht gut angenommen. Wir sind jedoch davon überzeugt, dass mit zunehmender Information, einer gewissen Offenheit für neue Geschmacksrichtungen und Empfindungen immer mehr fortschrittliche Verbraucher beginnen werden, komplexe Öle zu schätzen, die reich an Geruchs- und Geschmacksempfindungen sind, auch wenn sie eine ausgeprägte Bitterkeit und Schärfe aufweisen.

Die Methoden und Verfahren der Olivenverarbeitung sind vielfältig, und wie immer kann man bei jeder von ihnen gute Seiten und einige Schwächen finden. Es liegt jedoch am Menschen, dem Müller, der die Ölmühle betreibt, den Unterschied zu machen.

Die Verarbeitungsmethoden und -verfahren für Oliven sind unterschiedlich, und wie immer kann man bei jeder Methode positive Seiten und Schwachstellen finden, wobei es immer auf den Müller ankommt.

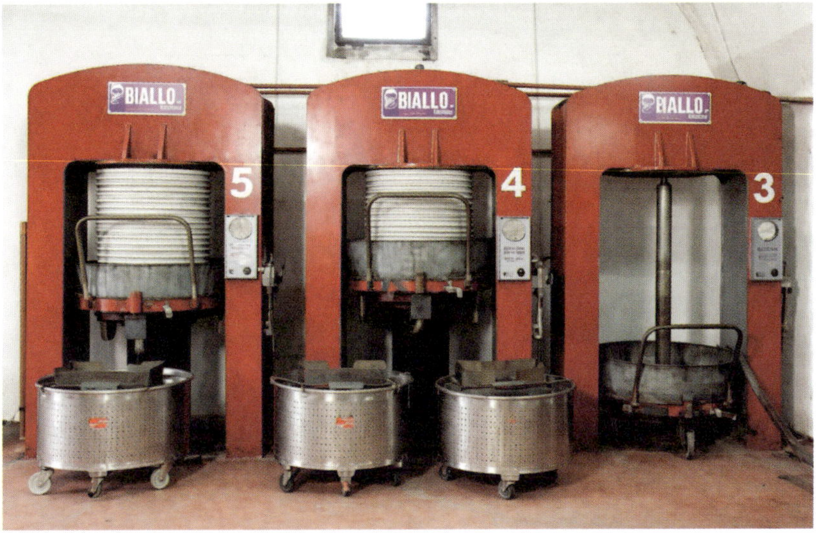

Abb. 23: Pressen und Dekanter. Traditionelle Mühle mit Druckextraktionssystem (Pressen).

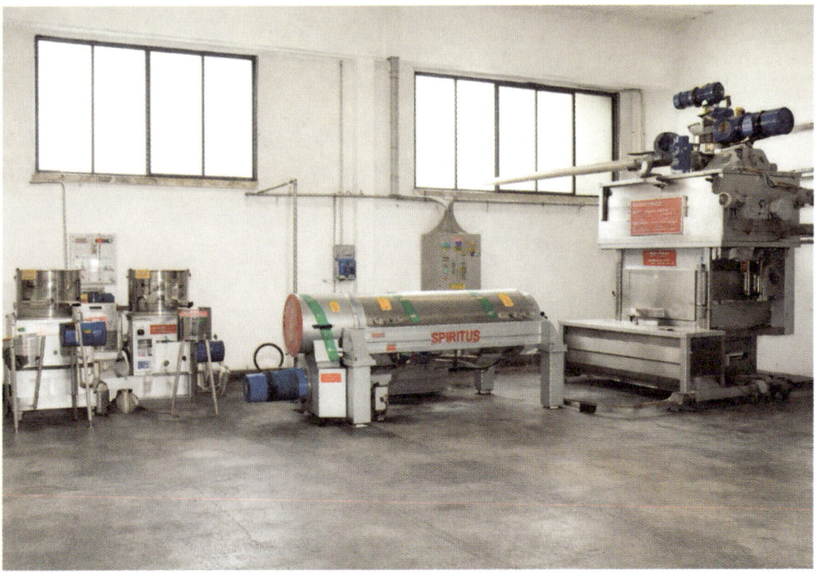

Abb. 24: Ölmühle mit Sinolea-Extraktionsmethode rechts und Dekanter in der Mitte.

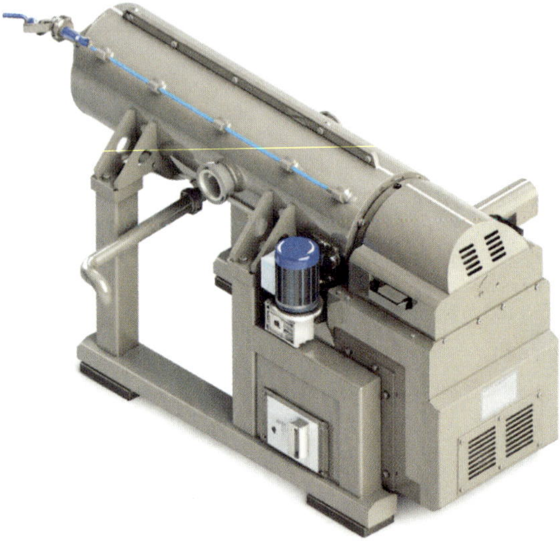

Abb. 25: Zweistufiger Dekanter DLX 500 von MORI TEM.

FRAGE 23

Wie viele Arten von Extraktionsverfahren gibt es und welche sind heute in Gebrauch?

„Eine Maschine kann die Arbeit von fünfzig gewöhnlichen Menschen erledigen, aber keine Maschine kann die Arbeit eines außergewöhnlichen Menschen erledigen."

(Elbert Green Hubbard)

EINS, ZWEI, DREI!

Bevor wir uns mit den verschiedenen Extraktionsverfahren befassen, ist es sinnvoll, einen kurzen Blick auf die Struktur der Olive zu werfen, um zu verstehen, wo der kostbare „Saft" zu finden ist und warum die Extraktion eine bestimmte Art von Verfahren erfordert.

Die Frucht des Olivenbaums wird Steinfrucht genannt und kann je nach Sorte und Anbaubedingungen in Größe und Form variieren.

Wir können Steinfrüchte mit einem Gewicht von 0,5 Gramm bis hin zu Jumbo-Steinfrüchten mit einem Gewicht von 20 Gramm finden. Alle haben die gleiche Struktur, bestehend aus:

- Epikarp, d. h. dem äußeren Teil oder die Schale der Frucht (etwa 1,5–3,5 % des Gewichts)
- Mesokarp oder Fruchtfleisch, das unter normalen Bedingungen etwa 70–80 % des Fruchtgewichts ausmacht,
- Endokarp oder Kern, der den Samen enthält (Endokarp 15–28 % und Samen etwa 2–4 % des Gesamtgewichts).

Die chemische Zusammensetzung der vollreifen Steinfrucht lässt sich im Allgemeinen wie folgt aufschlüsseln: Wasser 50 %, Öl 20–25 %, Zucker 3–6 %, Zellulose 6 %, andere stickstofffreie Extrakte 15–17 %, stickstoffhaltige Substanzen 1,5 % und Salze 1,5 %. [24]

Mit fortschreitender Reife verfärbt sich die Schale allmählich von grün über gelb zu violett, bis sie bei Vollreife fast schwarz wird. Auch der innere Teil des Mesokarps verfärbt sich während des Reifeprozesses. Diese Reifungsphase wird als Veraison bezeichnet und kann je nach Sorte sowie den pedoklimatischen Bedingungen des Anbaus in Art und Zeitpunkt variieren.

Das Öl ist im Mesokarp (20–25 %) und im Samen (1–1,5 %) enthalten. Der Teil, der im Mesokarp enthalten ist, sammelt sich in winzigen Bläschen, den Vakuolen, und ein kleiner Teil im Zytoplasma der Ölzellen. Ersteres ist ein Öl, das durch mechanische Verfahren extrahiert werden kann, während letzteres, da es im Zytoplasma gelöst ist, nur mit organischen Lösungsmitteln (z. B. Hexan) extrahiert werden kann, wie es meist bei Ölsaaten der Fall ist. Da das Öl dieses zweiten Typs in den Ölzellen enthalten ist, muss es durch chemisch-physikalische Verfahren extrahiert werden.

Zur Ölgewinnung aus Oliven können mechanische Verfahren eingesetzt werden, wodurch eine sehr natürliche Extraktion durch Pressen erreicht wird.

Zunächst müssen die Vakuolen aufgebrochen werden, damit die Flüssigkeit entweichen kann.

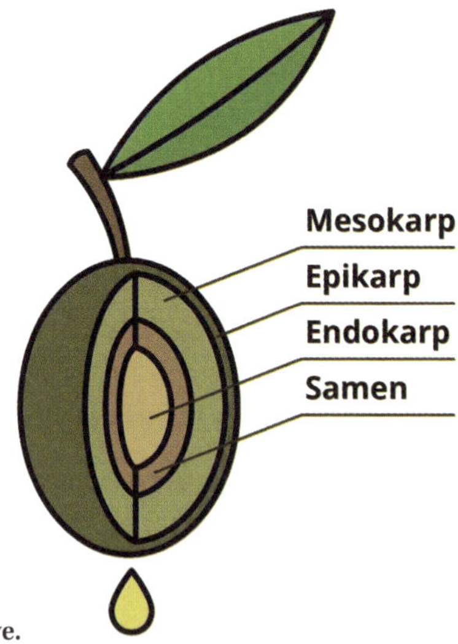

Abb. 26. Aufbau einer Olive.

Dieser Vorgang reicht nicht aus, um die eigentliche Extraktion durchzuführen, da die aus den Vakuolen austretenden Mikrotropfen so klein sind, dass sie nicht leicht von den Pasten getrennt werden können. Es ist notwendig, sicherzustellen, dass sich diese winzigen Tröpfchen aneinander ziehen, um größere Tröpfchen zu bilden (mindestens 30 Mikrometer oder mehr aufgrund des Phänomens der Koaleszenz), damit sie mit einer der Methoden extrahiert werden können, die wir nun betrachten. Damit sich die Mikrotröpfchen zu Tröpfchen einer für die Extraktion des Öls geeigneten Größe zusammenschließen können, werden die Pasten in einer Knetmaschine, genannt Malaxer, langsam gerührt. Man kann sagen, dass die Knetphase vielleicht die wichtigste Phase des gesamten Prozesses ist.

Nach dem heutigen Stand der Technik gibt es im Wesentlichen drei Möglichkeiten, das in den Oliven enthaltene Öl zu gewinnen.

Schauen wir uns die verschiedenen Methoden an, beginnend nach dem Waschen der Steinfrüchte:

A) ZENTRIFUGALEXTRAKTION: Diese Methode umfasst drei oder vier wesentliche Schritte des Extraktionsprozesses nach der Waschphase:

- Quetschen oder Brechen von Steinfrüchten
- Malaxation (Kneten)
- Extraktion mit horizontalem Dekanter
- Extraktion/Raffinierung mit vertikalem Abscheider

Dies ist der Standardprozessablauf bei Verwendung eines dreistufigen oder zweieinhalbstufigen Dekanters*. Wird ein horizontaler De-

---

* **3-PHASEN-, 2,5-PHASEN- UND 2-PHASEN-DEKANTER:** Bei dieser Art von Zentrifugalextraktoren wird der geknetete und zur Extraktion bereite Olivenbrei zusammen mit unterschiedlichen Wassermengen eingeführt. Aus dem Extraktionsprozess erhalten wir Öl, Trester und Vegetationswasser, die genau den Ausdruck der drei Phasen darstellen, in die die Olivenpaste getrennt wird. In den hochmodernen Zweiphasen-Dekantern wird nur der Olivenbrei eingefüllt (Wasser wird nicht hinzugefügt, da die Maschine gut mit dem ursprünglich in den Steinfrüchten vorhandenen Wasser arbeitet, das unter normalen Bedingungen etwa 50–55 % des Gewichts ausmacht). Aus dem Extraktionsprozess erhält man Öl und ziemlich feuchten Trester (mit einem Feuchtigkeitsgehalt von bis zu 50–55 %), weshalb sie Zweiphasen-Extraktoren genannt werden.

kanter der neuesten Generation verwendet, der in zwei Stufen arbeitet, ist der vertikale Separator meist überflüssig, da das Öl, das den Dekanter verlässt, wahrscheinlich nicht genug überschüssiges Wasser enthält, um durch vertikale Zentrifugation entfernt zu werden.

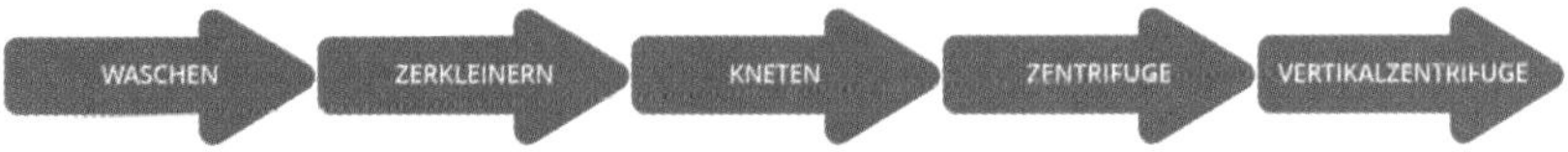
WASCHEN
ZERKLEINERN
KNETEN
ZENTRIFUGE
VERTIKALZENTRIFUGE

Abb. 27: Extraktionsphasen beim Zentrifugationsverfahren.

B) DRUCKEXTRAKTION: Diese jahrtausendealte Methode wird auch heute noch in einigen traditionellen Mühlen angewandt:

Brechen der Steinfrüchte mit Hilfe von Steinmühlen verschiedener Art (Granit, Colombina-Stein ...). Dieser Vorgang kann bis zu 40–45 Minuten dauern, da er auch als Knetphase dient, um die Koaleszenz der Öltröpfchen zu fördern.

Die Paste wird dann in filternde Membranstapel, die sogenannten „Fiscoli", geleitet, bevor sie unter Druck gesetzt wird.

Die nächste Phase ist das Pressen, bei dem der auf den Stapel oder den Turm ausgeübte Druck 250 bis 350 atm/cm2 und mehr erreichen kann. Auch hier ist die Zeit leicht variabel und kann 45–50 Minuten betragen; dabei wird der vertikale Separator für die Verarbeitung des aus den Pressen gepressten Mosts verwendet.

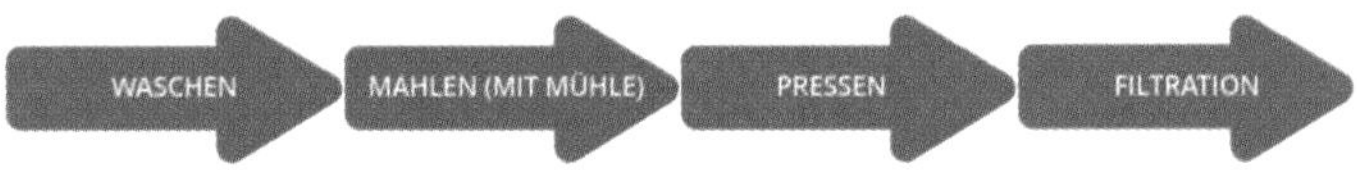
WASCHEN
MAHLEN (MIT MÜHLE)
PRESSEN
FILTRATION

Abb. 28: Extraktionsschritte im Pressverfahren.

C) PERKOLATIONSEXTRAKTION: Dieses vor vielen Jahren von der italienischen Firma Rapanelli patentierte Verfahren umfasst:

- das Aufbrechen der Steinfrüchte
- eine erste kurze Malaxationsphase von etwa 20–30 Minuten
- eine erste Extraktion des Öls aus der Paste durch Perkolation, indem eine Art große Schaufel mit Tausenden von kleinen Edelstahlblättern in die Paste getaucht wird, auf denen sich das Öl

dank des Unterschieds in der Oberflächenspannung zwischen Wasser und Öl ablagert (das Öl hat in der Tat eine geringere Oberflächenspannung als Wasser, sodass es eine größere Adhäsionskraft auf den Edelstahlblättern hat und sich anstelle von Wasser auf ihnen ablagert). In dieser Phase wird ein Teil des in der Paste enthaltenen Öls extrahiert, der je nach Fruchtsorte und Reifegrad variiert.

- anschließend wird eine zweite kurze Malaxationsphase von etwa 20 Minuten durchgeführt
- danach erfolgt die nächste Stufe der Ölgewinnung mit einem horizontalen Zentrifugalextraktor oder Dekanter
- abschließend wird in einem vertikalen Separator die durch die Extraktionssysteme entstandene Flüssigkeit, der sogenannte Ölmost, vom Öl abgetrennt.

Dieser scheinbar mühsame und zeitraubende Prozess sollte nicht länger als 60 Minuten dauern, um nicht zu riskieren, dass das Öl durch übermäßigen Kontakt mit dem in der Luft vorhandenen Sauerstoff geschädigt wird, was zu vorzeitigen Oxidationserscheinungen führen kann. Die Sinolea-Methode vermeidet jegliche mechanische Belastung des Teigs und verbessert insgesamt die organoleptischen Eigenschaften des Nativen Olivenöls Extra und garantiert einen maximalen Gehalt an natürlichen Antioxidantien. Die niedrige Geschwindigkeit und das Fehlen von Erhitzung während der Extraktion garantieren hohe organoleptische Eigenschaften des Produkts. Das mit der Sinolea-Methode extrahierte Öl hat einen hohen Phenolgehalt und sensorische Eigenschaften, die sich durch eine große Ausgewogenheit von Geruch und Geschmack auszeichnen.

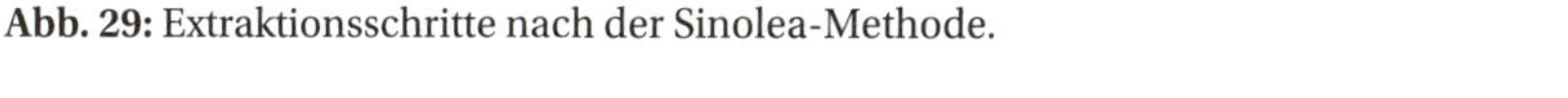

Abb. 29: Extraktionsschritte nach der Sinolea-Methode.

Wie wir gesehen haben, gibt es drei mechanische Extraktionsverfahren, die derzeit in Mühlen eingesetzt werden. Zu den Extraktionsmethoden können wir zwei weitere Überlegungen anstellen:

I. Die erste zeigt die Tatsache, dass die in der Antike angewandten Extraktionsmethoden vielfältiger und bisweilen phantasievoller waren, jedoch sowohl damals als auch heute auf dem Prinzip des unterschiedlichen spezifischen Gewicht zwischen Öl und den anderen Bestandteilen der Olive beruhten.
II. Zum anderen müssen wir darauf hinweisen, dass die fortschrittlichste Forschung in den letzten Jahren zu Prozessverbesserungen geführt hat, die sehr interessante Innovationen in Bezug auf Effizienz, Hygiene und nicht zuletzt Wirtschaftlichkeit gebracht haben und auf dem Einsatz von Zentrifugalextraktoren basieren.

Sehen wir uns also an, was die neuesten Innovationen im Bereich der Olivenöl-Extraktionsverfahren sind:

- Zunächst ist der Einsatz von Knetmaschinen mit kontrollierter Atmosphäre zu nennen (zum einen wird die Luftmenge und damit der Sauerstoff, der mit dem Zellstoff in Berührung kommt, kontrolliert, zum anderen können Inertgase eingesetzt werden, um den Kontakt mit dem Luftsauerstoff zu minimieren).
- Des Weiteren der Einsatz von Thermoheizern, die die Paste während des Transfers von der Mühle oder dem Zerkleinerer zur Knetmaschine vorwärmen und so den Extraktionsprozess beschleunigen. Da sich die Olivenpaste bereits in der Nähe der optimalen Betriebstemperatur der Knetmaschinen befindet, wird der Koaleszenzprozess begünstigt und der Verarbeitungsprozess insgesamt beschleunigt (mit diesen Maßnahmen können die Knetzeiten um mehr als 50 % reduziert werden).
- Schließlich führen die jüngsten Studien zum Einsatz von Mikrowellen und Ultraschall bei Pasten, um den Prozess der Koaleszenz und der Extraktion von Ölen aus Pasten zu beschleunigen und zu erleichtern.

Die gesamte Entwicklung der Extraktionstechniken zielt darauf ab, in kürzerer Zeit und unter kostengünstigen Bedingungen qualitativ bessere Ergebnisse zu erzielen.

Eine Sache, die die technologische Entwicklung nicht ersetzen kann, ist der Beitrag des menschlichen Bedieners, der alle Verarbeitungsschritte steuert sowie kontrolliert und immer von zentraler Bedeutung für das Management des Prozesses sein wird.

Ohne menschliche Erfahrung kann uns keine moderne Technologie ein optimales Ergebnis liefern. Nur das fachkundige Auge eines Meisters der Ölerzeugung kann die Unterschiede zwischen den verschiedenen Olivenchargen sowie das Verhalten und die Ausbeute während der Extraktion erkennen. Denken wir daher immer daran, dass es nicht möglich ist, großartige Öle ohne die Professionalität und das Auge eines fachkundigen Ölerzeugungsmeisters zu gewinnen.

FRAGE 24

Gibt es ein Extraktionsverfahren, das definitiv besser ist als die anderen?

„Wir versuchen immer, die Dinge, die wir wollen, mit so wenig Aufwand wie möglich zu erreichen. Alle technologischen Fortschritte sind Mittel, um mit weniger Aufwand mehr zu erreichen."

(Brian Tracy)

JEDER HAT VORLIEBEN UND JEDER GLAUBT, DASS ER IM RECHT IST

Wir können mit Sicherheit behaupten, dass es keine Extraktionsmethode gibt, die objektiv und absolut gesehen besser ist als die anderen.

Alle Extraktionstechnologien führen unter den richtigen Bedingungen zu hochwertigen Produkten, sofern die Ausgangsbasis ein hochwertiges Rohmaterial ist, d. h. gesunde und reife Früchte.

Wir können mit Sicherheit sagen, dass es Technologien gibt, die für die kontinuierliche Verarbeitung, wie sie für große Produktionsunternehmen typisch ist, besser geeignet sind als andere.

Insbesondere kann man den Produktionsprozess durch Pressen als diskontinuierlich und daher nicht sehr geeignet für die Verarbeitung großer Mengen von Oliven betrachten, vor allem aus wirtschaftlicher Sicht. Ungeachtet dieser Einschätzungen haben Pressmühlen auch heute noch viele Bewunderer, vor allem unter den Erzeugern der älteren Generation und den Verbrauchern.

Die Gewinnung von Öl mit traditionellen Pressen übt eine große emotionale Kraft aus und ist daher ein hervorragendes Kommunikations- und Marketinginstrument, das viele Verbraucher in seinen Bann zieht. Diese neigen oft dazu, dieses traditionelle Verfahren der Extraktion als das Beste zu betrachten oder zumindest als dasjenige, das den

Herstellungsprozess von Olivenöl noch mit einem romantischen Nimbus umgibt.

Hatten Sie schon einmal das Privileg, eine Ölmühle zu besuchen, während das uralte Ritual des Brechens von Steinfrüchten mit den Mahlsteinen vollzogen wird?

Die Magie, die die Mühle durchdringt, wenn sich die großen runden Steine drehen und sich beim Aufbrechen der Früchte Aromen und Düfte in der Luft verbreiten, hat die Fähigkeit, die Sinne, insbesondere den Geruchssinn und den Sehsinn zu verzaubern, die Fantasie und die Emotionen anzuregen und zugleich die gesamte Geschichte dieses alten Extraktionsrituals zu beschwören. Keine noch so perfekte moderne Anlage wird jemals in der Lage sein, Ihnen diese magische Alchemie der Emotionen und Empfindungen zu vermitteln und erleben zu lassen, in der sich Geschichte, Kultur, Kunst und Sinnesfreude vereinen.

Die Sinolea-Methode, die auf der Perkolationsextraktion beruht, ist ebenfalls unwirtschaftlich und für große Produktionen nicht praktikabel. Da es sich um ein komplexes System handelt, kann es außerdem für den Betreiber schwierig sein, eine einwandfreie Hygiene während der Verarbeitung aufrechtzuerhalten, was für die Qualität des Öls gefährlich ist, wie wir bereits erwähnt haben.

Dennoch muss gesagt werden, dass Sinolea bei optimaler Anwendung Öle von höchster Qualität liefern kann. Dies ist das Verfahren, das den Olivenbrei insgesamt am wenigsten belastet.

Die auf Dekantern oder Zentrifugalextraktoren basierenden Verfahren eignen sich am besten für die Bedürfnisse von Großbetrieben und sind generell am weitesten verbreitet. Moderne Zentrifugalölmühlen sind in der Lage, große Mengen Oliven in kurzen Zeiträumen zu verarbeiten. Auch sie haben jedoch einen technologischen Engpass, der in der Malaxationsphase liegt, die bis zu 40 Minuten dauern kann (dieses Problem kann bis zu einem gewissen Grad durch den Einsatz mehrerer Malaxationsanlagen verringert werden. Jedoch hat dies den Nachteil, dass die Anschaffung hohe Investitionen erfordert).

Wenn Sie eine moderne, kontinuierlich arbeitende Ölmühle besichtigen, werden Sie mit Sicherheit eine oder mehrere Batterien von

Malaxationsmaschinen finden, bis zu mehr als 10 Stück, die durch den parallelen Knetvorgang in der Lage sind, wirklich große Mengen an Oliven zu verarbeiten, bis hin zu Hunderten von Doppelzentnern pro Stunde.

Die jüngste technologische Innovation, die in den letzten Jahren intensiv erforscht wurde und weiterhin erforscht wird (man kann fast sagen, dass sie sich bei den Herstellern, die immer auf der Suche nach den neuesten Innovationen zur Qualitätsverbesserung sind, noch in der „Beta-Test-Phase" befindet), sind die Wärmetauscher zur Vorerwärmung der Paste vor dem Kneten. Die Wärmetauscher bringen die Olivenpaste auf dem kurzen Transportweg zu den Malaxiermaschinen innerhalb weniger Minuten auf 25–26 °C, was in etwa der optimalen Verarbeitungstemperatur entspricht.

Diese innovativen Systeme haben es ermöglicht, die Knetzeit zu beschleunigen und fast zu halbieren, was den Prozess für große Produktionen wirtschaftlich vorteilhafter macht. Diese Wärmetauscher haben einen weiteren Vorteil, da sie in zwei Richtungen arbeiten können. Sie können die Paste schnell erwärmen, aber in besonders heißen Bereichen oder Perioden auch die Temperatur der Paste senken, um sie auf die optimale Extraktionstemperatur zu bringen. Ihr Einsatz führt nicht nur zu einer beträchtlichen Zeitersparnis, sondern auch und vor allem zu einem bedeutenden Schritt in Richtung eines echten Dauerbetriebs moderner Fabriken bei gleichzeitiger Optimierung der Betriebstemperaturregelung.

Fairerweise muss gesagt werden, dass die Auswirkungen auf die Produktqualität, die mit den neueren Technologien erzielt werden können, noch nicht vollständig erforscht sind, sodass noch Studien, Tests und wissenschaftliche Überprüfungen erforderlich sind, um festzustellen, ob die wirtschaftlichen Vorteile auch unter Qualitätsgesichtspunkten voll zum Tragen kommen.

In den letzten Jahren wurden auch Studien über den Einsatz von Mikrowellen durchgeführt, ebenfalls mit dem Ziel, den Prozess der Ölgewinnung und -abscheidung zu beschleunigen.

Da es sich hierbei noch um ein zu erforschendes Gebiet handelt, sollten sie mit der gebotenen Vorsicht eingesetzt werden, zumal die

Auswirkungen auf die Qualität des Endprodukts noch nicht vollständig geklärt sind.

Die Effekte, Auswirkungen und Synergien dieser Technologien mit enzymatischen Prozessen wie Lipoxygenase, Polyphenoloxidase und Lipase sind noch nicht vollständig geklärt.

Es sind daher weitere Forschungen und Studien erforderlich, bevor diese Technologien allgemein eingesetzt werden können.

FRAGE 25

Welche Ölsorten können durch die mechanische Extraktion aus Oliven gewonnen werden?

„Es ist einfach, weiß zu sagen, es gibt das Edle und das Billige, jeder Farbton hat seinen eigenen Charakter.“

(Haruki Murakami)

NICHT JEDER DONUT HAT EIN LOCH

Zur Zeit der Römer, bereits im 1. Jahrhundert n. Chr., wurden verschiedene Kategorien von Ölen mit eindeutigen und erklärenden Namen versehen. Plinius der Ältere beschrieb sie wie folgt:

Oleum ex albis ulivis = Öl von höchster Qualität, das aus unreifen Oliven gewonnen wird.

Oleum viride = Qualitätsöl, das aus Oliven gewonnen wird, die sich gerade verfärbt haben und somit am Anfang der Reifung stehen.

Oleum maturum = Öl, das aus schwarzen, also bereits voll ausgereiften Oliven gewonnen wird und als wesentlich minderwertiger gilt als die vorhergehenden Öle.

Oleum caducum = Öl, das aus Oliven gewonnen wird, die in einem fortgeschrittenen Reifestadium vom Baum gefallen und vom Boden geerntet worden sind und nur eine mittelmäßige Qualität aufweisen.

Oleum cibarium = Öl von sehr schlechter Qualität, das aus Oliven gewonnen wird, die ungesund sind, weil sie von Parasiten befallen sind, und das für die Ernährung von Sklaven bestimmt ist oder für andere Zwecke als die Ernährung verwendet wird. [24]

Auch diese Bezeichnungen waren damals bekannt:
Oleum flos = Die Blüte des Öls aus erster Pressung. **Oleum sequens** = Öl aus zweiter Pressung.

Es ist offensichtlich, dass es schon in der Antike wichtig war, die Öle nach ihrer wahrgenommenen Qualität zu klassifizieren und damit auch ihren Handelswert und ihre Verwendung zu bestimmten.

Heutzutage können wir, gemäß den EU-Vorschriften, aus den verschiedenen mechanischen Extraktionsverfahren native Öle der folgenden Arten gewinnen:

I. Natives Olivenöl Extra
II. Natives Olivenöl
III. Natives Lampantöl

Natives Olivenöl Extra kann direkt zum Verzehr freigegeben werden.

Auch Natives Olivenöl kann an den Endverbraucher verkauft werden, gehört aber zu einer niedrigeren Kategorie als Natives Olivenöl Extra, da es weniger strenge Richtlinien einhalten muss, sowohl bei den chemischen Parametern (z. B. einen Säuregehalt von < 0,8 % bei Nativem Olivenöl Extra und bis zu 2 % bei Nativem Olivenöl) als auch bei den organoleptischen Merkmalen (es kann geringfügige Mängel aufweisen, was bei Nativem Olivenöl Extra absolut nicht zulässig ist). Diese Art von Öl wird meistens nach der Mischung mit raffiniertem Öl in den Handel gebracht und als Olivenöl verkauft. Alternativ wird es in einer Raffinerie zu einem raffinierten Öl weiterverarbeitet, das, wie bereits erwähnt, nicht als solches verkauft werden kann, sondern erst nach der Mischung mit Nativem Olivenöl oder Nativem Olivenöl Extra unter der Kennzeichnung „Olivenöl" auf dem Etikett vermarktet werden darf.

Lampantöl kann nicht für den direkten Verzehr freigegeben werden. Um verwendet werden zu können, muss es chemischen/physikalischen Raffinationsprozessen unterzogen werden, die zu raffiniertem Öl führen. Das so gewonnene raffinierte Öl wird anschließend entweder mit Nativem Olivenöl Extra oder mit Nativem Olienöl in Mengen gemischt, die dem Abfüller völlig freistehen, da das Gesetz keine Referenzwerte für die Herstellung der Mischungen vorgibt.

Mit anderen Worten, das Fehlen von Angaben bedeutet, dass wir auf dem Markt etwa Flaschen mit Olivenöl finden können, das aus einer Mischung von 99,5 % raffiniertem Öl und 0,5 % nativem oder extra nativem Olivenöl hergestellt wurde. Wahlweise können wir auch Flaschen finden, die aus einer Mischung von 75 % raffiniertem Öl und 25 % Nativem Olivenöl Extra hergestellt wurden. Beide gehören zur gleichen Produktkategorie und haben die gleiche Etikettierung als Olivenöl, das an den Endverbraucher verkauft wird.

Wir weisen darauf hin, dass Mischungen, die zu 99 % aus raffiniertem Öl und nur zu 1 % aus Nativem Olivenöl bestehen, auf einigen Märkten mit Bezeichnungen wie „leicht" oder „extra leicht" (light oder super light) versehen werden, die den Verbraucher zu der Annahme verleiten können, sie seien leichter als andere Öle. Dies ist absolut falsch und unzulässig, da alle Öle aus Triglyceriden oder Fetten bestehen, die zu 100 % die gleichen sind wie alle anderen pflanzlichen Fette, zumindest in Bezug auf den Kaloriengehalt. Daher sollten sie auf keinen Fall als leichter oder diätetischer angesehen werden als alle mit ihnen verwandten Öle.

Aus einem Abfallprodukt wie dem Trester, der als Rückstand bei der mechanischen Extraktion anfällt, lässt sich das verbliebene Öl (etwa 3–9 % des Trestergewichts) durch physikalisch-chemische Extraktion gewinnen.

Durch Extraktion mit Lösungsmitteln wie Hexan wird das sogenannte rohe Oliventresteröl gewonnen, das anschließend einem weiteren physikalischen und/oder chemischen Raffinationsprozess unterzogen wird, der wiederum zu raffiniertem Oliventresteröl führt, das als solches nicht auf dem Markt verkauft werden kann.

Nach geeigneter Mischung von raffiniertem Oliventresteröl und nativen Ölen (mit Ausnahme von rohem Tresteröl) erhält man schließlich Oliventresteröl, das für den direkten Verbrauch verkauft werden kann. Auf den Handelsmärkten wird Tresteröl nach der Raffination hauptsächlich für die Zubereitung von Lebensmitteln oder für die Herstellung von kosmetischen Produkten verwendet.

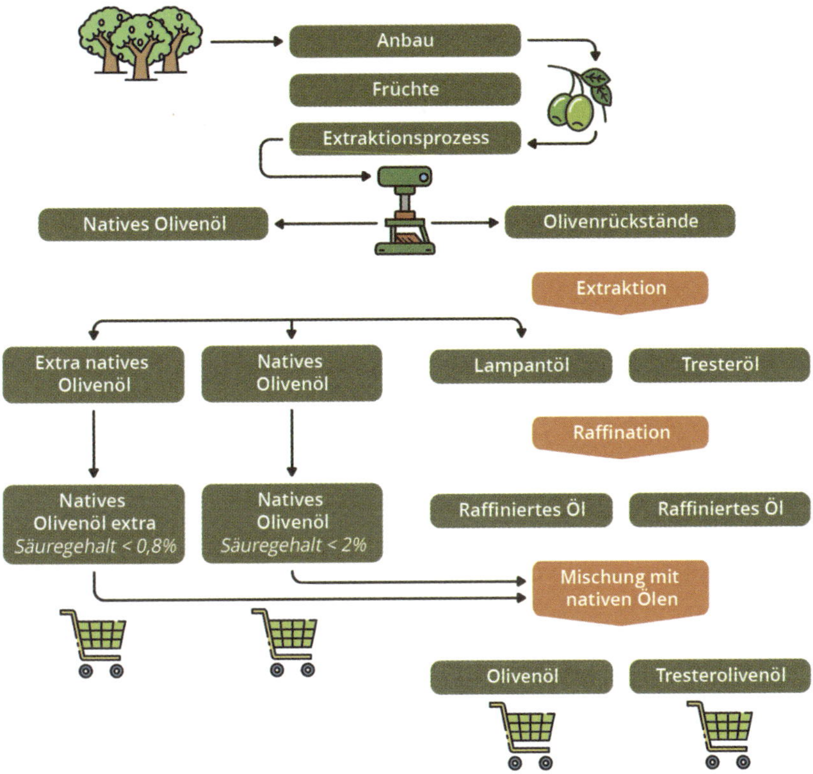
Anbau
Früchte
Extraktionsprozess
Natives Olivenöl
Olivenrückstände
Extraktion
Extra natives Olivenöl
Natives Olivenöl
Lampantöl
Tresteröl
Raffination
Natives Olivenöl extra
Säuregehalt < 0,8%
Natives Olivenöl
Säuregehalt < 2%
Raffiniertes Öl
Raffiniertes Öl
Mischung mit nativen Ölen
Olivenöl
Tresterolivenöl

Abb. 30: Herstellungsverfahren: Schritte und gewonnene Öle. Arten von Ölen, die durch Extraktion von Öl aus Oliven gewonnen werden können.

Mit dem mechanischen Extraktionsverfahren werden native Öle gewonnen. Durch nachfolgende Extraktionsverfahren aus Rückständen wie Oliventrester und Lampantöl können außerdem Olivenöl und Oliventresteröl gewonnen werden, die auf dem Markt für den menschlichen Verzehr bestimmt sind.

FRAGE 26

Stimmt es, dass italienische Öle die besten der Welt sind?

„Wir Italiener machen 0,83 % der Weltbevölkerung aus, aber die restlichen 99,17 % der Erdbewohner lieben uns. Sie wollen unser Essen genießen."

(Oscar Farinetti)

DER GLAUBE AN EINE IDEE KANN SIE WAHR WERDEN LASSEN, SOLANGE MAN DARAN ARBEITET, SIE ZU VERWIRKLICHEN

In Italien erzeugte Native Olivenöle Extra können als von hervorragender Qualität angesehen werden, aber es ist weder fachlich noch ethisch korrekt zu behaupten, dass sie per Definition oder nach dem „ius soli" besser sind als Öle, die anderswo auf der Welt erzeugt werden.

Es kann jedoch auch eine andere Betrachtung angestellt werden, und es ist fachlich korrekt zu behaupten, dass die italienische Ölproduktion die vielfältigste der Welt ist. Dies ist richtig, weil Italien mit mehr als 545 registrierten und im Lande vorkommenden Kultivaren von *Olea Europaea* L. die weltweit größte Artenvielfalt an Oliven hat. Spanien, der mengenmäßig bei weitem größte Produzent der Welt, verfügt etwa 118 Sorten, während Griechenland, das nach unserem Land der drittgrößte Produzent der Welt ist, etwa 45 Sorten hat. In diesem Bereich können wir mit Fug und Recht behaupten, die Nummer eins zu sein.

Dank dieser biologischen Vielfalt können wir sagen, dass unser Land den Verbrauchern weltweit das breiteste Angebot und die größte Vielfalt an verschiedenen Ölen auf dem Planeten bieten kann. Dies ist sicherlich aus kommerzieller Sicht ein wichtiger Faktor zugunsten der italienischen Olivenölerzeugung.

Wir können ebenso darauf hinweisen, dass Italien in vielen Bereichen als Wiege des Genies gilt, das gilt auch für den Olivenölsektor. Es ist erwähnenswert, dass wir der zweitgrößte Exporteur von Olivenöl sind. Unsere Unternehmen haben die große Fähigkeit, Produkte und Marken zu schaffen, die der Markt liebt und von anderen Länder beneidet und nachgeahmt werden.

Diese Eigenschaften in Verbindung mit der Geschichte, die unser Land mit den Produkten verbindet, die die italienische Flagge tragen, bestimmen den weltweiten Erfolg des „Made in Italy". Es gibt kein anderes Land auf der Welt, das diese Vormachtstellung beanspruchen kann, in dem Geschichte, Kunst, Kultur, Tradition und Genialität zusammenkommen, um einen Zauber wie das „Made in Italy" zu erschaffen.

Um die am Anfang gestellte Frage zu beantworten, müssen wir schließlich mit Nachdruck folgendes betonen:

> „Olivenbäume können Früchte hervorbringen, aus denen Öle von hervorragender Qualität hergestellt werden, und zwar in allen Anbaugebieten der Welt, auch wenn sie natürlich völlig unterschiedliche Eigenschaften aufweisen können."

Um dies zu bestätigen, genügt ein Blick auf die Siegerlisten der verschiedenen Ölwettbewerbe, die jedes Jahr auf der ganzen Welt stattfinden, wo die preisgekrönten Öle mittlerweile aus den unterschiedlichsten Herkunftsländern stammen. Heute gilt es als Tatsache, dass jedes Land und jede geografische Region der Erde seine Spitzenprodukte hervorbringt.

Eine statistische Analyse dieser Art von Daten würde bestätigen, dass wir preisgekrönte Öle aus praktisch jedem Land und jedem geografischen Gebiet finden können. Dies beweist und bestätigt, dass gutes Öl überall auf der Erde produziert werden kann und dass es kein Gebiet gibt, das absolut besser oder geeigneter ist als ein anderes, ebenso wenig wie es eine Sorte oder ein Extraktionsverfahren gibt, das absolut besser ist als ein anderes.

Zusammenfassend können wir sagen, dass es mehr oder weniger geeignete Gebiete gibt, aber vor allem gibt es mehr oder weniger professionelle und leidenschaftliche Betreiber, und es gibt Technologien mit mehr oder weniger Stärken. Das Endergebnis hängt jedoch stets stark vom Menschen ab, von seiner Leidenschaft, seiner Sorgfalt und seiner technischen und fachlichen Kompetenz, die er in das, was er tut, investiert.

Kurz gesagt: Jedes Ergebnis hängt im Allgemeinen stark von der Liebe ab, mit der jeder Einzelne seinc Arbeit bestmöglich erledigt.

In den langen Jahren meiner Tätigkeit habe ich viele wunderbare Öle gekostet, und oft dachte ich mir nach der Verkostung: „In dieser Flasche steckt mehr als nur ein Öl, da steckt die Liebe und Leidenschaft jeder, die es mit so viel Engagement und Mühe hergestellt haben."

Dies ist auch heute noch der Hauptbestandteil, der den Ölflaschen ihren großen Zauber verleiht, neben ihrer Vergangenheit und ihrer tausendjährigen Geschichte.

FRAGE 27

Welches sind die besten Öle der Welt?

„Exzellenz ist das allmähliche Ergebnis des ständigen Strebens nach Verbesserung."

(Pat Riley)

DIE REKORDE SIND WIE DER HORIZONT

Wie wir bereits gesagt haben, ist es unmöglich, bestimmte Öle als die besten der Welt zu identifizieren und auszuzeichnen. Die Magie und das Geheimnis des Öls erneuern sich jedes Jahr, als natürliches landwirtschaftliches Produkt ist es von einer Saison zur nächsten jedoch nie dasselbe.

Aus diesen Gründen wäre es riskant und unrealistisch, bestimmte Öle kategorisch als die besten zu bezeichnen. Denn die klimatischen Bedingungen wiederholen sich selten, und da Olivenfrüchte „lebendig" sind, haben sie jedes Jahr ein Eigenleben und ihre eigene Entwicklung.

Die Annahme, dass es einen konsistenten und reproduzierbaren absoluten Qualitätsstandard über die Zeit hinweg geben kann, ist daher sehr unwahrscheinlich, wenn nicht gar unmöglich.

Wir können allenfalls eine Reihe von Erzeugern ausmachen, die Jahr für Jahr Öle herstellen, die bei verschiedenen Wettbewerben und/oder in Fachzeitschriften mit Preisen und Auszeichnungen geehrt werden.

Je mehr Wettbewerbe und Leitfäden mit professionellen, gut vorbereiteten, gut organisierten, niveauvollen und seriös geleiteten Verkostungsgruppen oder Panels ausgestattet werden, desto mehr werden wir in der Lage sein, die Produzenten zu identifizieren, die zu den besten der Welt gehören, zumindest auf der Grundlage der Interpretation statistischer Daten über die Konstanz der Leistungen.

Wenn wir eine Rangliste erstellen würden, nur um die Neugier des Lesers zu befriedigen, würde ich vorschlagen, eine der einschlägigen

Webseiten zu besuchen (wir können zum Beispiel diese vorschlagen: http://www.worldsbestolive- oils.org oder http://www.evooworldranking.org/_EN/index.php), und mit etwas Datenanalyse und -synthese könnten wir eine statistische Übersicht über die 10–20 am häufigsten ausgezeichneten Hersteller und Öle der letzten drei Jahre erhalten. Mit diesem Bewertungskriterium kommen wir einem realistischen Ranking der besten Produzenten der Welt sehr nahe.

Der Fairness halber möchten wir noch eine letzte Bemerkung zur Ermittlung der besten Öle und Erzeuger machen.

Es ist zu bedenken und zu betonen, dass nicht immer alle kompetenten, seriösen und professionellen Produzenten an Wettbewerben und Leitfadenauswahlen teilnehmen.

Dies bedeutet, dass die theoretische Rangliste, die wir auf Grundlage der oben genannten Vorschläge aufstellen können, nicht alle Erzeuger berücksichtigt und uns daher zwangsläufig ein unvollständiges Bild der Realität vermittelt. Es ist daher so gut wie sicher, dass viele hervorragende Erzeuger, die nicht daran interessiert sind, ihre Öle von den Jurys der Wettbewerbe und Leitfäden bewerten zu lassen, nicht in die Rangliste aufgenommen werden, was unserem Ergebnis einen begrenzten, relativen und nicht universellen Wert verleiht.

Diese Hersteller ziehen es vielleicht vor oder begnügen sich mit realen Urteilen der Märkte und ihrer Kunden, um den Erfolg ihrer Produkte zu beurteilen.

FRAGE 28

Welche Arten von Olivenbäumen gibt es weltweit?

„Vielfalt ist die Seele des Genusses."

(Aphra Behn)

ES BESTEHT NICHT IMMER EINIGKEIT ÜBER DIE ZAHLEN

Olea Europapea L. ist die einzige Art unter den etwa 600 Mitgliedern der Familie der Oleaceae, die essbare Früchte trägt. Innerhalb der Art *Olea Sativa* werden üblicherweise zwei Sorten unterschieden:

I. *Olea Europapea*, zu der alle Kultursorten gehören
II. die Sorte Silvestris, bei der es sich um Sträucher oder Bäume mit kleinen Früchten, großem Endokarp und geringem Ölgehalt handelt, die wild in der mediterranen Macchia wachsen.

Nach Angaben des IOC gibt es weltweit mehr als 900 (manche Forscher sprechen von mehr als 1.000 oder 1.300) verschiedene Sorten von *Olea Sativa Europapea*.

Der Olivenbaum ist ein mittelgroßer, immergrüner Baum, der eine Höhe von bis zu 15 m und einen Stammdurchmesser von über 2 m erreichen kann. Charakteristisch für diese Pflanzenfamilie sind ihre Anpassungsfähigkeit an extreme Umwelt- und Anbaubedingungen sowie ihre Langlebigkeit, die sogar ein Jahrtausend überschreiten kann.

Wie bereits erwähnt, ist Italien mit mehr als 545 vom CNR registrierten Sorten, das Land mit der größten Sortenvielfalt der Welt.

Sehen wir uns die wichtigsten und bekanntesten lokalen Sorten der verschiedenen Olivenöl produzierenden Regionen Italiens an, aufgelistet von Norden nach Süden:

Piemont und Aostatal – diese beiden Regionen gehören nicht zu den historischen Anbaugebieten. Die wenigen Arten wurden erst vor kurzem eingeführt, sodass sie keine einheimischen Sorten aufweisen. Die am meisten vertretenen Sorten sind: *Leccino, Frantoio* und *Pendolino.*

Ligurien – diese kleine, gebirgige Region im Norden Italiens ist aufgrund ihres besonderen Klimas historisch gut für den Anbau geeignet. Die mit Abstand vorherrschende Sorte ist *Taggiasca,* daneben gibt es weitere interessante Sorten wie *Pignola, Colombina* und *Razzola.*

Lombardei – die wichtigsten einheimischen Sorten sind *Casaliva, Gargnà* und *Sbresa,* zu denen noch zahlreiche importierte Sorten wie *Pendolino, Frantoio* und *Leccino* hinzukommen.

Trentino-Südtirol – die bekanntesten endemischen Sorten sind *Casa- liva, Raza, Favarol* und *Rossanel.*

Friaul-Julisch Venetien – in diesem Gebiet können wir *Bianchera, Gentile di Rosazzo, Buka* und *Carbona* nennen. Es gibt auch einige importierte Sorten wie *Frantoio, Leccino, Leccio del Corno* und *Pendolino.*

Venetien – zu den einheimischen Sorten gehören *Casaliva, Favarol, Grignan, Raza, Trepp, Riondella* sowie weitere kleinere Sorten.

Emilia-Romagna – in dieser Region sind *Nostrana di Brisighella, Capolga, Carbuncion di Carpineta, Correggiolo* und *Ghiacciola* zu nennen.

Toskana – eine der weltweit bekanntesten Erzeugerregionen für Öle, die vor allem aus den Bäumen *Frantoio, Leccino* und *Moraiolo* gewonnen werden, ebenso sind hier *Pendolino, Leccio del Corno, Correggiolo* und *Olivastra Saggianese* zu nennen.

Umbrien – auch in dieser Region sind *Moraiolo, Leccino, Frantoio, Dolce Agogia* und *Sanfelice* die vorherrschenden Pflanzen.

Marken – hier sind wichtig zu nennen: *Raggia, Raggiola, Carbocella, Coroncina, Ascolana Tenera, Ascolana dura* und *Mignola.*

Lazio – vorherrschend sind hier die Sorten *Caninese, Carbocella, Itrana, Rosciola* und *Raja*.

Abruzzen – in dieser Region heben wir hervor: *Dritta di Loreto, Gentile di Chieti, Crabocella, Toccolana* und *Intosso*.

Molise – in dieser kleinen Region sind nicht weniger als 18 Sorten registriert, darunter: *Laurina di Venafro, Cazzarella, Tortarella, Carassa di Montenero, Oliva Nera di Collotorto, Oliva Sanpardo* und *Rossuola*. Die am weitesten verbreiteten Sorten sind *Gentile di Larino, Rosciola di Rotello* und *Leccino*.

Kampanien – hat über 60 einheimische Sorten, darunter: *Ortice, Ravece, Pisciottana, Rotondella, Carpellese* und *Salella*.

Apulien – ist die Region, die allein bis zu 40 % der nationalen Produktionsmenge erzeugt, mit Sorten wie *Coratina, Peranzana, Ogliarola* (*Garganica, Barese, Leccese*), *Cellina di Nardò, Cima di Bitonto, Rotondella* und *Nociara*. Es gibt neue Anpflanzungen mit importierten Sorten wie *Frantoio* und *Leccino*; in einigen sehr intensiven Anpflanzungen wurden internationale Sorten wie *Arbequina* und *Arbosana* eingeführt.

Basilikata – zu den am weitesten verbreiteten Sorten zählen *Maiatica di Ferrandina, Ogliarola del Bradano, Dipoppo, Ghiannara, Cornacchiola, Ogliarola del Vulture* und *Fasolona*.

Kalabrien – diese zerklüftete und gebirgige Region ist mit vielen endemischen Kultursorten ausgestattet, darunter: *Ottobratica, Roggianella, Ottobratica Sinopolese, Cassanese, Coratina, Frantoio, Leccino, Biancolilla, Nocellara Messinese, Tonda di Filogaso, Carolea, Picholine, Itrana, Giarraffa* und *Dolce di Rossano*.

Sizilien – wir listen die acht wichtigsten auf: *Nocellara del Belice, Nocellara Etnea, Biancolilla, Tonda Iblea, Cerasuola, Moresca, Ogliarola Messinese* und *Ogliarola Sangatase*. Zu nennen sind auch: *Giarraffa, Aitana* und *Cabrese*.

Sardinien – hier sind die wichtigsten Sorten: *Bosana, Pizz'è Carroga, Tonda di Cagliari* und *Semidana*. [25]

FRAGE 29

Wie viele Olivensorten gibt es in den wichtigsten Produktiosländern?

„Die Schönheit des Kosmos entsteht nicht nur durch die Einheit in der Vielfalt, sondern auch durch die Vielfalt in der Einheit."

(Umberto Eco)

DIE EVOLUTION FÜHRT ZU UNTERSCHIEDEN

Die mehr als 1.600 Sorten von *Olea Sativa Europaea*, die in den letzten 50 Jahren in 79 Sammlungen in 59 Ländern erfasst wurden (Bartolini et al., 2014), und die etwa 2.700 weltweit verstreuten „Synonims" sind weitgehend auf die Gebiete der folgenden fünf Erzeugerländer verteilt:

In der Welt gibt es etwa 1626 registrierte Kultivare von „Olea europaea" und 2700 „Synonyme", verteilt auf 59 Länder.

- **Italien – etwa 631 registrierte Kultivare**
- **Spanien – 287**
- **Frankreich – 102**
- **Tunesien – 74**
- **Türkei – 72**

(Quelle: Bartolini et al., 2014. FAO)

Abb. 31

Interessant ist, welche Sorten weltweit am weitesten verbreitet sind. Die bei weitem wichtigste Sorte in Bezug auf die Produktionsmenge ist

Picual, eine typische Sorte aus Südspanien, auf die allein etwa ein Viertel der weltweiten Olivenölproduktion entfällt.

Aktuell sind drei Sorten besonders populär geworden: *Koroneiki, Arbequina* und *Arbosana.* Dies sind die wichtigsten Sorten für die neuen superintensiven Anpflanzungen, die in den letzten Jahren weltweit jährlich etwa 200.000.000 neue Olivenbäume hervorgebracht haben.

FRAGE 30

Was sind die wichtigsten Elemente, die über die Qualität eines Öls bestimmen?

„Die Abkühlung des Wetters und das Plätschern des Meeres, alles sagt mir, dass der Winter für mich gekommen ist und dass ich unverzüglich meine Oliven ernten und ihr jungfräuliches Öl auf dem Altar des guten Gottes darbringen muss."

(Frédéric Mistral)

QUALITÄT HAT TAUSEND FACETTEN

Die Qualität des Olivenöls ergibt sich sowohl aus einer Reihe natürlicher Parameter, die sich dem menschlichen Einfluss entziehen, als auch einer Reihe von anthropogenen Parametern, d. h. Parametern, die direkt durch menschliche Tätigkeit beeinflusst werden.

Bei den natürlichen (exogenen) Parametern handelt es sich um die pedoklimatischen Bedingungen, unter denen sich die Lebensaktivität der Olivenbäume vollzieht.

Vor allem die Temperaturen und ihre Verteilung über das Jahr haben einen großen Einfluss auf die Fruchtqualität. Die Häufigkeit von Sonneneinstrahlung und Niederschlägen im Jahresverlauf sind wahrscheinlich die exogenen Elemente mit dem größten Einfluss auf die Qualität der Steinfrüchte. Nicht zu vergessen sind auch die verschiedenen Krankheiten und Schädlinge, die die Pflanze und ihre Früchte befallen können.

Die Olivenfliege oder *Dacus (Bactrocera) Oleae* ist einer der am meisten gefürchteten Schädlinge unter den Erzeugern. Dieses kleine Insekt kann selbst bei einer umsichtig geplanten Schädlingsbekämpfung durch den Menschen verheerende Schäden auf den Olivenhainen anrichten, insbesondere dann, wenn die klimatischen Bedingungen für seine Vermehrung optimal sind (mäßig feuchte Hitze). Die Art des Bodens, die Höhe über dem Meeresspiegel und die Exposition der Anbauflächen sind alles Parameter, die in gewisser Weise, zusätzlich zu den unterschiedlichen Wachstumsbedingungen der Pflanze, die Qualität der Früchte und damit das Endprodukt, das aus ihnen gewonnene Öl, beeinflussen.

Was die anthropogenen Parameter betrifft, so lässt sich sagen, dass alle Aktivitäten auf dem Feld, die unter direkter menschlicher Kontrolle stehen, wie Düngung, künstliche Bewässerung, Beschneidung, Erntezeit und Erntemethode, wichtig sind, um qualitativ hochwertige Früchte zu erhalten, die anschließend zur Verarbeitung in die Ölmühle gebracht werden.

Die sogenannte „Trägheitszeit", d. h. die Zeit zwischen der Ernte der Früchte und dem Beginn der Verarbeitung zur Extraktion, ist ein Schlüsselfaktor, der von den Erzeugern oft unterschätzt oder wenig beachtet wird und dem Verbraucher oft nicht bekannt ist.

Um ein hochwertiges Öl aus Oliven zu gewinnen, muss man bei der Ernte und dem Transport zur Ölmühle auf äußerste Schnelligkeit achten. Schnelligkeit bedeutet, dass zwischen der Ernte und dem Beginn des Ölgewinnungsprozesses nie mehr als 6–12 Stunden vergehen sollten. Je nach den thermischen Betriebsbedingungen, der Reifung der Oliven und ihrer Lagerung können Trägheitszeiten von mehr als 24 Stunden zu einem leichten Qualitätsverfall bei Steinfrüchten und in der Folge beim Endprodukt führen.

Hinzu kommen alle Verarbeitungsschritte, die immer unter direkter menschlicher Kontrolle stehen und von erheblicher Bedeutung sind, da sie das Endergebnis stark beeinflussen.

Wenn wir wollten, könnten wir eine Rangfolge der Wichtigkeit der verschiedenen Schritte aufstellen, obwohl es von grundlegender Bedeutung ist, dass alle Aktivitäten in der Lieferkette mit Sorgfalt, Aufmerksamkeit und technischer sowie professioneller Kompetenz ausgeführt werden, da jede Stufe des Prozesses irreparable Schäden am Endprodukt verursachen kann.

Insbesondere lässt sich sagen, dass die Phase des Mahlens (Malaxation) wahrscheinlich die heikelste und wichtigste des gesamten

Extraktionsprozesses ist. Denn während dieses Vorgangs kann ein großartiges Öl (mit relevanten chemischen und aromatisch-organoleptischen Komponenten in Wettbewerbsqualität) produziert werden und ebenso die Arbeit, die auf dem Feld über das ganze Jahr hinweg geleistet wurde, zunichte gemacht werden, wenn sie nicht mit dem nötigen Fachwissen durchgeführt wird.

Die anschließenden Phasen der Filtration (falls und wann sie durchgeführt wird), der Lagerung, der Massenkonservierung und schließlich der Verpackung sowie Regallagerung können das Ergebnis ebenfalls stark beeinflussen, das das Öl haben wird, wenn es auf den Tisch des Endverbrauchers kommt.

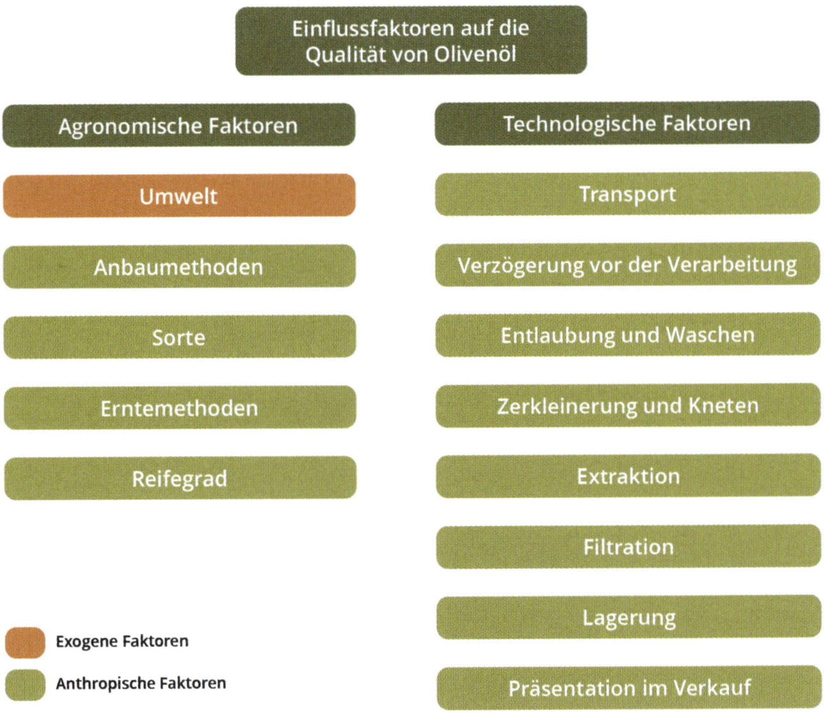

Abb. 32: Parameter, die die Qualität von Extra Virgine Olivenöl beeinflussen. Eine kurze Übersicht über die wichtigsten Faktoren, die die Qualität des hergestellten Olivenöls beeinflussen.

Abschließend möchten wir darauf hinweisen, auch wenn es überflüssig erscheinen mag, dass alle Arbeitsgänge und Produktionsschritte unter strikter Einhaltung der Sauberkeitsprinzipien durchgeführt werden müssen. Öl ist als Fett sehr geruchsempfindlich, daher können schmutzige Materialien bzw. verschmutzte, übelriechende oder unhygienische Umgebungen zu Verunreinigungen und damit zu irreparablen Qualitätsverlusten der Öle führen.

FRAGE 31

Wie kann ich Öl beim Einkauf am besten auswählen?

„Jedem Menschen ist eine große Tugend gegeben, die Fähigkeit, zu wählen. Wer sie nicht nutzt, verwandelt sie in einen Fluch – und andere werden für ihn wählen.“

(Paulo Coelho)

JEDEN MOMENT TREFFEN WIR ENTSCHEIDUNGEN

Obwohl die Italiener große Verbraucher von Nativem Olivenöl Extra sind, scheinen sie nicht alle sensorischen Eigenschaften von Nativem Olivenöl Extra zu kennen.

Dies geht aus einer Studie hervor, die von Forschern der Abteilung für Lebensmittelwissenschaft und -technologie der Universität Bologna (Barbieri et al., 2015) unter der Leitung von Tullia Gallina Toschi im Rahmen des europäischen ECROPOLIS-Projekts „Organic Sensory Information System (OSIS)“ durchgeführt wurde. Den Ergebnissen dieser Studie zufolge scheinen die meisten Menschen die fruchtige Note und bis zu einem gewissen Grad auch die Wahrnehmung von Schärfe zu schätzen, während viele die Bitterkeit nicht wertschätzen und sich deren wertvollen Eigenschaften nicht bewusst sind.

Auch meine eigenen, direkten Erfahrungen bestätigen diese Angaben voll und ganz. Während eines ganzen Jahres, in dem ich kürzlich in der Qualitätssicherung mit mehreren großen Unternehmen der Branche zusammengearbeitet habe, konnte ich feststellen, dass sich die überwältigende Mehrheit der Verbraucherbeschwerden über die gekauften Öle vor allem auf das Vorhandensein eines Hauchs von Bitterkeit bezieht.

Es ist daher klar, dass den Verbrauchern wenig oder gar nicht bekannt ist, dass Bitterkeit eine wichtige positive Eigenschaft von Ölen ist, sowohl in gesundheitlicher und nutrazeutischer Hinsicht als auch in organoleptisch-hedonistischer Hinsicht, und dass sie nur sehr selten aufgrund negativer Elemente im Produkt entsteht. Dies kann in jenen seltenen Fällen der Fall sein, in denen wir eine übertriebene, fast medizinische Bitterkeit feststellen, die nicht mit der Gesamtwahrnehmung des Produkts übereinstimmt.

Kaum einmal habe ich Fälle von begründeten und fundierten Beschwerden über echte negative Eigenschaften (tatsächliche Mängel) von Ölen gesehen, was zu zwei Annahmen führt:

- Die Verbraucher scheinen die verschiedenen Arten negativer und positiver Eigenschaften von Olivenölen nicht zu kennen, und sie sind sich auch nicht über den Unterschied zwischen negativen und positiven Eigenschaften im Klaren.
- Die Verbraucher wissen nicht, wie sie die Eigenschaften von nativen Ölen erkennen und einordnen können.

Die Auswahl eines Öls aus dem Regal ist zweifellos kompliziert, und vor allem, wenn man es vorher nicht probieren kann, ist es schwierig und bietet keine Garantie für ein positives Ergebnis der Kaufentscheidung. Wenn man darüber hinaus nicht einmal weiß, nach welchen Eigenschaften man suchen muss, wird die Aufgabe entmutigend.

Die Auswahl unter diesen Bedingungen ist jedoch die Regel, da es nur selten möglich ist, das Produkt zu probieren, bevor man es kauft und dafür bezahlt.

Was können wir in der Praxis tun, um aus dieser Sackgasse herauszukommen, und vor allem, worauf können wir unsere Aufmerksamkeit richten, um die beste Wahl zu treffen?

Das Erste, was wir tun können, ist, die Etiketten aufmerksam zu lesen und nach den Angaben zu suchen, die für uns am interessantesten und relevantesten sind, und sie richtig zu interpretieren.

Zunächst können wir prüfen, ob das Öl in einem Kaltverfahren gewonnen wurde oder nicht. Dieser Hinweis gibt uns die Gewissheit, dass der Extraktionsprozess unter optimalen thermischen Bedingungen durchgeführt wurde, um ein hochwertiges Öl zu erhalten.

Wir können, oder besser gesagt, wir müssen, das Verfallsdatum überprüfen, denn je weiter es entfernt ist, desto jünger ist das Öl in der Verpackung, und je jünger das Öl ist, desto besser sollte sein Duft sein.

Ein weiterer sehr interessanter Hinweis ist das Datum des Erzeugungsjahres, für das die EU-Rechtsvorschriften vorsehen, dass auf dem Etikett von „Nativem Olivenöl Extra" und „Nativem Olivenöl" das Erntejahr nur angegeben werden darf, wenn das in der Verpackung enthaltene Öl zu 100 Prozent aus diesem Erntejahr stammt. Das Erntejahr darf also nie angegeben werden, wenn das verpackte Öl aus einer Mischung von Ölen aus zwei oder mehr Erntejahren stammt.

Generell muss klar sein, dass junge Öle, d. h. solche, die im letzten Erntejahr erzeugt wurden, zu bevorzugen sind.

Dies ist eine wichtige Überlegung und beruht auf der Tatsache, dass die Lebenskurve von Ölen von Natur aus die Form einer absteigenden Parabel hat, was bedeutet, dass ein Öl vom Zeitpunkt seiner Herstellung an einen unvermeidlichen Alterungsprozess durchläuft, der dazu führt, dass es im Laufe der Zeit seinen Duft und seine Brillanz sowie einen Teil seiner nutrazeutischen Eigenschaften verliert.

Die Lebensdauerparabel eines guten Nativen Olivenöls Extra kann bis zu zwei Jahre betragen, was bedeutet, dass ein Öl, das unter optimalen Bedingungen gelagert wird, auch noch nach 18 oder sogar 24 Monaten nach der Herstellung eine sehr gute Qualität hat, vorausgesetzt, es hat von Anfang an hervorragende Eigenschaften.

Wir können noch prüfen, ob das Etikett besondere Merkmale aufweist, d. h. ob ein DOP-, IGP- oder Bio-Siegel vorhanden ist.

Dann gibt es Organisationen und/oder Hersteller, die sich dafür entscheiden, einen QR-Code auf ihren Etiketten zur Rückverfolgbarkeit anzubringen. Dies ist eine Tatsache, die uns, wie wir oben gesehen haben, durchaus helfen kann, zu verstehen, ob wir es mit „echten" Ölen zu tun haben, aber sie garantiert nicht mit Sicherheit eine hohe Qualität des Produkts. Man kann davon ausgehen, dass ein Erzeuger, der seine Transparenz in der Lieferkette mit einem QR-Code unter Beweis stellen will, ein hohes Maß an Seriosität und Professionalität an den Tag legt und sich bestmöglich um Qualität bemüht (Anmerkung: Diese Überlegungen müssen nicht unbedingt der absoluten Wahrheit entsprechen, sie können uns jedoch einen allgemeinen Hinweis auf die vermeintliche Seriosität des Erzeugers geben).

Ein weiterer Parameter, den wir berücksichtigen können und müssen, ist die Art der Verpackung bzw. der Umhüllung, in der das Öl angeboten und verkauft wird.

Glasverpackungen sind besser geeignet als PET-Verpackungen. Dunkle Glasverpackungen sind durchsichtigem Material vorzuziehen. Es gibt auch völlig lichtdichte Verpackungen wie eingewickelte, mit Karton umhüllte oder lackierte Flaschen sowie Dosen, Edelstahlbehälter und vor allem moderne Beutelverpackungen mit einem Zapfhahn am Boden (die sogenannten Bag-in-Boxen). Diese Behältnisse haben zwei große Vorteile: Sie schützen das Öl vor Licht und die Verpackung vor dem Eindringen von Luft und damit vor dem Kontakt mit Sauerstoff, da das Produkt von unten angezapft wird. Ihr Schwachpunkt ist jedoch die Tatsache, dass sie von den Verbrauchern aus ästhetischer Sicht noch nicht geschätzt werden und daher aus Marketinggründen auf unserem heimischen Markt fast nicht vorhanden sind.

Die Kenntnis und Bewertung all dieser Parameter kann uns dabei helfen, die Auswahl im Regal einzugrenzen und so das Produkt, das wir in unsere Küche bringen wollen, klüger auszuwählen.

Es versteht sich von selbst, dass die einzige Möglichkeit, eine objektive Entscheidung für ein Öl zu treffen, die uns auch Garantien für seinen Geschmack geben kann, darin besteht, das Produkt zu verkosten und zu wissen, wie man seine Qualität bestimmt. Ich empfehle allen Verbrauchern daher immer, einen Verkostungskurs zu besuchen, zumindest einen Einführungskurs. Schon an einem Tag kann man sich mit den Grundlagen der Verkostung vertraut machen. Das kann bereits ausreichen, um die eigene Sichtweise zu ändern und es jedem Interessierten zu ermöglichen, eine fachkundigere und qualitativ bessere Wahl zu treffen.

FRAGE 32

Warum ist es sinnvoll, dass Natives Olivenöl Extra und Olivenöl im Handel erhältlich ist?

„Chemisch ist keineswegs gleichbedeutend mit künstlich und synthetisch; es ist nicht das Gegenteil von natürlich, echt oder gesund. […] Und es ist eine aus Unwissenheit geborene Legende, dass die Natur gut und die Chemie schlecht sei: Unter den stärksten bekannten Giften gibt es natürliche."

(Gianni Fochi)

VIELFALT ERFREUT JEDEN

Wir haben bereits vorher erklärt, dass Natives Olivenöl Extra und Olivenöl zwei verwandte Produkte sind, obwohl sie zu zwei verschiedenen Produktkategorien (Klassen) gehören.

Ersteres ist ein Natives Olivenöl, d. h. es wird aus der Olivenfrucht nur durch mechanische Extraktion, kurz gesagt: Olivenpressung, gewonnen. Das zweite wird zwar auch aus der Pressung von Oliven gewonnen, wird aber anschließend in einer Raffinerie chemisch-physikalisch rektifiziert.

Abgesehen von den auffälligen Unterschieden im Herstellungsprozess, bin ich der Meinung, dass die Koexistenz dieser Produkte mehr als gerechtfertigt und in gewisser Weise sogar notwendig ist, wenn man die ernährungsphysiologischen sowie produktspezifischen Unterschiede zwischen ihnen klärt.

Entscheidend ist, dass der Verbraucher in der Lage ist, zwischen den beiden Produkten zu unterscheiden, um den Zweck des Kaufs und die Art der Verwendung zu definieren und so eine gezielte und informierte Wahl zu treffen.

Beide Produkte haben ihren eigenen, offensichtlich unterschiedlichen Lebensmittelwert, der ihre Anwesenheit im selben Regal in einem Geschäft oder Supermarkt und damit auf unseren Tischen vollkommen rechtfertigt.

Wir haben bereits darauf hingewiesen, dass Natives Olivenöl Extra in vielerlei Hinsicht und vor allem wegen seiner gesundheitlichen, nutrazeutischen sowie hedonistischen Qualitäten der Prinz unter den Pflanzenölen ist, was kann man jedoch über Olivenöl sagen? Olivenöl, das wir von nun an nicht mehr mit nativen Ölen verwechseln sollten, hat mehrere Gründe, einen berechtigten Platz auf dem Markt einzunehmen (denken Sie daran, dass in Spanien, dem weltweit größten Erzeuger von nativen Ölen, immer noch 50 % des Olivenölverbrauchs auf Olivenöl entfallen).

Zunächst ist hervorzuheben, dass seine Säurezusammensetzung der von Nativem Olivenöl Extra sehr ähnlich ist und daher ebenfalls über positive Eigenschaften verfügt, d. h. eine optimale Verteilung zwischen MUFA-, PUFA- und SAFA-Fettsäuren aufweist.

Es ist auch festzustellen, dass es aus aromatischer Sicht eine eher neutrale organoleptische Wirkung hat, weshalb es bis zu einem gewissen Grad von denjenigen Verbrauchern geschätzt wird, die nicht an den ausgeprägteren Charakter Nativer Olivenöle Extra gewöhnt sind, entweder, weil sie diese noch nicht kennen (Verbraucher auf neuen Märkten oder Verbraucher auf Märkten, auf denen traditionell tierische Fette in der Küche verwendet wurden), oder weil sie deren geschmackliche Eigenschaften einfach nicht mögen.

Gerade wegen dieser milden Eigenschaften eignet sich Olivenöl hervorragend für die Erschließung neuer Märkte, auf denen die Verbraucher in der Regel zunächst an den Verzehr von Olivenöl gewöhnt werden. Später können sie mit Bedacht an den Geschmack und die Aromen Nativer Olivenöle Extra mit all ihren vielfältigeren und ausgeprägteren Merkmalen herangeführt werden.

Hier ein kurzer Hintergrund zur Entwicklung der Durchdringungskurve von Olivenöl auf den neuen Märkten: Am Anfang werden die einfachere, sanftere und süßere (also wenig bittere) Produkte eingeführt, die in der Regel von allen Gaumen akzeptiert werden. Später, wenn der Verbraucher sich weiterentwickelt, aufmerksamer und sachkundiger wird, wird es möglich, die gesamte Produktpalette anzubieten. Dies ist der Prozess, durch den man sich von einem neuen Markt zu einem „reifen" Markt bewegt, d. h. einem Markt, auf dem die Diversifizierung wichtig wird, und Unternehmen die Möglichkeit erhalten, die Bedürfnisse aller Verbrauchergruppen zu erfüllen, selbst die der kleinsten Nischen.

Wir erinnern auch daran, dass Olivenöl ein ausgezeichnetes Produkt zum Kochen und Braten ist, da es alle chemisch-physikalischen Eigenschaften von Nativem Olivenöl Extra aufweist (Zusammensetzung, Säuregehalt und Rauchpunkt), mit Ausnahme des Gehalts an Biophenolen, die während des Raffinationsprozesses teilweise verloren gehen.

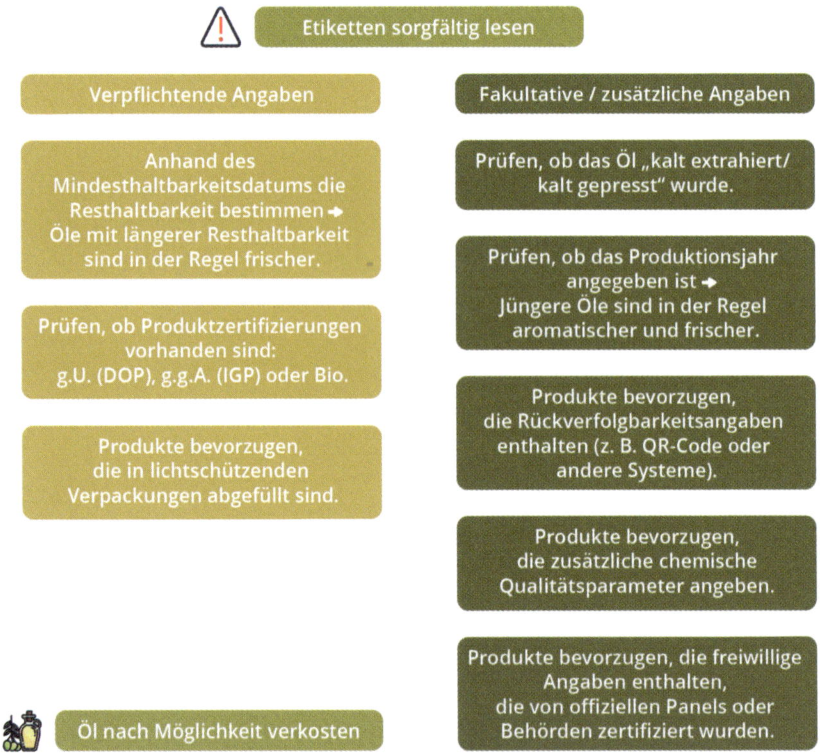

Abb. 33: Einige Vorschläge für die Auswahl von Nativen Ölen Extra im Verkaufsregal.

Es ist in der Regel um einiges preiswerter als Natives Olivenöl Extra (sogar 15–20 Prozent und mehr) und stellt somit eine wirtschaftlich attraktive Alternative dar, insbesondere für die Küche. Ein Beweis für die wirtschaftliche Bedeutung von Olivenöl ist, dass in einem Markt wie den Vereinigten Staaten, der heute quantitativ den drittwichtigsten Markt der Welt darstellt, mehr als 25 % des Bedarfs durch den Verbrauch von Olivenöl gedeckt werden.

Zur Bestätigung der Tatsache, dass Olivenöl eine eigene kulinarische Würde hat, kann ich sagen, dass sich in meinem Küchenschrank immer mindestens eine Flasche Olivenöl befindet, zusammen mit verschiedenen Flaschen Nativen Olivenöl Extra, und wenn ich ein gutes, leichtes und delikates Brat- oder Frittiergericht zubereiten möchte, greife ich zweifelsohne auf seine ausgezeichnete Hilfe zurück.

Die verschiedenen marktbezogenen Eigenschaften der im Handel erhältlichen Olivenöle

Definition der Olivenöle und Tresteröle (VO (EG) 1989/2003)

	Säuregehalt (%)	Peroxidzahl (meq O_2/kg)	K232	K270	Delta K	Median des Defekts (Md)	Median des Fruchtaromas (Mf)
Natives Olivenöl Extra	≤ 0.8	≤ 20	≤ 2.50	≤ 0.22	≤ 0.01	Md = 0	Mf > 0
Natives Olivenöl	≤ 7.0	≤ 20	≤ 2.60	≤ 0.75	≤ 0.01	Md ≤ 2.5	Mf > 0
Lampantöl (nicht zum Verzehr geeignet)	> 2.0	—	—	—	—	Md > 2.5	—
Raffiniertes Olivenöl	≤ 0.3	≤ 5	—	≤ 1.10	≤ 0.16	—	—
Olivenöl (Mischung aus raffiniertem Olivenöl und native Olivenölen)	≤ 1.0	≤ 15	—	≤ 0.90	≤ 0.15	—	—
Rohes Oliventresteröl	—	—	—	—	—	—	—
Raffiniertes Oliventresteröl	≤ 0.3	≤ 5	—	≤ 2.0	≤ 0.20	—	—
Oliventresteröl (Mischung)	≤ 1.0	≤ 15	—	≤ 1.70	≤ 0.18	—	—

Abb. 34: Die verschiedenen Handelssorten von Ölen auf dem Markt. Definition von Olivenölen und Tresterölen (Verordnung (EG) Nr. 1989/2003). Die Kategorien, die im gelben Feld angezeigt werden, sind diejenigen, die für den Endverbraucher freigegeben sind.

FRAGE 33

Welches sind die wichtigsten Produktionsländer für Öl

„Der Konsum ist das einzige Ziel und der einzige Zweck aller Produktion, und das Interesse des Produzenten sollte nie beachtet werden, außer wenn es dafür notwendig ist, das des Konsumenten zu fördern. Diese Maxime ist so offensichtlich, dass es absurd wäre, sie beweisen zu wollen."

(Adam Smith)

DIE KONZENTRATION SCHEINT EINE DER REGELN DES DRITTEN JAHRTAUSENDS ZU SEIN

Da der größte Teil der weltweiten Produktion von Öl aus Oliven nach wie vor in den Mittelmeeranrainerstaaten stattfindet, kann eine allgemeine Rangliste der wichtigsten Erzeuger erstellt werden, die jedoch nur als Richtwert zu verstehen ist und Änderungen unterworfen ist. Dies liegt daran, dass die Produktionszahlen der einzelnen Länder von Jahr zu Jahr stark schwanken und von zahlreichen Parametern abhängen, vor allem von den klimatischen Bedingungen und der Art der Anbautechniken in den einzelnen Ländern.

Ein Beispiel für die Schwankungen der Produktionsdaten ist Spanien, der größte Produzent der Welt, wo in guten Jahren mehr als 2 Millionen Tonnen Öl aus Oliven produziert werden, während die Produktion in schlechten Jahren auf bis zu 1 Million Tonnen zurückgehen kann.

Werfen wir einen Blick auf die wichtigsten Öle aus Oliven produzierenden Länder der Welt, beginnend mit ihrem Produktionspotenzial und dann mit den tatsächlichen Produktionszahlen der letzten fünf Jahrgänge:

Spanien ist der weltweit führende Produzent mit einem Potenzial von bis zu etwas mehr als 2 Mio. Tonnen pro Jahr (Mio. = Million). Dies ist das Ergebnis des Anbaus von über 300 Millionen Pflanzen.

Italien ist der zweitgrößte Produzent der Welt, mit einem Potenzial von etwa 0,6 Mio. Tonnen pro Jahr (auch wenn die Produktion in den letzten Jahren weit unter diesem Wert lag). Die Ölproduktion in unserem Land umfasst mehr als 250 Mio. Bäume (Quelle: Coldiretti), die sich auf eine Fläche von 1.165.458 Hektar verteilen. Ein System, an dem mehr als 700.000 landwirtschaftliche Betriebe, fast 5.000 Ölmühlen und 220 Industrieunternehmen mit einem geschätzten Umsatz von zwei Milliarden Euro und einem Arbeitseinsatz von 50 Millionen Tagen beteiligt sind.

Griechenland ist das drittgrößte Erzeugerland, mit einem Potenzial, das in besonders guten Jahren sogar 0,3 Mio. Tonnen pro Jahr übersteigen kann, produziert von rund 150 Millionen Olivenbäumen.

Tunesien ist heute der viertgrößte Produzent der Welt, mit einem Produktionspotenzial von bis zu 0,3 Mio. Tonnen pro Jahr mit 85 Millionen Pflanzen auf einer Fläche von rund 2 Millionen Hektar.

Die Türkei ist eindeutig die neue, aufstrebende Produktionskraft, da sie mit 170 Millionen Pflanzen weiterwächst und bald in der Lage sein wird, die vor ihr liegenden Konkurrenten herauszufordern. Sie hat ein Produktionspotenzial von etwa 0,25 Mio. Tonnen pro Jahr. In diesem Land sind etwas mehr als 500 Mühlen in Betrieb (ein Zehntel der Mühlen in Italien). Das liegt vermutlich auch daran, dass ein großer Teil der Olivenernte nicht für die Ölproduktion, sondern für die Produktion von Tafeloliven bestimmt ist. In der Tat ist die Türkei der weltweit größte Erzeuger von Tafeloliven.

Kurz erwähnt werden sollte auch Syrien, das trotz seiner verheerenden inneren Lage (laut einer Studie des Welternährungsprogramms, die die katastrophalen Auswirkungen des Krieges auf landwirtschaftliche Systeme und Infrastrukturen feststellte) eine jahrtausendealte Tradition fortsetzt. Im Jahr 2015 gelang es den syrischen Erzeugern, den Olivenanbau inmitten unzähliger Schwierigkeiten aufrechtzuerhalten und eine beeindruckende Menge von 215.000 Tonnen Olivenöl zu produzieren, womit Syrien in diesem Jahr den vierten Platz unter den weltweit größten Erzeugern einnahm.

Werfen wir einen Blick auf die aktualisierte Rangliste 2019 der Top-10-Erzeuger, die weit vor allen anderen Ländern liegen.

Land	Durchschnittliche Jahrgänge	Menge	Gesamtmenge
Spanien	Durchschnitt der Jahre 2014/2015 – 2018/2019	1.000 t	1279,02
Italien	Durchschnitt der Jahre 2014/2015 – 2018/2019	1.000 t	314,56
Griechenland	Durchschnitt der Jahre 2014/2015 – 2018/2019	1.000 t	277,20
Tunesien	Durchschnitt der Jahre 2014/2015 – 2018/2019	1.000 t	196,00
Türkei	Durchschnitt der Jahre 2014/2015 – 2018/2019	1.000 t	186,80
Portugal	Durchschnitt der Jahre 2014/2015 – 2018/2019	1.000 t	97,86
Syrien	Durchschnitt der Jahre 2014/2015 – 2018/2019	1.000 t	105,00
Marokko	Durchschnitt der Jahre 2014/2015 – 2018/2019	1.000 t	140,00
Algerien	Durchschnitt der Jahre 2014/2015 – 2018/2019	1.000 t	74,70
Argentinien	Durchschnitt der Jahre 2014/2015 – 2018/2019	1.000 t	28,30
EU (Europäische Union)	Durchschnitt der Jahre 2014/2015 – 2018/2019	1.000 t	1983,22
Welt (Gesamtweltproduktio)	Durchschnitt der Jahre 2010/2011 – 2015/2016	1.000 t	2928,20

Abb. 35: Produktion nach Ländern. (Datenquelle: International Olive Council (IOC), übersetzt)

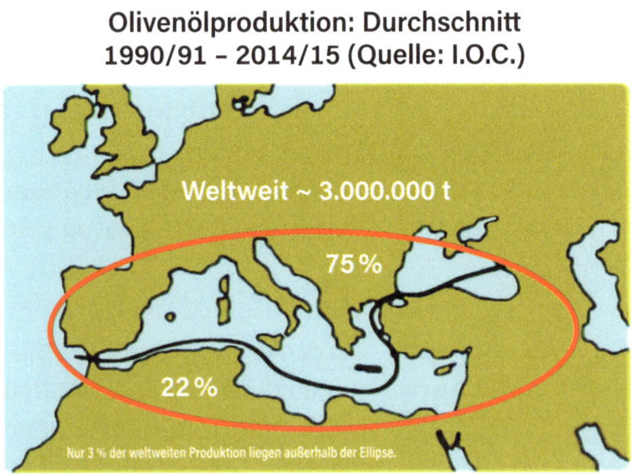

Abb. 36: Wir möchten betonen, dass im Mittelmeerraum nach wie vor 95 % bis 97 % der weltweiten Produktion von Öl aus Oliven stattfindet (die Zahl kann je nach Jahr variieren) und dass allein die fünf größten Erzeuger im laufenden Jahr die 3 Millionen Tonnen erzeugen könnten, die der durchschnittlichen Weltproduktion des letzten Jahrzehnts entsprechen.

FRAGE 34

Welches sind die Hauptverbraucherländer von Öl aus Oliven?

„Damit die Konsumgesellschaft ihr teuflisches Karussell weiterdrehen kann, braucht es drei Zutaten: die Werbung, die den Wunsch nach Konsum weckt; den Kredit, der die Mittel dazu bereitstellt; und die beschleunigte und programmierte Veralterung der Produkte, die die Nachfrage erneuert."

(Serge Latouche)

DER KONSUM WÄCHST WIE EIN LAUFFEUER

Der Markt für Öle aus Oliven unterliegt den ersten beiden in *Latouches* Zitat genannten Anforderungen, während er im starken Gegensatz zur dritten „Zutat" steht, da er seit mehr als 5.000 Jahren unaufhaltsam wächst, mit einem Produkt, das immer gleich ist oder sich sogar zu immer höheren Qualitätsniveaus entwickelt, während es seinen eigenen, uralten und tiefgründigen Charakter behält.

Was die wichtigsten Verbrauchermärkte für Öl aus Oliven betrifft, so können wir zwei verschiedene Daten betrachten, die beide von Interesse sind, weil sie es ermöglichen, unterschiedliche Aspekte hervorzuheben.

GESAMTVERBRAUCH NACH LÄNDERN

Einerseits können wir die Märkte nach dem absoluten Gesamtverbrauch pro Land ordnen, wobei die folgende Rangfolge der fünf wichtigsten Verbraucherländer gilt:

Rang	Land	Durchschnittliche Jahrgänge	Tonnen × 1.000	Jahresdurchschnitt
1	Italien	2014/2015 - 2018/2019	1000 Tonnen	534,96
2	Spanien	2014/2015 - 2018/2019	1000 Tonnen	485,94
3	USA	2014/2015 - 2018/2019	1000 Tonnen	312,30
4	Türkei	2014/2015 - 2018/2019	1000 Tonnen	146,10
5	Griechenland	2014/2015 - 2018/2019	1000 Tonnen	127,00
6	Tunesien	2014/2015 - 2018/2019	1000 Tonnen	105,00
7	Frankreich	2014/2015 - 2018/2019	1000 Tonnen	104,48
8	Syrien	2014/2015 - 2018/2019	1000 Tonnen	100,40
9	Algerien	2014/2015 - 2018/2019	1000 Tonnen	73,70
10	Portugal	2014/2015 - 2018/2019	1000 Tonnen	72,00
	Europäische Union	2014/2015 - 2018/2019	1000 Tonnen	1.555,80

Abb. 37: Gesamtverbrauch von Olivenöl nach Ländern. (Datenquelle: IOC JAHRGÄNGE 2014/2015–2018/2019)

Noch interessanter als die absoluten Daten sind die Verbrauchstrends, die wir aus der Analyse der Grafiken ableiten können, die sich aus den Daten der letzten Jahrzehnte ergeben. Aber auch die Entwicklung des Verbrauchs in den größten Verbraucherländern als Aggregat von 1990/1991 bis 2020/2021 ist äußerst interessant.

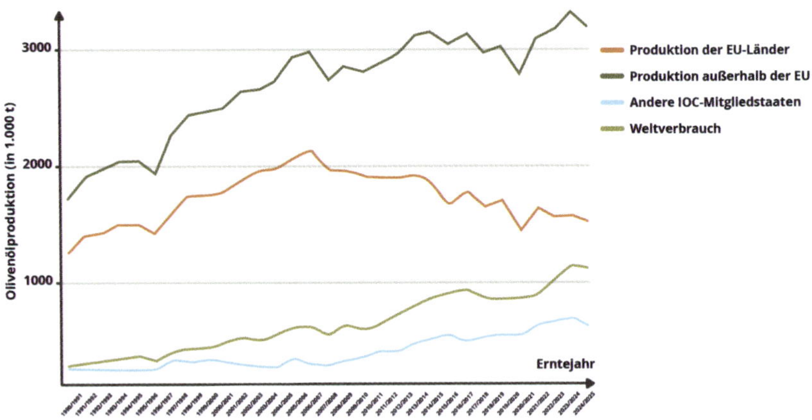

Abb. 38: Schwankungen des Olivenölverbrauchs. Jährliche Veränderungsraten mit Basis 1958/59 – (Datenquelle: IOC)

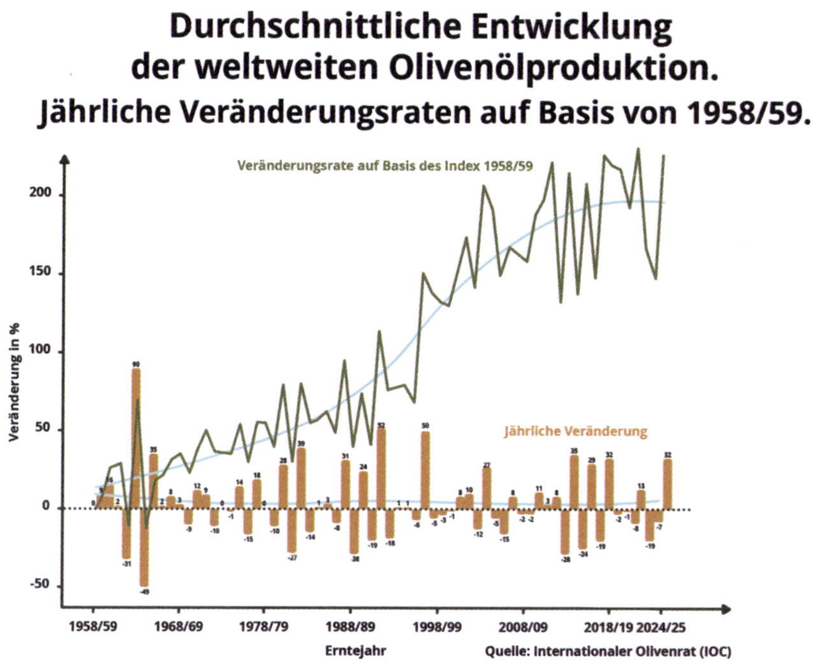

Abb. 39: Änderungsrate basierend auf dem Index 1990/91 Erntejahr (Datenquelle: IOC)

Der Verbrauch von Öl aus Oliven hat sich von 1990/91 bis 2020/21 fast verdoppelt. Die vorläufigen Zahlen für das Wirtschaftsjahr 2020/21 weisen mit einem Verbrauch von 3,125 Mio. t einen Rückgang um 4,4 % aus. Die Schätzungen für 2021/22 deuten auf einen Verbrauch von mehr als 3,2 Mio. t hin.

Sehen wir uns auch an, wie sich der Verbrauch in den Nicht-EU-Ländern an der Mittelmeerküste im gleichen Zeitraum entwickelt hat.

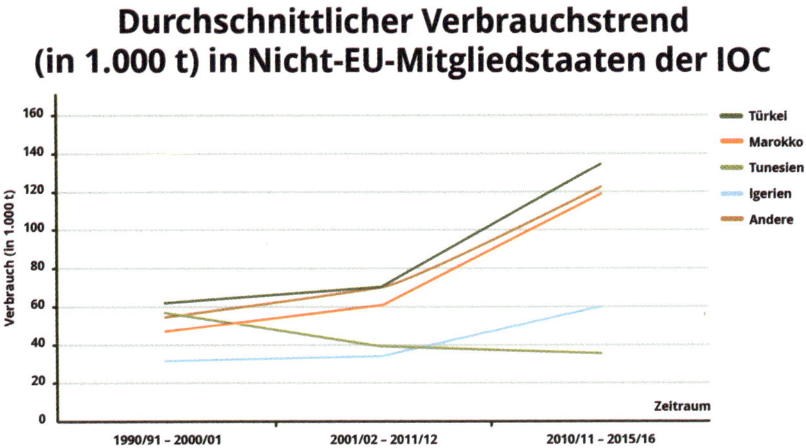

Abb. 40: Verbrauchstrend in den Nicht-EU-Ländern des Mittelmeerraums. 1990 – 2015. (Datenquelle: IOC)

Es ist weiterhin sehr interessant zu verstehen, was außerhalb der EU und außerhalb des Mittelmeerraums in den sogenannten neuen Verbraucherländern geschieht.

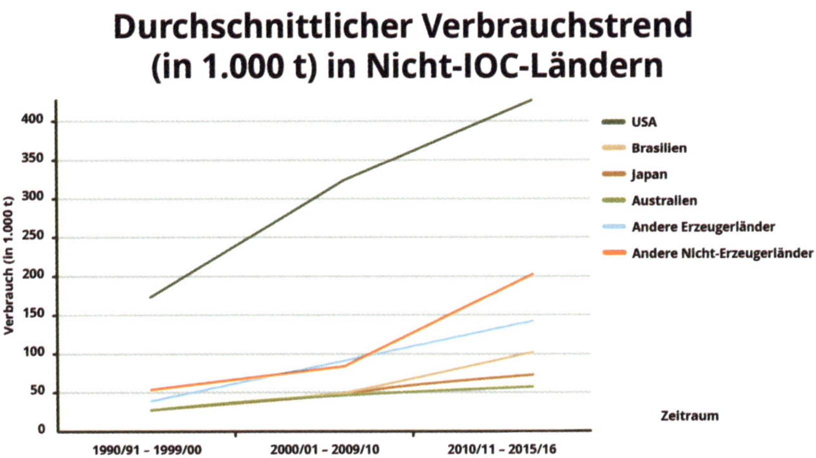

Abb. 41: Trend/Entwicklung des Verbrauchs in Nicht-EU-Staaten außerhalb des Mittelmeerraums. 1990 – 2015. (Datenquelle: IOC)

Aus dem Verlauf der Kurven in den nachstehenden Diagrammen ist sofort ersichtlich, dass der Verbrauch in diesen Gebieten in den letzten 15 Jahren stark angestiegen ist. Auf diese Länder sollte man in den kommenden Jahren achten, da sie vermutlich die Nachfrage nach Öl aus Oliven in die Höhe treiben werden.

PRO-KOPF-VERBRAUCH NACH LÄNDERN

Unter einem anderen Gesichtspunkt ist es interessant, den relativen Verbrauch zu ermitteln und zu analysieren, indem man den Gesamtverbrauch des einzelnen Landes mit seiner Bevölkerungsanzahl in Relation setzt. Dieser Aspekt wird berücksichtigt, um einen vielleicht noch wichtigeren Wert zu erhalten, den geschätzten jährlichen Pro-Kopf-Verbrauch.

Diese Daten vermitteln uns ein noch realistischeres und direkter interpretierbares Bild der Verbrauchsunterschiede zwischen den verschiedenen Ländern. Sie ermöglichen uns auch zu verstehen, wie groß das Wachstumspotenzial des Olivenölverbrauchs in den kommenden Jahren ist, angesichts der großen Verbrauchsunterschiede zwischen den einzelnen Staaten.

In diesem Fall ändert sich die Rangfolge erheblich, wie wir sehen (auf der Grundlage der Daten des Jahrgangs 2019 – Quelle: Australian Bureau of Statistics):

Land	Jahr	Verbrauch pro Person
Griechenland	2019	11,5 kg pro Kopf
Spanien	2019	10,6 kg pro Kopf
Italien	2019	7,5 kg pro Kopf
Zypern	2019	6,7 kg pro Kopf
Portugal	2019	5,5 kg pro Kopf
Albanien	2019	4,7 kg pro Kopf
Syrien	2019	4,4 kg pro Kopf
Marokko	2019	4,1 kg pro Kopf
Tunesien	2019	3,4 kg pro Kopf
Israel	2019	2,9 kg pro Kopf

Abb. 42: Überblick über den jährlichen Pro-Kopf-Verbrauch an Olivenöl in den wichtigsten verbrauchsländern – Jahr 2019. (Quelle: Australisches Amt für Statistik)

Zwei Fälle mit interessanten und gegensätzlichen Daten, die es wert sind, näher betrachtet zu werden, sind der algerische Markt, wo seit dem zweiten Jahrzehnt dieses Jahrtausends ein starker Anstieg des Olivenölverbrauchs zu verzeichnen ist, der mit einem Anstieg der Produktion einhergeht, und der tunesische Markt, der im Gegensatz dazu während des Untersuchungszeitraums (1999–2000 bis 2015–2016) einen Rückgang des Verbrauchs, aber einen starken Produktionsanstieg verzeichnet. Zusammenfassung der nationalen Verbrauchsdaten.

Schließlich könnte es interessant sein, einige weitere Unterscheidungen nach geografischen Teilgebieten vorzunehmen, um festzustellen, in welchen Gebieten der Erde wirklich am meisten Olivenöl pro Kopf verbraucht wird. Um das Konzept zu veranschaulichen, genügt es, Griechenland zu betrachten, den mit etwa 12 kg pro Person weltweit größten Pro-Kopf-Verbraucher. Denn auf der Insel Kreta steigt der jährliche Verbrauch pro Person auf 30 kg Öl aus Oliven. Dies macht die potenzielle Variabilität des Verbrauchs von Region zu Region verständlich.

Auch in der Türkei variiert der Pro-Kopf-Verbrauch stark zwischen den ländlichen Gebieten und den reicheren Gebieten an der griechischen Küste und rund um den Golf von Izmir (der antiken Stadt Smyrna). Nach inoffiziellen Angaben reicht er von 1 l bis zu über 7 oder 8 l pro Kopf.

Selbst in den USA, einem Land, in dem der Gesamtverbrauch stetig steigt, könnten wir die Prognose wagen, dass der derzeit drittgrößte Markt für Öle aus Oliven kurz- bis mittelfristig (in fünf oder höchstens zehn Jahren) aller Wahrscheinlichkeit nach zum zweitgrößten oder vielleicht sogar zum größten Markt werden wird, wenn sich die Wachstumskurve in den nächsten zehn Jahren in gleicher Weise fortsetzt. Wir möchten noch einmal darauf hinweisen, dass der Pro-Kopf-Verbrauch von Öl an der Ost- und Westküste der Vereinigten Staaten bedeutend höher ist als der in den Bundesstaaten im Landesinneren, wo Olivenöl noch immer als relativ unbekannt eingestuft wird.

Dieser Markt ist einer der wichtigsten Absatzmärkte für italienisches Natives Olivenöl Extra und hat einen Wert von mehr als 1,3 Milliarden Euro pro Jahr. Italien exportiert jährlich mehr als 120.000 Tonnen des Produkts nach Übersee.

Die Öle mit der Kennzeichnung DOP und IGP machen nur 5 % der Gesamtexporte aus, weitere 15 % entfallen ausschließlich auf hochwertiges Natives Olivenöl Extra aus der großen biologischen Vielfalt Italiens. Der Rest, etwa 80 % des Marktes, setzt sich aus Mischungen Nativer Olivenöle Extra zusammen, die aus der Erfahrung italienischer Ölfirmen resultieren, die in den USA schon immer sehr hohe Marktanteile hatten.

Zusammenfassend können wir eine letzte interessante Tatsache hervorheben, nämlich dass etwa 80 % der weltweiten Importe aus Ländern stammen, die nicht Mitglied des IOC sind (z. B. die USA, Brasilien, Japan, China, Kanada, usw.).

Wer sich für die neuesten Daten über die Erzeugung und den Verbrauch von Öl aus Oliven interessiert, findet nachstehend einen Link zur Website des International Olive Council (IOC), der zweifellos die am besten informierte internationale Einrichtung zu diesem Thema ist. Eine seiner institutionellen Aufgaben besteht darin, Daten über den Markt für Öle aus Oliven und Tafeloliven zu sammeln und zu verbreiten:

https://www.internationaloliveoil.org/wp-content/uploads/2021/12/IOC-Olive-Oil-Dashboard-1.html#consumption-1

FRAGE 35

Welches sind die Hauptexportländer für Öl aus Oliven?

„Weinhändler, Armenhändler; Ölhändler, Goldhändler."

(altes Sprichwort)

DER WETTBEWERB NIMMT ZU

Dies ist ein weiteres interessantes Thema, da es uns Aufschluss darüber gibt, wie viel Olivenöl jedes Erzeugerland für den Inlandsverbrauch verwendet und wie viel es ins Ausland exportiert, um seine Handelsbilanz im Agrar- und Lebensmittelbereich zu verbessern.

Um eine Vorstellung von der historischen Bedeutung des Ölhandels zu bekommen, sei an dieser Stelle daran erinnert, dass im antiken Griechenland zur Zeit Solons (6. Jh. v. Chr.) Gesetze erlassen wurden, die die Ausfuhr sämtlicher Nahrungsmittel verboten, weil diese Produkte in Attika knapp waren. Dies galt jedoch nicht für Öl aus Oliven, das nicht aufgrund einer Überproduktion exportiert werden durfte, sondern weil es ein begehrtes und geschätztes Produkt war, das wesentlich zur Verbesserung der Handelsbilanz der Stadt Athen beitrug.

GESAMTVERBRAUCH NACH LÄNDERN

Die aktuelle Rangliste der elf größten olivenölexportierenden Länder sieht wie folgt aus (nach den auf der offiziellen Website des International Olive Council veröffentlichten Daten – November 2021).

Wieder einmal ist es interessant, einige Bemerkungen zu der Tatsache zu machen, dass unser Land Italien, obwohl es nicht genug produziert, um den heimischen Markt zu versorgen, eine bemerkenswerte

Länder / Regionen	2016/17	2017/18	2018/19	Durchschnitt	2019/20	2020/21	2021/22	Durchschnitt	% Weltanteil
Mitglieder des IOC	2.764	2.746	2.838	2.783	2.929	2.933	3.185	3.016	100 %
Europäische Union	1.543	1.509	1.562	1.538	1.553	1.579	1.649	1.594	53 %
Spanien	514	483	510	502	494	492	490	492	—
Italien	440	431	442	438	459	461	465	462	—
Frankreich	111	113	115	113	116	118	121	118	—
Griechenland	116	116	118	117	122	123	127	124	—
Portugal	85	85	86	85	87	88	89	88	—
Andere Länder	1.221	1.237	1.276	1.245	1.376	1.354	1.536	1.422	47 %
Türkei	160	165	170	165	190	195	205	197	—
Marokko	110	112	115	112	118	122	125	122	—
Tunesien	84	86	89	86	90	93	95	93	—
USA	315	321	330	322	345	360	375	360	—
Brasilien	88	90	95	91	100	108	115	108	—
Japan	66	67	69	67	70	72	75	72	—

Abb. 43: Rangliste der olivenölexportierenden Länder. (Datenquelle: IOC)

Produktionsstärke und Handelsfähigkeit aufweist, die Italien auf Platz 2 der größten Exporteure bringt.

Die Marke „Made in Italy" ist so stark und gut auf den Märkten positioniert, dass sie uns zum zweitgrößten Exporteur der Welt macht. Interessant sind auch die Daten aus Tunesien, das offensichtlich stark auf den Export von Öl aus Oliven setzt, da es an dritter Stelle steht, während der Inlandsverbrauch seit zehn Jahren rückläufig ist.

Schließlich möchten wir die Daten aus Portugal hervorheben. Auffällig ist, dass dieses Land etwa die Hälfte seiner Produktion ins Ausland exportiert und damit einen klaren Vorteil in der Agrar- und Lebensmittelhandelsbilanz hat.

FRAGE 36

Woher stammt der Olivenbaum (*olea sativa europea*)?

„Die Natur ist groß in großen Dingen, aber sie ist sehr groß in kleinen Dingen."

(Plinius der Ältere)

DER URSPRUNG IST WICHTIG

Der Ursprung der Ölbaumpflanze *Olea Europaea* ist ungewiss. Die am weitesten verbreiteten Theorien und Forschungen gehen jedoch davon aus, dass sie aus dem Gebiet zwischen dem südlichen Kaukasus, dem Hochland des heutigen Iran und den Mittelmeerküsten Syriens und Palästinas stammt, d. h. aus dem geografischen Gebiet, das als fruchtbarer Halbmond bekannt ist.

Es gibt zwei Unterarten von *Olea europaea, Olea Europaea Sativa* (d. h. der kultivierte Olivenbaum) und *Olea Europaea Oleaster*, bekannt als Ölbaum.

Die ältesten Spuren menschlicher Nutzung der Olivenpflanze bzw. ihrer Früchte finden sich auf dem Berg Karmel, der im heutigen Staatsgebiet Israels liegt, und stammen aus der Zeit um 4000 Jahre v. Chr.; in Ebla in Nordsyrien erwähnen Tontafeln aus der Mitte des 3. Jahrtausends v. Chr. eine hohe Ölproduktion [26]. Der Kodex von Hammurabi aus der Zeit von 1792 bis 1750 v. Chr. ist das älteste schriftliche Dokument, das sich auf Vorschriften für Öl aus Oliven bezieht und in dem einige Regeln für den Ölhandel erwähnt werden. Der Olivenbaum kommt auch in Anatolien vor, hauptsächlich in der Ebene von Kilikien, wie aus alten hethitischen Texten hervorgeht. [27]

Von dieser Seite des Mittelmeers aus scheinen die Phönizier um das 16. Jahrhundert v. Chr. die Olivenpflanze in nahezu das gesamte

Mittelmeerbecken exportiert zu haben, zunächst über die griechischen Inseln Kreta, Rhodos und Zypern, dann zwischen dem 14. – 12. Jahrhundert v. Chr. Nach Griechenland sowie in die gegenüberliegende türkische Region am Golf von Smyrna und schließlich im 13. Jahrhundert v. Chr. südwärts nach Ägypten.

Der Olivenbaum wurde auch von den phönizischen Kolonisten, die seit der Gründung von Cádiz (um 1100 v. Chr.) mit den Spaniern Silber gegen Öl tauschten, an die westlichen Küsten des Mittelmeers exportiert. Bereits vor diesem Zeitpunkt wuchsen auf der Iberischen Halbinsel wilde Ölbäume (*Oleaster*), und zwar bereits zu Beginn der sogenannten El-Algar-Kultur (*Almeria*), um 1800 v. Chr. und in Cádiz. Bereits gegen Ende des 1. Jahrtausends v. Chr. war Südspanien mit Olivenhainen bedeckt. [28]

In Italien scheint der Olivenbaum um 1500 v. Chr. nach Sizilien gekommen zu sein, wo einige Gräber mit Olivenkernen gefunden wurden, die mit der Kohlenstoff-14-Methode auf diese Zeit datiert werden können. Laut Fenestella gelangten die Olivenbäume zur Zeit des Augustus bis nördlich der Alpen, nach Gallien (dem heutigen Frankreich) und ins Innere der Iberischen Halbinsel.

Archäologische und archäobotanische Untersuchungen, die zwar spärlich und fragmentarisch sind und auf einigen Steinen oder Fragmenten von Olivenholzkohle basieren, die in neolithischen Lagerstätten in Zypern, Israel und Italien gefunden wurden (Zohary und Spiegel-Roy, 1975), haben es ermöglicht, festzustellen, dass die kleinen und bitteren Früchte wilder Formen bereits im späten Paläolithikum und im Neolithikum von Jägern und Sammlern, die als Proto-Kultivatoren angesehen werden können, gesammelt, konserviert und in begrenztem Umfang verzehrt wurden (Kislev et al., 1992).

Eine echte Form der Kultivierung der Pflanze ist vor allem ab der jüngeren Bronzezeit und in der Eisenzeit belegt. Die Nutzung des Olivenbaums zusammen mit dem Anbau der Weinrebe stellten innovative Ereignisse dar, die sowohl die landwirtschaftlichen Praktiken als auch die Verwendung der Sapiens-Art als Nahrungsmittel veränderten. Die empirische Auslese unter Wildformen von Pflanzen mit größeren Früchten und höherem Ölgehalt sowie die vegetative Vermehrung von

Formen mit günstigen Allelkombinationen trugen höchstwahrscheinlich zur Domestizierung der Art bei.

Obwohl es schwierig ist, innerhalb der weiten natürlichen Verbreitung den oder die Orte zu bestimmen, an denen der Anbau des Olivenbaums begann, wurden eindeutige Beweise für den Anbau der Pflanze in Palästina, Syrien und Anatolien gefunden, wo die einheimische Bevölkerung das Öl der Pflanze als Schmier- und Beleuchtungsmittel, als Salbe für den Körper, als leicht lagerfähige Früchte sowie als Holz zum Verbrennen und Verarbeiten nutzte.

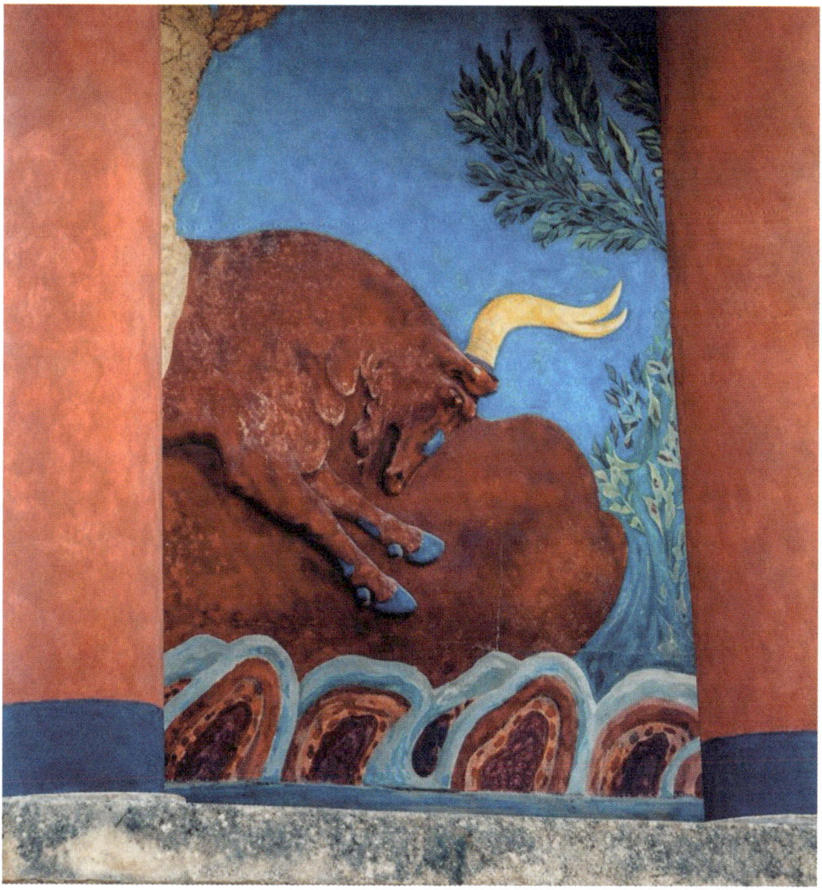

Abb. 44: Kreta, Palat von Knossos. Stier in einer Landschaft mit Olivenbäumen.

In Palästina wurden Olivenkerne aus dem Zeitraum von 4000–3700 Jahren v. Chr. und antike Ölmühlen gefunden. Der Olivenbaum wurde als „Baum des Lebens" bezeichnet und war die am weitesten verbreitete, am besten gepflegte und rentabelste Baumart in der Region. Die Menschen verfügten über grundlegende agronomische Kenntnisse sowohl über den phänologischen (biologischen) Zyklus als auch über die Pflege der Pflanze.

In Syrien ist das Vorkommen des Olivenbaums bereits im dritten Jahrtausend v. Chr. belegt. Um 2500 v. Chr. dürften Syrien und Kleinasien die ersten Anbaugebiete der Pflanze gewesen sein (Coutance, 1877; Marcuzzi, 1998).

Die Fresken des zweiten Palastes von Knossos auf Kreta sind über 3.500 Jahre alt und wahrscheinlich die ältesten Darstellungen des Olivenbaums in der Geschichte.

Auf Kreta wurde der Olivenbaum bereits 1500 v. Chr. kultiviert und bildete eine tragende Wirtschaftssäule der Insel. Ein Stearit-Fragment sowie Keramik- oder Terracottavasen und Amphoren (Pithoi), die im Museum von Heraklion auf Kreta aufbewahrt werden, vermitteln eine Vorstellung von der Bedeutung der Pflanze für die Bevölkerung, die das Öl für Nahrungsmittel, medizinische und kosmetische Zwecke verwendete.

Der Olivenbaum gelangte auch nach Ägypten, und sein Anbau war, wie der griechische Historiker und Geograf Strabo in seiner Geografie berichtet, vor allem im Nildelta und zwischen dem Moeris-See und dem Nil verbreitet. Während des Neuen Reiches lieferten die Olivenhaine von Heliopolis laut einer Inschrift aus dem Tempel des Gottes Ra, datiert auf 1191–1178 v. Chr., zur Zeit von Ramses III., das hochwertigste Öl ganz Ägyptens, um die Lampen im heiligen Palast zu befeuern. Der Pharao drückte seine Verehrung für den Sonnengott Ra folgendermaßen aus: „Ich habe in deiner Stadt Heliopolis Olivenhaine gepflanzt, mit Gärtnern und zahlreichen Arbeitern, die für die Gewinnung von reinem ägyptischem Öl höchster Qualität zuständig sind, um die Lampen deines prächtigen heiligen Palastes am Brennen zu halten."

In diesen Bevölkerungsgruppen wurde das Öl nahezu ausschließlich von Ärzten und Einbalsamierern verwendet.

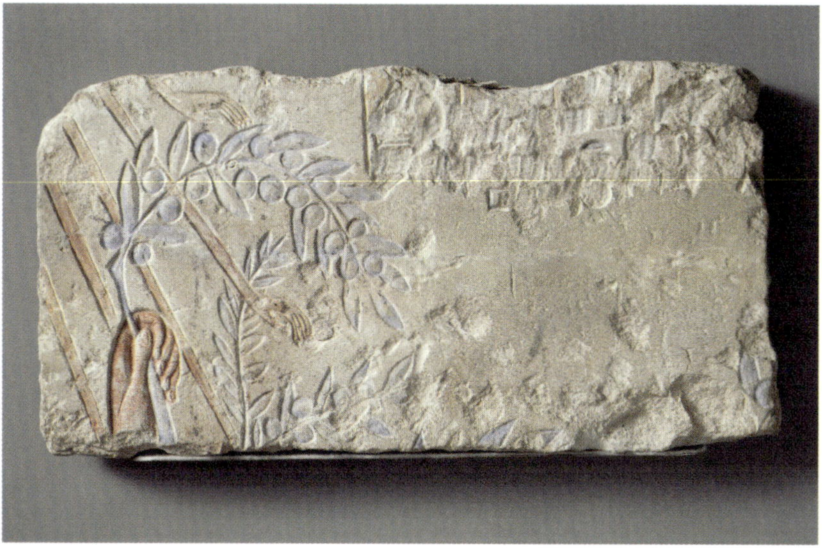

Abb. 45: Hand mit Olivenzweig, Fundort: Ägypten, Datierung: ca. 1353–1223 v. Chr., Kalkstein. bpk / The Metropolitan Museum of Art

Die Kultivierung des Olivenbaums und die Olivenölproduktion waren in der Bronzezeit sowohl in den Mittelmeerregionen als auch in Griechenland weit verbreitet.

Mit den Phöniziern gelanten der Olivenbaum und sein Anbau an die nördlichen Küsten des Mittelmeerraums sowie im Süden an die Küsten Afrikas.

FRAGE 37

Wo können Olivenbäume angebaut werden?

„Der Olivenbaum braucht fünf Dinge: Breite, Stein, Dung, Axt und Sonne."

(Apulisches Sprichwort)

DAS KLIMA VERÄNDERT SICH UND MIT IHM DIE ANBAUMETHODEN

Die Olivenbaumpflanze hat sich, wie wir gesehen haben, ursprünglich im Gebiet des fruchtbaren Halbmondes entwickelt und wurde von dort aus an fast alle Küsten des Mittelmeerraums exportiert, sodass das bevorzugte Gebiet, an das sie sich im Laufe der Jahrtausende angepasst hat, zwischen dem 35. und 45. Breitengrad liegt.

Am Ende des letzten Jahrtausends wurde die Olivenpflanze in fast alle Kontinente exportiert, vom Norden bis zum Süden Amerikas, von Ozeanien über Australien und Neuseeland bis nach Asien, wo heute Japan, China und Pakistan neue experimentelle Anbaugebiete aufbauen.

Aus klimatischer Sicht sind mediterrane Bedingungen am besten geeignet, obwohl sich die Pflanze auch gut an das submediterrane Klima anpasst, vorausgesetzt, dass sowohl negative als auch positive Temperaturextreme sie nicht schädigen oder zu wiederkehrenden Bedingungen mit übermäßigem Stress führen. Außerdem müssen im Herbst und Winter Mindesttemperaturen gewährleistet sein, die den normalen Blühprozess der Art garantieren können.

Aus bodenkundlicher Sicht besitzt der Olivenbaum eine gewisse Plastizität und kann sich an verschiedene Bodentypen anpassen, mit Ausnahme von besonders lehmhaltigen Böden (bei einem Tongehalt von mehr als 45 % ist der Boden für die Pflanze nicht geeignet, um Wurzeln zu schlagen), da sein Wurzelsystem sehr empfindlich auf übermäßige Feuchtigkeit reagiert. [29]

Abschließend lässt sich sagen, dass die wachsende Wertschätzung von Olivenprodukten in der gesamten Weltbevölkerung in Verbindung mit der globalen Erwärmung dazu führt, dass sich das mögliche Anbaugebiet von *Olea Europaea* allmählich ausweitet.

Eine weitere sehr interessante Tatsache ist, dass die wachsende Beliebtheit und Wertschätzung von Olivenöl dazu führt, dass jedes Jahr etwa 154.000 neue Hektar Olivenhaine angelegt werden, was bedeutet, dass jede zweite Minute etwa 5 bis 6 neue Olivenbäume auf der Erde gepflanzt werden.

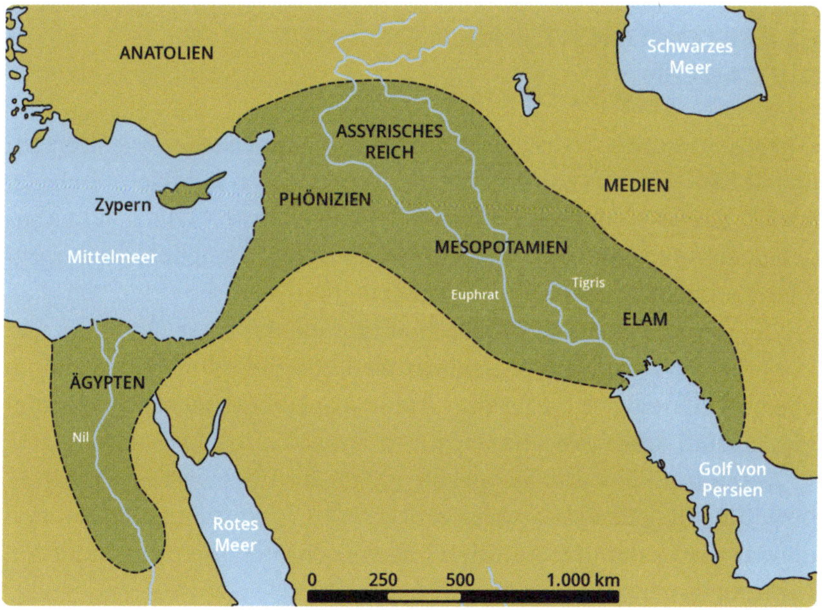

Abb. 46: Der fruchtbare Halbmond. Dies ist das Gebiet, aus dem die *Olea Europea* wahrscheinlich stammt. Ursprüngliche Anbaugebiete des Olivenbaums.

FRAGE 38

Welches sind die 10 besten Öle der Welt?

„Im Leben sind wir alle dazu bestimmt, jemanden zu treffen, der ein besseres Olivenöl als unseres entdeckt hat."

(Ftzj, auf Twitter)

ES BESTEHT NICHT IMMER EINIGKEIT ÜBER DIE ZAHLEN

Zugegeben, eine realistische Rangliste der besten Öle der Welt zu erstellen, ist zum einen fast unmöglich und zum anderen teilweise falsch, da, wie wir bereits weiter oben festgestellt haben, Öle von Jahr zu Jahr ähnlich oder unterschiedlich sein können. Es ist nicht möglich, diesbezügliche Vorhersagen zu treffen, sodass jede Rangliste, die einen Wert hat, nur zu einem bestimmten Zeitpunkt und nur für diese Ölproben gilt.

Da wir auf jeden Fall versuchen wollen, zumindest die Neugier derjenigen zu befriedigen, die an einer Antwort auf diese spezielle Frage interessiert sind, können wir unsere Antwort auf statistische Daten stützen.

Man kann sich zum Beispiel die Ranglisten der wichtigsten Ölwettbewerbe, die jedes Jahr in der ganzen Welt veranstaltet werden, und die Ranglisten der bekanntesten Fachzeitschriften mit professionellen Fachgremien einsehen.

Nach dieser Analyse ist es möglich, eine hypothetische Rangliste zu erstellen, z. B. die zehn Namen mit der niedrigsten Punktzahl und somit dem besten Ranking (z. B.: Addition der Ranglisten von zwei Ölen/Erzeugern in verschiedenen Wettbewerben, bei denen A den 1., 3. und 5. Platz = 9 und B den 2., 6. und 8. Platz = 16 erreicht hat; theoretisch ist das beste Öl dasjenige mit der niedrigsten Punktesumme). Diese Untersuchungsmethode kann sowohl für Öle gelten, die mehrere Preise und Auszeichnungen in einem bestimmten Jahr erhalten haben, als auch für die Produzenten der Öle.

Auf diese Weise können wir uns ein ungefähres Bild von den Produkten und Herstellern mit den besten Ergebnissen für das betreffende Jahr machen.

Für diejenigen, die sich für statistische Daten interessieren, können wir vorschlagen, dasselbe Verfahren für die letzten drei bis fünf Jahre durchzuführen, um einen Trend zu erhalten. Auf diese Weise ist es möglich, Namen mit einer überdurchschnittlichen Leistungskonstanz zu identifizieren. Gerade diese identifizierten Namen könnten eine vernünftige Antwort auf die Ausgangsfrage darstellen.

Ebenso richtig ist, dass diese Daten nur einen begrenzten Hinweis auf die Realität der Märkte geben können, da nicht alle Erzeuger mit ihren Ölen an diesen Veranstaltungen teilnehmen.

Versuchen wir, einige Daten zu vergleichen und zu analysieren, dann wird der Inhalt der Frage klarer.

Der Wettbewerb NYIOOC (New York International Olive Oil Competition), der auf dem Papier vielleicht der wichtigste der Welt ist, was die Anzahl der eingegangenen Proben angeht, bewertet etwa 900 bis 1.000 Proben für jedes Produktionsjahr. Alle anderen Wettbewerbe bewerten meist nur einige hundert Einsendungen. Um eine Vorstellung von der wirklichen Größe der Welt der Ölproduktion zu bekommen, genügt es, sich vor Augen zu führen, dass es allein in Italien mehr als 825.000 landwirtschaftliche Betriebe gibt, die im Olivensektor tätig sind. Die Größenordnung dieser Daten macht deutlich, dass die Umfrage, die darauf abzielt, eine Rangliste der zehn besten Öle der Welt zu erstellen, uns nur einen kleinen Ausschnitt aus dem riesigen Panorama der Weltproduktion zeigen kann. Wir können auch darüber nachdenken, dass dieses Ranking uns einen Einblick in die Märkte geben kann, die sich etablieren wollen und viel Geld investieren, um ihre Produkte sowie ihre Marke durch Wettbewerbe und Leitfäden zu bewerben.

Auf der anderen Seite gibt es eine große Anzahl von Unternehmen und Ölen, die zweifellos ein hohes Qualitätsniveau aufweisen können und dies auch tun, die aber nicht in der oben beschriebenen Weise auftreten und für ihre Produkte werben. Es handelt sich um Erzeuger, die ohne großes Marketing und Ranking arbeiten und sich auf den Märkten auf unterschiedliche Weise bewegen.

Ich möchte noch eine letzte Bemerkung zur praktischen Durchführbarkeit des Kaufs von den bei Wettbewerben preisgekrönten Ölen auf dem Markt machen: Oft sind diese Öle Ausdruck der Tätigkeit kleiner oder mittlerer Unternehmen mit Nischenproduktionen, die naturgemäß den Gaumen einiger weniger neugieriger und aufmerksamer Verbraucher befriedigen und erfreuen können. Die Jagd nach den preisgekrönten Ölen findet jedes Jahr statt und ist nur wenigen Privilegierten vergönnt.

Als Beispiel seien hier zwei Websites genannt, die jedes Jahr eine Rangliste der besten Olivenöle der Welt aufstellen, nach ähnlichen Kriterien, aber mit sehr unterschiedlichen statistischen Grundlagen:

Website> **EVOO WORLD RANKING**

Website> https://www.wboo.org/index.html.

Nachfolgend finden Sie die von der Website World's Best Olive Oil (https://www.wboo.org/index.html) erstellte Rangliste, sowohl für konventionell als auch für biologisch angebaute Olivenöle. Sie basiert auf dem Durchschnitt der Ergebnisse (ihrer Meinung nach) einiger der wichtigsten internationalen Wettbewerbe, die jedes Jahr weltweit stattfinden.

Aus dieser statistischen Zusammenfassung gehen die am meisten ausgezeichneten Öle des Jahrgangs 2022/2023 hervor, die durch die Berechnung der Ergebnisse von acht internationalen Wettbewerben ermittelt wurden, jeweils für den konventionellen und den ökologischen Anbau:

A	Unternehmen	Etikett	Land	Region	Gesamt
1	Almazaras de la Subbética S.L.	Rincón de la Subbética – Hojiblanca	Spanien	Andalusien	335
2	Az. Agr. Sabino Leone	Don Gioacchino	Italien	Apulien	285
3	Ntra. Sra. de los Remedios	Oro de Cánava	Spanien	Andalusien	265
4	MONINI, S.P.A.	Monini – Monocultivar Coratina	Italien	Umbrien	260
5	Aceites Oro Bailén Galgon 99 S.L.	Oro Bailén – Picual	Spanien	Andalusien	245
6	Miceli & Sensat	U'Ciuri – Nocellara del Belice	Italien	Sizilien	240
7	Aceites Oro Bailén Galgon 99 S.L.	Oro Bailén – Hojiblanca	Spanien	Andalusien	230
8	Aceites Oro Bailén Galgon 99 S.L.	Oro Bailén – Arbequina	Spanien	Andalusien	230
9	Aceites Nobleza Del Sur	Eco Day	Spanien	Andalusien	190
10	Frantoio Romano s.r.l.	Ortice Riserva	Italien	Kampanien	185

Abb. 47: Klassifizierung der konventionellen Öle 2022/2023. (Datenquelle: Worldbestoliveoils)

A	Unternehmen	Etikett	Land	Region	Punkte (GG/IO)
1	Almazaras de la Subbética S.L.	Rincón de la Subbética – Hojiblanca	Spanien	Andalusien	335
2	MONINI, S.P.A.	Monini – Monocultivar Coratina	Italien	Umbrien	260
3	Miceli & Sensat	U'Ciuri – Nocellara del Belice	Italien	Sizilien	240
4	Aceites Nobleza Del Sur	Eco Day	Spanien	Andalusien	190
5	MONINI, S.P.A.	Monini – Monocultivar Frantoio	Italien	Umbrien	175
6	Suministro Agroebro S.L.	Artajo 10 Bio – Koroneiki	Spanien	Navarra	170
7	Rafael Alonso Aguilera S.L.	Oro del Desierto – Coupage	Spanien	Andalusien	150
8	Suministro Agroebro S.L.	Artajo 10 Bio – Coupage	Spanien	Navarra	150
9	Masoni Becciu di Dedda Valentina	Concurdu	Italien	Sardinien	150
10	Opç Chivalon	Chivalon Organic	Kroatien	Istrien	135

Abb. 48: Rangliste der Öle aus ökologischem Anbau 2022/2023. (Datenquelle: Worldbestoliveoils)

FRAGE 39

Welches sind die 10 besten Produzenten der Welt?

„Du gewinnst ein Rennen, aber das nächste Rennen ist wieder ein Fragezeichen. Bist du immer noch der Beste oder nicht? Das macht Spaß, aber es ist auch interessant und herausfordernd. Man muss sich jedes Mal durchsetzen."

(Michael Shumacher)

AN DER SPITZE ZU BLEIBEN IST SCHWIERIGER, ALS DORTHIN ZU GELANGEN

Für die Ermittlung der zehn besten Unternehmen der Welt gelten in vollem Umfang dieselben Überlegungen wie für die Ermittlung der Rangliste der zehn besten Öle der Welt.

Wir können sagen, dass der einzige Unterschied darin besteht, dass die Auswertung der statistischen Daten über drei und fünf Jahre es uns ermöglicht, die Unternehmen zu identifizieren, die im Laufe der Zeit eine gewisse Konstanz der Ergebnisse auf hohem Niveau bei der Teilnahme an Wettbewerben und in den Leitfäden erreicht haben. Meiner Meinung nach sind diese Daten sehr interessant, und ich würde sie als eine wichtige Informationsquelle bezeichnen, da sie uns Aufschluss darüber geben, wie gut ein Unternehmen in der Lage ist, über einen längeren Zeitraum Leistungen auf höchstem Niveau zu erbringen. Diese Daten zeigen uns also die besten Unternehmen der Welt, was die Beständigkeit der Leistungen bei Wettbewerben angeht, zumindest in der Gruppe der Unternehmen, die an Wettbewerben teilnehmen.

Für all jene Erzeuger, die nicht in den Führern erscheinen und nicht an Wettbewerben teilnehmen, ist es Sache des Verbrauchers, sich auf die Suche nach den Perlen zu begeben, nach den Produktionen, die zwar hervorragend sind, aber nicht auf diese Weise die Aufmerksamkeit der Medien suchen.

Ich kann Ihnen versichern, dass es viele Unternehmen gibt, die im Schatten der scheinbaren Normalität Öle von höchster Qualität produzieren, ohne die Medienpräsenz zu suchen und zu genießen.

Tabelle A - Rangliste 2022/2023	Produzent	Land	Region	Gesamtpunkte
1	Aceites Oro Bailen Galgon 99 S.L.	Spanien	Andalusien	765
2	Almazaras de la Subbetica S.L.	Spanien	Andalusien	435
3	MONINI, S.P.A.	Italien	Umbrien	435
4	Suministro Agroebro S.L.	Spanien	Navarra	420
5	Aceites Nobleza Del Sur	Spanien	Andalusien	285
6	Az. Agr. Sabino Leone	Italien	Apulien	285
7	Opg Chivalon	Kroatien	Istrien	270
8	S.C.A. San Vicente	Spanien	Andalusien	270
9	Ntra. Sra. de los Remedios	Spanien	Andalusien	265
10	Az. Agr. Alfredo Cetrone	Italien	Latium	260

Abb. 49: Rangliste der konventionellen Ölproduzenten Jahrgang 2022/2023. (Datenquelle: Worldbestoliveoils – Daten aus acht internationalen Wettbewerben)

Wir haben hier versucht, eine Rangliste der besten Unternehmen zu erstellen und dabei die ausgezeichnete und nützliche Datensammlung der deutschen Website „World Best Olive Oils“ zu berücksichtigen, die jedes Jahr über die Ranglisten der ihrer Meinung nach prestigeträchtigsten Olivenölwettbewerbe in der ganzen Welt berichtet und ebenso aufzeigt, welche Öle bei einigen der internationalen Wettbewerbe, die jedes Jahr in der ganzen Welt veranstaltet werden, am häufigsten ausgezeichnet werden.

Es muss immer bedacht werden, dass die Daten relativ und nicht absolut sind, da die Bewertungen und Ergebnisse einiger weniger Wettbewerbe berücksichtigt werden und nicht die aller bestehenden internationalen Wettbewerbe.

Die gewonnenen Daten sind zwar nicht absolut, können aber dennoch ein plausibles Bild der in den letzten Jahren weltweit am häufigsten ausgezeichneten Produzenten vermitteln.

Die 50 besten Unternehmen jedes Jahres wurden in die Rangliste aufgenommen.

TABELLE B - RANGLISTE 2021/2022	Produzent	Land	Region	Gesamtpunkte
1	Almazaras de la Subbética S.L.	Spanien	Andalusien	313
2	Muela Olives S.L.	Spanien	Andalusien	226
3	Az. Agr. Leone Sabino	Italien	Apulien	180
4	Accademia Olearia srl	Italien	Sardinien	152
5	MONINI S.P.A.	Italien	Umbrien	146
6	Hispania Food Company XXI	Spanien	Andalusien	135
7	Sarl Moulin Oltremonti	Frankreich	Korsika	129
8	Knolive Oils S.L.	Spanien	Andalusien	125
9	Opg Chivalon	Kroatien	Istrien	118
10	Franci Snc	Italien	Toskana	113

Abb. 50: Rangliste der konventionellen Ölproduzenten Jahrgang 2021/2022. (Datenquelle: Worldbestoliveoils – Daten aus sieben internationalen Wettbewerben)

TABELLE C - RANGLISTE 2020/2021	Produzent	Land	Region	Gesamtpunkte
1	Almazaras de la Subbética S.L.	Spanien	Andalusien	316
2	Goya en España S.A.U	Spanien	Andalusien	154
3	Franci Snc	Italien	Toskana	144
4	Rafael Alonso Aguilera S.L.	Spanien	Andalusien	141
5	Terra Creta	Griechenland	Kreta	132
6	S.C.A. San Felipe Apóstol	Spanien	Andalusien	117
7	Masoni Becciu di Dedda Valentina	Italien	Sardinien	116
8	MONINI S.P.A.	Italien	Umbrien	116
9	Aceites Oro Bailen Galgon 99 S.L.	Spanien	Andalusien	113
10	Ntra. Sra. de los Remedios	Spanien	Andalusien	113

Abb. 51: Rangliste der konventionellen Ölproduzenten Jahrgang 2020/2021. (Datenquelle: Worldbestoliveoils – Daten aus sechs internationalen Wettbewerben)

FRAGE 40

Welchen Wert haben die Ranglisten von Ölwettbewerben?

in Anlehnung an Goethe: „Das Leben ist zu kurz, um mit mittelmäßigen Ölen zu kochen."

(Aldo Mazzini)

WER TEILNIMMT UND GEWINNT, HAT AUF JEDEN FALL RECHT

Heutzutage können wir ohne Zweifel sagen, dass jedes Jahr Hunderte von Ölwettbewerben in der ganzen Welt organisiert werden.

Es besteht ein großer und weit verbreiteter Wunsch, das Produkt aufzuwerten, es besser und bekannter zu machen, und Wettbewerbe sind sicherlich eines der interessantesten Medien- und Marketinginstrumente zur Förderung von Ölen, Marken und Unternehmen.

Die Teilnahme an Wettbewerben ist für Unternehmen sicherlich finanziell anspruchsvoll, aber wenn man die Teilnahmekosten als Investition in Marketing und Markenpositionierung betrachtet, wird sie zu einer großartigen Gelegenheit, die Marke weltweit zu positionieren und sie auf Märkten bekannt und anerkannt zu machen.

Heute gibt es eine Vielzahl von Wettbewerben für Olivenöl, von lokalen Wettbewerben für bestimmte geografische Gebiete bis hin zu internationalen Wettbewerben, an denen Produkte und Erzeuger aus der ganzen Welt teilnehmen. Die wichtigsten Wettbewerbe in Bezug auf das Prestige, die Professionalität der Jurys und die Anzahl der Teilnehmer umfassen heute einige Dutzend.

Doch die Frage, die es zu beantworten gilt, lautet:

„Welchen Wert haben die Ergebnisse dieser Wettbewerbe für den **Endverbraucher?"**

Ich bin der festen Überzeugung, dass die aus den Wettbewerbsrankings gewonnenen Erkenntnisse in erster Linie ein ausgezeichneter Spiegel der Leistung des jeweiligen Produktionsjahres darstellen:

„Die Ranglisten und Auszeichnungen geben uns von Jahr zu Jahr einen Eindruck von der Qualität und den Besonderheiten, die in den verschiedenen Produktionsbereichen, Produkten und Herstellern zum Ausdruck kommen."

Wir möchten auch darauf hinweisen, dass die Teilnahme an Olivenölwettbewerben insbesondere für kleine und mittlere Unternehmen, die die Exzellenz verschiedener Produktionsbereiche repräsentieren, eine Chance darstellt.

Gerade aufgrund ihrer begrenzten Größe und geografischen Lage können sie Schwierigkeiten haben, strukturierte Marketingmaßnahmen und -kampagnen umzusetzen. Die Teilnahme an Wettbewerben bietet daher eine hervorragende Möglichkeit, die globale Sichtbarkeit ihrer Marke kostengünstig zu steigern.

Um die Positionierung eines Unternehmens und seiner Marke durch die Teilnahme an Wettbewerben aufzubauen, ist es ratsam, zumindest mittelfristig zu denken und die Teilnahme an mehreren Veranstaltungen pro Jahr über mehrere Jahre hinweg zu planen. Vor diesem Hintergrund ist die Teilnahme an Wettbewerben eine sinnvolle Positionierungsstrategie, die für Hersteller hochwertiger Olivenöle zu herausragenden Ergebnissen führen kann.

Gleichzeitig muss gesagt werden, dass die von großen Unternehmen und Marken dominierten Märkte nur schwer durch Wettbewerbe realistisch abgebildet werden können, da diese typischerweise nur selten an Wettbewerben teilnehmen. Dieser Trend hat sich jedoch in den letzten Jahren geändert. Selbst große Unternehmen konkurrieren heute zunehmend um die Optimierung ihrer Nischenprodukte, die mit ihrem prestigeträchtigen Image als treibende Kraft für Massenprodukte dienen. Wir halten es für angebracht, an dieser Stelle ein paar Worte über die Aktivitäten bestimmter Zeitungen und Zeitschriften zu verlieren, die sich für den Schutz der Verbraucher einsetzen und deshalb Markttests von Produkten durchführen. Diese gedruckten und/oder virtuellen Zeitungen führen regelmäßig Kontrollen der zum Verkauf stehenden Produkte und Marken durch. Diese Art von Aktivität stellt eine recht realistische Momentaufnahme des Marktes dar und analysiert das größte Marktsegment, nämlich die Regale der großen Einzelhändler und der Geschäfte. Die Auswertungen werden durch den Kauf von Stichproben vorgenommen, wie es jeder Verbraucher tun kann. Diese werden dann anonym an Verkostungsgremien, in der Regel offizielle, weitergeleitet, die mit ihren Bewertungen eine Qualitätsrangliste erstellen. Diese Bewertungen dienen nicht der Verleihung von Preisen und Anerkennungen, sondern der Feststellung, ob die getesteten Öle den gesetzlichen Produktparametern entsprechen und ob sie höhere oder niedrigere Qualitätsstandards aufweisen. Dies ergibt ein realistischeres Bild von der Qualität der Öle als die Auszeichnungen bei Wettbewerben, da die Öle in den Regalen sehr oft weitaus höhere Produktionszahlen aufweisen als die Öle, die an Wettbewerben teilnehmen, und somit wird ein tatsächliches Bild von „Quantität und Qualität" auf den Märkten vermitteln.

Wir sprechen von den Märkten, die von den großen Marken kontrolliert werden und an die sie gebunden sind, auf denen riesige Zahlen vorherrschen und vielen verdeckte oder unter dem Selbstkostenpreis liegende Angebote gemacht werden. Wir sprechen von Unternehmen, die zig Millionen Flaschen mit Nativem Olivenöl Extra auf den Markt bringen. Diese Art von realistischem Bild interessiert sicherlich eine sehr große Zahl von Verbrauchern und hat daher eine große mediale, informative und auch wirtschaftliche Wirkung. Für eine große Marke kann ein gutes oder schlechtes Abschneiden bei diesen Tests einen großen Gewinn oder einen großen Verlust in Bezug auf Image und Glaubwürdigkeit sowie aus wirtschaftlicher Sicht bedeuten.

FRAGE 41

Welchen Wert haben die Öl-Rankings die von Ratgeber-Publikationen erstellt wurden?

„Im Rennen des Lebens solltest du nur mit dir selbst konkurrieren. Früher oder später, egal wie gut du bist, wird es immer jemanden geben, der besser ist als du. Jeder Rekord wird gebrochen, jede Spitzenleistung wird weiter verbessert werden."

(Kriyananda)

WER URTEILT, WIRD SELBST VERURTEILT

Wir sind überzeugt, dass die Ergebnisse der Wettbewerbsrankings die Leistung verschiedener Produktionsjahre, die Qualität und die einzigartigen Eigenschaften vieler Produkte sowie mittelständischer und kleiner Hersteller hervorragend widerspiegeln.

Wir möchten außerdem darauf hinweisen, dass der wahre Puls der Märkte, insbesondere der Märkte mit großen Volumina, durch Printmedien wie Zeitungen und Fachzeitschriften vermittelt und verbreitet wird. Dies gilt speziell für die immer beliebter werdenden Ratgeberzeitschriften, die dem Schutz und der Information der Verbraucher dienen, wie zum Beispiel „Altroconsumo" und „Test" in Italien, „Der Feinschmecker" in Deutschland oder „Consumer Reports" in den USA.

Wir sind der Meinung, dass diese Marktscreening-Aktivitäten, die Zeitschriften wie die oben genannten regelmäßig durchführen, von großem Interesse sind. Sie vermitteln nämlich ein reales und eindrucksvolles Bild des gesamten Marktes, des Einzelhandels, der mit bekannten Marken und großen Umsätzen verbunden ist. Es handelt sich dabei um Unternehmen, die jedes Jahr Hunderte von Millionen Flaschen Natives Olivenöl Extra auf den Markt bringen.

Die Bewertungen werden durch den Kauf von Produkten im Geschäft vorgenommen, wie es jeder Verbraucher tun kann. Diese werden dann anonymisiert an Verkostungsgremien weitergereicht, die mit ihren Bewertungen eine Qualitätsrangliste erstellen, die nicht mehr darauf abzielt, Preise und Anerkennungen zu vergeben, sondern vielmehr festzustellen, ob die getesteten Öle den Produktparametern des Gesetzes entsprechen und ob sie höhere oder niedrigere Qualitätsstandards aufweisen. Dies erlaubt einen besseren Blick auf die Qualität, zumindest numerisch, als sie auf den realen Märkten zum Ausdruck kommt.

Darüber hinaus gibt es gedruckte Veröffentlichungen in Form von Leitfäden, die aufgrund des Erfolgs der Weinpublikationen der letzten 50 Jahre immer beliebter werden. Diese Leitfäden scheinen hinsichtlich ihrer Zielgruppe eher Wettbewerben zu ähneln.

Der Zweck von Leitfäden besteht stets darin, Informationen zu Produkten sowie Produzenten zu vermitteln und sie den Verbrauchern bekannt zu machen. Wie bei den Wettbewerben werden in den Leitfäden Unternehmen bewertet, die herausragende Produkte anbieten, wobei es sich häufig um kleine oder mittlere Betriebe handelt, die Nischenprodukte anbieten.

Dieser hervorragenden Arbeit der Verbreitung und Förderung steht die Tatsache gegenüber, dass es für den Endverbraucher manchmal recht schwierig sein kann, die bewerteten Öle zu erwerben, sowohl aufgrund der begrenzten Produktionsmengen als auch der schwierigen Verfügbarkeit im Handel. Glücklicherweise hat die explosionsartige Verbreitung des Internets und des daraus resultierenden Online-Handels den weltweiten Erwerb von Waren aller Art, einschließlich exzellenter Öle, für jedermann einfacher gemacht.

Das eigentliche und einzige Problem bleibt daher die oft sehr begrenzte Verfügbarkeit einiger der untersuchten Produkte.

FRAGE 42

Welches Alter und welche Grösse kann ein Olivenbaum erreichen?

„Die apulischen Olivenbäume sind Giganten, denn sie haben eine skulpturale, komplizierte Monumentalität, verschlungene oder geneigte Formen, die wie aus einem gruseligen Märchen zu stammen scheinen, mit Stammumfängen, die noch einen Meter über dem Boden neun Meter und mehr erreichen können, wie im Fall des Olivenbaums, der den Spitznamen „der gute Riese" trägt."

(Stefania Mola)

DER OLIVENBAUM KANN VON JAHRTAUSENDEN ERZÄHLEN

Der Olivenbaum (*Olea europaea* L.) gehört zur Familie der Ölbaumgewächse (*Oleaceae*).

Die Familie umfasst mehr als 30 Gattungen, wobei die Gattung *Olea* 30 bis 35 Taxa - Arten, Unterarten oder Varietäten - von immergrünen Bäumen und Sträuchern einschließt, die in warmen gemäßigten Zonen und/oder tropischen Regionen heimisch sind (Taylor, 1945; Green, 2002).

Innerhalb der Gattung gibt es drei Untergattungen: *Tetripilus, Paniculatae* und *Olea,* wobei letztere in zwei Sektionen unterteilt ist:

I. *Ligustroides,* mit Taxa, die endständige Blütenstände aufweisen.
II. *Olea,* mit Taxa, die achselständige oder subterminale Blütenstände aufweisen. Zu dieser Sektion gehört die Art *Olea europaea* L., welche die kultivierten und wilden Formen des Olivenbaums umfasst (Green, 2002).

Die Art kann als ein Komplex von 6 Unterarten betrachtet werden, die sich durch bestimmte morphologische Merkmale und eine spezifische geografische Verbreitung unterscheiden (Mazzolani und Altamurara, 1976–77; Besnard et al., 2002).

Es herrscht jedoch Einigkeit darüber, dass der genetische Austausch zwischen der mediterranen Form und den übrigen Taxa höchstwahrscheinlich zur Evolution des heute kultivierten Olivenbaums beigetragen hat (Besnard et al., 2001).

Untersuchungen auf morphologischer Ebene (Chevalier, 1948; Mazzolani und Altamura, 1976–1977; Zohary und Spiegel-Roy, 1975) und neuerdings auch auf molekularer Ebene (Besnard et al., 2000; Besnard et al., 2002) sind sich einig, dass die Pflanze hybriden Ursprungs ist. Die Vielfalt der genetischen Organisation des kultivierten Olivenbaums hat jedoch eine komplexe biogeografische Geschichte, zu der mehrere Faktoren (Umweltveränderungen, Hybridisierung zwischen verschiedenen Taxa, Ausbreitung und Selektion durch den Menschen) beigetragen haben können. Durch sie wurde die Vermehrung und Ausbreitung des Olivenbaums im Mittelmeerraum bestimmt, jedoch ist der botanische Ursprung des Olivenbaums bis heute nicht vollständig geklärt.

Die Wildform, die im östlichen und westlichen Mittelmeerraum heimisch ist (Breton et al., 2006), ist ein kleiner Strauch (1–5 m) mit verhärteten, spindelförmigen und vierkantigen jungen Zweigen, schmalen und kurzen (1–2 cm) Blättern, die manchmal an der Basis gekappt oder herzförmig sind, sowie kleinen, bitter schmeckenden Früchten mit geringem Ölgehalt (Pignatti, 1982).

Die Griechen kannten mehrere Arten von wilden Olivenbäumen, denen sie verschiedene Namen gaben: *Agrielaia, Kotinos, Phulia*. Die Römer hingegen bezeichneten alle wilden Formen als Oleaster; der Begriff ist inzwischen in das moderne botanische Vokabular eingegangen.

Oleaster wächst wild in der mediterranen Macchia, wo er sich mit Johannisbrot, Mastixstrauch und Wacholder abwechselt (Pavari, 1932); er kommt in der warmen Lauretum-Subzone vor (Morettini, 1959) und ist charakteristisch für den Vegetationsgürtel des Oleoceratonion (Pignatti, 1982). In Italien ist er vor allem in Sardinien, Sizilien sowie Apulien und in begrenztem Umfang in Kalabrien und der Toskana zu finden (Morettini, 1959).

Das Vorkommen der Wildform lässt sich in Italien bereits in der Bronzezeit (2200–1000 v. Chr.) nachweisen, und die Holzfunde lassen vermuten, dass diese Pflanze zur einheimischen Flora Italiens gehört haben könnte. Der kultivierte Olivenbaum *Olea Europaea* kann eine Höhe von 15–20 Metern erreichen. Er hat unbewehrte, runde, biegsame junge Zweige; längliche, lanzettliche, auf der Oberseite zederngrüne und auf der Unterseite silbrig-graue Blätter; winzige Blüten, die *Mignules* genannt werden; sowie Steinfrüchte, die von sehr klein bis groß und fleischig reichen (Pignatti, 1982; Amouretti, Comet; 1985).

Sie kommt in der kalten Unterzone des Lauretums vor und hat sich dank der Kulturpflege und ihrer größeren Anpassungsfähigkeit an ein kaltes Klima im gesamten Steineichenwaldgebiet ausgebreitet (Pignatti, 1982; Pisani, 2002).

Der Baum beginnt schon früh Früchte zu tragen, man kann sagen, dass die Pflanzen bereits im dritten oder vierten Jahr eine beträchtliche Produktion erreichen. Was die Langlebigkeit betrifft, so ist die Olivenpflanze seit jeher als sehr langlebig bekannt; es gibt Pflanzen, deren Alter auf 1.000 Jahre geschätzt wird, und einige Pflanzen in Italien, auf der Insel Kreta und in Israel, denen sogar ein Alter von mehr als 2.000 Jahren zugeschrieben wird.

FRAGE 43

Wie viele und welche Positiven Eigenschaften muss ein Natives Olivenöl Extra haben?

„Ich kenne nichts, was den Magen so sinnlich umschmeichelt wie die Dämpfe dieser köstlichen Gerichte, die den Geist streicheln und ihn auf die Lust vorbereiten."

(De Sade)

DIE EIGENSCHAFTEN, DIE UNS BEGEISTERN, SIND VIELFÄLTIG

Wenn wir über die vielen positiven Eigenschaften von Nativem Olivenöl Extra sprechen, können wir zwei Perspektiven einnehmen:

- die technisch-rechtliche, die sich aus den bereits mehrfach erwähnten Verordnungen über die Markt- und Produktklassifizierung von Öl ergibt,
- und die hedonistische des Verbrauchers, des Feinschmeckers oder des Küchenchefs, die darauf abzielt, auch die verborgensten Eigenschaften der Öle gründlich zu erforschen.

Gemäß den Vorschriften muss Natives Olivenöl Extra die festgelegten chemischen und physikalischen Parameter erfüllen (etwa dreißig gemäß den EU-Vorschriften) und drei wesentliche positive Eigenschaften bei gleichzeitiger absoluter Fehlerfreiheit aufweisen:

I. Fruchtig (grün oder reif) mit einem Medianwert größer als Null
II. Bitter
III. Scharf

Dies sind die einzigen positiven organoleptischen Eigenschaften, die im offiziellen Verkostungsbogen für die Gremien vorgesehen sind, die sich mit der gesetzlichen Produktklassifizierung von Olivenölen befassen.

Je nach der durch diese Parameter erreichten Intensität können Öle wie folgt definiert werden:

I. Leichte Fruchtigkeit, wenn der von der Prüfstelle gemessene mittlere Fruchtigkeitsgrad zwischen 0 < Med 3 liegt.
II. Durchschnittliche Fruchtigkeit, wenn der Median der vom Panel gemessenen Fruchtigkeit zwischen 3 < Med 6 liegt.
III. Intensive Fruchtigkeit, wenn der Median der vom Panel gemessenen Fruchtigkeit Med > 6 ist.

Wenn wir hingegen über hedonistische Verkostungen oder Wettbewerbspanels sprechen, können wir stundenlang über Natives Olivenöl Extra reden und es beschreiben. Die fantastischen und vielfältigen positiven Eigenschaften, die sich feststellen lassen, sind wahrlich enorm, und wir würden damit gleichzeitig einen breiten, faszinierenden und interessanten Diskurs eröffnen.

Bei der hedonistischen Verkostung erforschen wir die verborgensten Eigenschaften, die unsere Sinne in einem Lebensmittel finden können.

Native Olivenöle Extra können eine Reihe von sensorischen Aspekten aufweisen, angefangen von grünen Aromen wie dem klassischen Duft von frisch gemähtem Gras, den wir sicher alle schon wahrgenommen haben, wenn wir an einem frisch gemähten Blumenbeet vorbeigegangen sind. Zu anderen Zeiten hingegen können wir weniger grüne und dafür süßere Aromen wie Bananen, exotische Früchte, Äpfel verschiedener Sorten oder Birnen und manchmal sogar Beeren finden.

Dank dieser hedonistischen Art der Verkostung können wir die komplexen sensorischen Profile der Öle definieren, die dann in modernen Spinnendiagrammen dargestellt werden, die dazu dienen, den Prozess der Kombination von Lebensmitteln besser zu steuern, wie es bei Weinen in der Gastronomie der Fall ist.

Wir hoffen, dass die Kombination verschiedener Öle mit unterschiedlichen Gerichten im Laufe der Zeit zunimmt und in naher Zukunft zu einer Gewohnheit in den Haushalten der einzelnen Verbraucher wird. Wenn der Ölmarkt durch einen ähnlichen Entwicklungs- und

Wachstumsprozess, wie er vor Jahren auf dem Weinmarkt stattgefunden hat, reifer, bewusster und damit anspruchsvoller wird, können wir hoffen, dass die Kombination des richtigen Öls mit dem richtigen Gericht für viele Verbraucher zu einer ganz normalen Praxis wird.

Wir halten es für einen echten Erfolg, wenn in naher Zukunft viele Haushalte mindestens drei verschiedene Öle kaufen – eines für jede der drei Fruchtkategorien: leicht, mittel und intensiv – und damit die gesamte Bandbreite der unterschiedlichen Kombinationen mit Gerichten abdecken.

Nachfolgend finden Sie einige Beispiele für hedonistische Spinnennetzorganigramme und das Musterformular, das im Weinsektor von der italienischen Sommeliervereinigung (AIS) verwendet wird, um das organoleptische Profil des Weins zu definieren, der mit dem organoleptischen Profil der verschiedenen Gerichte gepaart werden soll. Wir hoffen, dass mit der Entwicklung der Verbraucherkultur in naher Zukunft auch für Ölkombinationen ein ähnliches Formular verwendet werden kann.

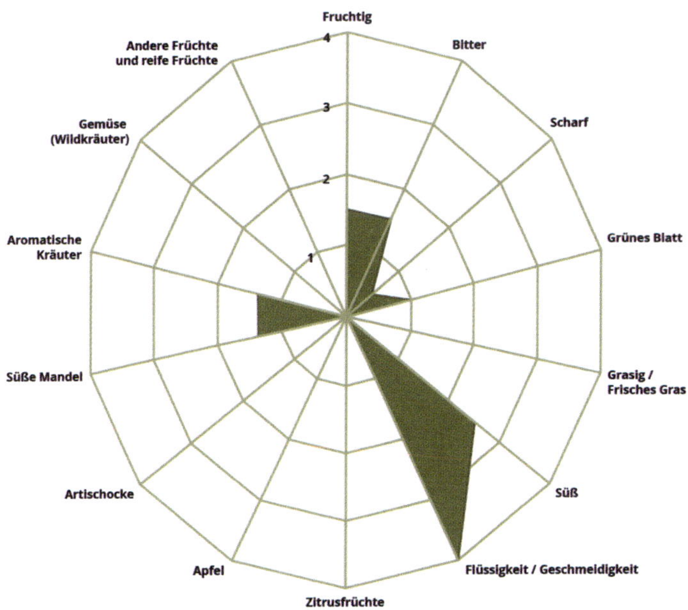

Abb. 52: Sensorische Profilkarte als Spinnennetzdiagramm.

FRAGE 44

Warum ist es wichtig, das Etikett auf der Evoo-Verpackung zu lesen?

„Ich verabscheue den Mann, der sein Essen hinunterschluckt, ohne zu wissen, was er da isst. Ich zweifle an seinem Geschmack für wichtigere Dinge.“

(Charles Lamb)

EIN PAAR MINUTEN REICHEN AUS, UM DAS NÖTIGE ZU LESEN

Das Lesen und Interpretieren von Öletiketten ist für den Verbraucher sehr wichtig, denn das Etikett ist die erste Informationsquelle über das Produkt, das wir aus dem Regal nehmen wollen. Durch das Lesen des Etiketts können wir eine Reihe wichtiger Informationen über die Herkunft, das Alter und die Haltbarkeit eines Öls erhalten. Aus den optionalen Informationen, sofern vorhanden, können wir auch Informationen über die Sorte, die chemischen Eigenschaften und die organoleptischen Eigenschaften des Öls gewinnen.

Wir halten es daher für wichtig, dass die Verbraucher wissen, worauf sie bei Etiketten achten müssen und was sie dort finden können, damit sie beim Kauf eine fundierte Entscheidung treffen.

Dieselben Behörden, die in der EU Gesetze erlassen, schreiben in Kapitel II, Artikel 1, der Verordnung (EU) Nr. 1169/2011: „Die Bereitstellung von Informationen über Lebensmittel zielt auf ein hohes Niveau des Schutzes der Gesundheit und der Interessen der Verbraucher ab, indem sie den Endverbrauchern die Grundlage für sachkundige Entscheidungen und eine sichere Verwendung von Lebensmitteln bietet, wobei insbesondere gesundheitliche, wirtschaftliche, ökologische, soziale und ethische Erwägungen gebührend zu berücksichtigen sind.“

Eine interessante quantitative Stichprobenerhebung, die während der Expo 2015 im Rahmen des Projekts Reg. EC 611 – 615/2014 von Unaprol in Zusammenarbeit mit dem IXE-Institut durchgeführt wurde, zeigt, dass weltweit 55 % der Käufer von Nativem Olivenöl Extra das Etikett lesen, wenn sie ein Produkt kaufen. 38 % lesen es nur gelegentlich, 7 % lesen es nie.

Der Kontinent, der der Kennzeichnung offenbar weniger Aufmerksamkeit schenkt als die anderen, ist Asien, während die Verbraucher in Japan aufmerksamer sind. In Europa lesen durchschnittlich 60 % der Verbraucher die Etiketten, die Spitzenposition wird jedoch von den Amerikanern gehalten.

Laut dieser Umfrage sind 54 % der Verbraucher weltweit davon überzeugt, dass sie ein Produkt italienischen Ursprungs kaufen, wenn auf dem Etikett ein italienischer Name oder eine italienische Marke steht. Aber alle halten es für Betrug, wenn sie feststellen, dass Öl, das als „Made in Italy" ausgegeben wird, nicht aus italienischen Oliven hergestellt wurde. [30]

FRAGE 45

Wie liest man das Etikett eines Nativen Olivenöls Extra?

„Wenn ein Mensch hungrig ist, gib ihm keinen Fisch, sondern lehre ihn zu fischen."

(altes chinesisches Sprichwort)

LERNEN IST EIN MÜHSAMER PROZESS

Das Etikett eines Olivenöls enthält die Geschichte des Produkts und ist eine Art Präsentation, die „Visitenkarte" des Erzeugers für den Endverbraucher. Das Etikett muss die notwendigen Informationen enthalten, um die Identität des Erzeugnisses, seine Qualitätsstufe und die Angaben zu seinem Ursprung zu verstehen.

Dann können und müssen wir uns fragen:

„Warum ziehen die Olivenöl-Etiketten wie Meteoriten an den Augen der Verbraucher vorbei, die den legislativen Wandel hin zu einer Welt der zunehmenden Transparenz nicht nutzen?"

Mit der Festlegung, welche und wie viele Informationen auf dem Etikett enthalten sein müssen oder dürfen, will der Gesetzgeber letztlich sicherstellen, dass der Verbraucher klare, einfache und nicht irreführende Informationen erhält, die ihn nicht zum Zeitpunkt des Kaufs in die Irre führen.

Das grundlegende Ziel der Kennzeichnungsvorschriften ist also klar, sie sollen die Position des Verbrauchers im Lebensmittelsektor schützen und gleichzeitig den Grundsatz des fairen Wettbewerbs auf dem Markt gewährleisten. Mit der Aufnahme der Rückverfolgbarkeit von Produkten verfügen die europäischen Verbraucher nun über alle Informationen, die sie für ihre Kaufentscheidung benötigen. Diese Maßnahme hatte oder sollte zumindest den Zweck haben, auch die landwirtschaftlichen Erzeuger zu schützen, die an der Qualität, der Vorzüglichkeit und der Authentizität der Lebensmittel arbeiten.

DIE AUFGABE DER NEUESTEN NORMEN

Der EU-Gesetzgeber legt fest, dass die Informationen über Lebensmittel den Verbraucher nicht über die Eigenschaften des Lebensmittels täuschen dürfen, insbesondere nicht über Art, Identität, Zusammensetzung, Menge, Haltbarkeit, Ursprungs- oder Herkunftsland sowie Herstellungs- oder Erzeugungsart. Dies gilt insbesondere für folgende Fälle:

- Wenn dem Lebensmittel Wirkungen oder Eigenschaften zugeschrieben, die es nicht besitzt;
- wenn suggeriert wird, dass das Lebensmittel bestimmte Eigenschaften besitzt, obwohl in Wirklichkeit alle ähnlichen Lebensmittel die gleichen Eigenschaften aufweisen, insbesondere durch die ausdrückliche Hervorhebung des Vorhandenseins oder Fehlens bestimmter Zutaten und/oder Nährstoffe;
- wenn durch Aussehen, Beschreibung oder Abbildungen das Vorhandensein eines bestimmten Lebensmittels oder einer bestimmten Zutat suggeriert wird, obwohl in Wirklichkeit ein natürlicherweise vorhandener Bestandteil oder eine normalerweise in diesem Lebensmittel verwendete Zutat durch einen anderen Bestandteil oder eine andere Zutat ersetzt wurde (Art. 7 der Verordnung (EU) Nr. 1169/2011).

Trotz dieser Leitprinzipien scheinen die Etiketten in der Realität des täglichen Lebens zwei unterschiedliche Auswirkungen zu haben, sie verstärken die Macht des Marketings bei der Förderung von Marken und sie bescheinigen die Ohnmacht der Regulierungsbehörden beim Schutz der Verbraucher vor dem „Dolus Bonus".

SEHEN WIR ALSO AN, WAS DIE WICHTIGSTEN INFORMATIONEN SIND, AUF DIE MAN BEIM LESEN DES ETIKETTS EINES OLIVENÖLS ACHTEN SOLLTE

Hier finden Sie eine Zusammenfassung und einen Leitfaden, worauf Sie beim Lesen eines Etiketts achten sollten, wie Sie es entziffern und was bei der Wahl einer Marke die Alarmglocken läuten lassen sollte.

Was findet man normalerweise auf dem Hauptetikett? Das heißt, dasjenige, das sichtbar ist, wenn die Verpackung im Regal steht.

Erstens muss man auf die Bezeichnung „Natives Olivenöl Extra" achten, sie garantiert, dass sich in der Flasche ausschließlich Öl aus Oliven befindet, die nur durch mechanische Verfahren gewonnen wurden.

Lassen Sie uns zweitens über die nährwertbezogenen Angaben sprechen. Öl aus Oliven ist ein gesundes Fett und enthält außerdem einen hohen Anteil an Antioxidantien wie Polyphenolen und ist von Natur aus reich an einfach ungesättigten Fettsäuren. Andere Öle, wie z. B. Rapsöl, auch bekannt als kanadisches Öl oder Canola (ein Begriff, der vor allem auf dem US-amerikanischen Markt verwendet wird), dürfen ebenfalls die letztgenannte Angabe auf dem Etikett tragen (reich an einfach ungesättigten Fettsäuren), können aber nicht den Anspruch erheben, natürlich hergestellt zu sein, da sie durch chemische Verfahren gewonnen werden. Die Händler dieser anderen pflanzlichen Öle können sogar damit werben, dass sie „nur halb so viele gesättigte Fettsäuren wie Olivenöl" enthalten, was kein großes Unterscheidungsmerkmal ist. Tatsächlich haben auch die Öle aus Oliven einen niedrigen Gehalt an gesättigten Fettsäuren von etwa 14 %, was unter gesundheitlichen Gesichtspunkten ein mehr als guter Wert ist.

Viele der wettbewerbsrelevanten Angaben sind daher letztlich völlig bedeutungslos, doch auf einem unübersichtlichen Markt mit oft verunsicherten Verbrauchern wirkt diese Art von „Informationen" recht überzeugend und nützlich, wenn sie auf einem Etikett stehen.

Betrachten wir drittens die Anziehungskraft der Romantik und des Zaubers der Geschichte. Natives Olivenöl Extra zeichnet sich durch einen Marketingvorteil aus, von dem im Idealfall kein anderes Öl profitieren kann. Es gibt nichts Faszinierendes an einem Öl, das aus Mais, Raps oder verschiedenen Samen hergestellt wird. Diese Produkte erzählen nicht die Geschichte eines jahrtausendealten Anbaus an heiligen Orten wie dem Land Israel, in italienischen Regionen wie der Toskana oder Sizilien oder in den besten Gegenden Spaniens. Kein anderes Öl als das Olivenöl hat eine romantische Aura, die mit seiner Ernte verbunden ist, und kein anderes Öl kann mit der Magie des grün-golden schimmernden Öls mithalten, das in einer Olivenpresse gewonnen wird. Einige Öle aus Oliven können diese Poesie und Geschichte zu Recht auf ihren Etiketten erzählen. Andere nutzen diese einzigartige Gelegenheit, ihre Öle optimal in die Kategorie „handgefertigt" einzuordnen und sie in der Vorstellung der Verbraucher als etwas wirklich Handgefertigtes und damit Einzigartiges darzustellen.

Auf dem Etikett finden sich einige Informationen, die uns helfen festzustellen, um was für ein Öl es sich handelt und wie es schmeckt.

Ein weiteres grundlegendes und interessantes Indiz ist die Herkunft eines Öls, der Ort der Produktion. Die Untersuchung dieses Aspekts ermöglicht es uns, zu verstehen, ob das Öl massenhaft verarbeitet, in ein anderes Land verschifft und für den Weitervertrieb verpackt wurde. Dies ist ein Verfahren, das zu erhöhten Risiken in der Lieferkette führen kann, vor allem, wenn Wert auf den Schutz der Qualität und Frische des Produkts gelegt wird.

Ein sehr nützlicher Anhaltspunkt ist die Angabe des Mindesthaltbarkeitsdatums auf dem Etikett. Dieses Datum gibt an, bis wann das Öl im Regal ausgestellt und verkauft werden kann. Es sei jedoch noch einmal darauf hingewiesen: Wenn wir ein Öl mit einem gerade abgelaufenen Mindesthaltbarkeitsdatum finden, können wir es bedenkenlos verwenden. Es kann allenfalls - muss aber nicht unbedingt -leichte Mängel aufweisen, die höchstens die organoleptische Qualität des Öls beeinträchtigen, ohne jedoch ein ernsthaftes und reales Gesundheitsrisiko darzustellen. Nicht zufällig bedeutet die Angabe „**mindestens haltbar bis ...**", dass es sich um ein Mindesthaltbarkeitsdatum und nicht um ein Verfallsdatum im eigentlichen Sinne handelt.

Es ist immer nützlich und interessant zu versuchen herauszufinden, wo sich die Anbauflächen befinden und wo ein Öl abgefüllt wurde.

Leider kommt es häufig vor, dass sowohl die größten als auch die kleinsten Erzeuger von Öl aus Oliven, obwohl sie in der Lage wären, Informationen über ihre Produktionskette auf dem Etikett anzugeben, nicht motiviert sind, auf Einzelheiten einzugehen. Dies liegt auch daran, dass diese Informationen gemäß den Vorschriften für DOP- und IGP-Öle, obwohl verfügbar und rückverfolgbar, nicht auf den Etiketten eines standardmäßigen Nativen Olivenöls Extra aufgeführt werden dürfen. Diese Informationen sind zwar nützlich, werden aber nur selten zur Verfügung gestellt, und allzu oft wird es vorgezogen, sich auf allgemeine gesetzliche Mindestangaben zu beschränken. Wir hoffen, dass sich in Zukunft immer mehr Hersteller dazu entschließen, QR-Codes auf ihren Etiketten anzubringen, um Informationen zur Rückverfolgbarkeit des Produkts und der Lieferkette bereitzustellen.

Das Auffinden dieser Informationen kann dazu dienen, den Erzeuger besser kennen und verstehen zu lernen, und mehr Wissen führt zu mehr Vertrauen in die Marken und Produkte.

Viertens: Denken Sie immer daran, dass, wenn Sie eine Flasche Öl aus Oliven kaufen, die einen unangenehmen Geruch oder Geschmack hat, etwa ranzig, schlammig oder fermentiert ist, Sie sich angewöhnen sollten, den Händler darauf hinzuweisen. Wenn die Bedingungen gegeben sind, sollten Sie das Öl zurückgeben, damit es ersetzt wird.

Je mehr und je früher die Verbraucher in der Lage sind, die gekauften Öle zu bewerten und zwischen Qualitätsölen und schlechten Ölen zu unterscheiden, desto mehr werden sie in der Lage sein, den Einzelhandel zu beeinflussen und ihm klarzumachen, dass schlechte Qualität für gutes Geld nicht akzeptabel ist. Infolgedessen werden die Einzelhändler (Geschäfte, Feinkostläden, Einzelhandelsketten und Restaurants) gezwungen sein, bei der Auswahl der Marken und Produkte, die sie ihren Kunden anbieten, wählerischer zu werden. Dies ist der wirksamste Weg, um die gesamte Olivenöl-Lieferkette von unten her zu beeinflussen, damit sie immer höhere Qualitätsstandards und -praktiken einführt und beibehält.

Wir glauben, dass der größte Einfluss auf die Märkte von jenen Verbrauchern ausgehen wird, die beim Kauf und bei der Verwendung von Nativem Olivenöl Extra echte Qualität verlangen. Die wahre

Herausforderung in Sachen Qualität wird sich in naher Zukunft genau hier, in der letzten Phase der Olivenöl-Lieferkette, abspielen, wo der Endverbraucher ein bewusstes Verständnis für den Wert und die Qualität des Produkts entwickelt.

Solange die Verbraucher jedes Öl mit dem Etikett „Nativ Extra" akzeptieren, ohne zu wissen, ob es sich wirklich um ein Qualitätsprodukt handelt, kann der Anreiz zur Verbesserung des gesamten Produktionssektors nur gering sein. Erst wenn die Verbraucher beginnen, sich der Möglichkeit bewusst zu werden, eine neue Qualitätswahrnehmung zu erlangen, und beginnen, das Öl zu kennen und bewusst zu bewerten, kann sich alles in kurzer Zeit zum Besseren wenden.

AKTUELLE VERMARKTUNGS- UND KENNZEICHNUNGSVORSCHRIFTEN EU-VERORDNUNG

N. 2022/2104

Am 24. November 2022 ist die Delegierte Verordnung (EU) 2022/2104 in Kraft getreten, die die Vorschriften für die Vermarktung und Etikettierung von Olivenöl zusammenfasst und die Bestimmungen der am 1. Juli 2009 in Kraft getretenen Verordnung 182, die ihrerseits die vorherige EG-Verordnung 1019/2002 änderte, teilweise ändert. Mit der Verordnung 2022/2104 wurden einige interessante Ergänzungen und Änderungen hinsichtlich der Vermarktung und Etikettierung von Nativem Olivenöl und Nativem Olivenöl Extra eingeführt. Die wichtigsten Änderungen, die durch die Maßnahme von 2009 eingeführt wurden, betreffen:

a) die Angabe der Herkunft,
b) die Angabe der organoleptischen Merkmale.

Insbesondere bei Nativem Olivenöl Extra und Nativem Olivenöl ist die Angabe des Ursprungs obligatorisch und muss auf der Verpackung und/oder dem Produktetikett erscheinen. DOP- oder IGP-Olivenöle sind von dieser Anforderung ausgenommen, da sie besonderen Vorschriften unterliegen (EG-Verordnung 510/2006).

Es gab drei Fälle gemäß der Verordnung (EG) Nr. 182/2009 zur Angabe des Ursprungs:

❶ **Öl, das in demselben Mitgliedstaat gewonnen wurde, in dem die Oliven geerntet wurden**: In diesem Fall kann der Ursprung durch den Namen des Landes angegeben werden, gefolgt von Angaben wie „Erzeugt in …", „Gewonnen in …", aber auch von Angaben wie „100% erzeugt in …". Der Name des Mitgliedstaates kann durch einen Hinweis auf die Gemeinschaft (EU) ersetzt werden.

❷ **Öl, das in einem Mitgliedstaat mit Oliven aus anderen Mitgliedstaaten/Drittländern gewonnen wurde**: In diesem Fall muss die Ursprungsangabe wie folgt lauten: „Natives Olivenöl Extra, gewonnen in … geerntet aus Oliven in …". Auch in diesem Fall kann der Name des Mitgliedstaates durch einen Verweis auf die Gemeinschaft (EU) ersetzt werden. Sollte die Angabe mehrerer Mitgliedstaaten/Drittländer erforderlich sein, so sind diese in absteigender Reihenfolge ihres Gewichts im Verhältnis zur zugeführten Menge aufzuführen.

❸ **Mischungen aus EU- und/oder Nicht-EU-Ölen**: In diesem Fall wird je nach Art des Erzeugnisses eine der folgenden Methoden zur Angabe des Ursprungs verwendet:

a) „Verschnitt von Olivenölen aus der Gemeinschaft", oder ein Hinweis auf die Gemeinschaft.

a.b.) „Verschnitt von Nicht-Gemeinschafts-Olivenölen" oder ein Hinweis auf die Nicht-Gemeinschaftsherkunft.

a.c.) „Verschnitt von Gemeinschafts- und Nicht-Gemeinschafts-Olivenölen" oder Hinweis auf Gemeinschafts- und Nicht-Gemeinschafts-Ursprung.

Die Verordnung 2022/2104 gilt für die Merkmale von Olivenölen und die besonderen Vorschriften für ihre Vermarktung, wenn sie an den Endverbraucher verkauft werden, als solche aufgemacht oder in einem Lebensmittel enthalten sind.

Um die verschiedenen Arten von Olivenöl unterscheiden zu können, müssen die physikalisch-chemischen Merkmale der einzelnen Kategorien bestimmt werden. Anhang I enthält zwei Tabellen mit den

Anforderungen an Olivenöl. Die erste behandelt die Qualitätsmerkmale der einzelnen Kategorien, die zweite die Reinheitsmerkmale.

Artikel 3 befasst sich mit Verschnitten und Olivenöl in anderen Lebensmitteln. So werden die Öle definiert, die Bestandteil von Verschnitten aus Olivenöl und anderen pflanzlichen Ölen sein dürfen, sowie die Öle, die in anderen Lebensmitteln enthalten sein dürfen. Die Mitgliedstaaten sind befugt, die Herstellung solcher Verschnitte in ihrem Hoheitsgebiet zu verbieten. Sie dürfen jedoch die Vermarktung von Verschnitten aus anderen Gebieten oder deren Herstellung zur Vermarktung in einem anderen Land nicht verhindern.

Für den Einzelhandel müssen reduzierte Verpackungen mit einem Verschlusssystem vorgesehen werden, um die Echtheit des Olivenöls zu gewährleisten. Für Öle, die für den Endverbraucher bestimmt sind, beträgt die Höchstmenge fünf Liter, während die Mitgliedstaaten für Öle, die zum Verzehr in Restaurants, Kantinen oder Gemeinschaftseinrichtungen bestimmt sind, eine Höchstmenge von mehr als fünf Litern festlegen können.

Die Norm legt neue Spezifikationen für die Etikettierung fest; die gesetzliche Bezeichnung muss im Hauptblickfeld stehen, bei Nativem Olivenöl Extra und bei Nativem Olivenöl muss auch der Herkunftsort auf dem Etikett angegeben werden.

Bei Nativen Olivenölen und Nativen Olivenölen Extra, bei denen sich der Ursprung auf die Europäische Union oder einen Mitgliedstaat bezieht, ist dies nicht nur ein Hinweis darauf, wo die Oliven geerntet wurden, sondern auch auf die Extraktionstechniken und -verfahren, die die Qualität und den Geschmack des Öls beeinflussen. Der Herkunftsort sollte sich daher auf das geografische Gebiet beziehen, in dem das Olivenöl hergestellt wurde, was in der Regel dem Gebiet entspricht, in dem es aus den Oliven gewonnen wurde. Wenn jedoch der Ort der Olivenernte nicht mit dem Ort der Ölgewinnung übereinstimmt, sollte diese Information auf der Verpackung angegeben werden, um den Verbraucher nicht in die Irre zu führen und den Markt nicht zu verwirren.

In Anbetracht der Änderungen der Verordnung (EG) Nr. 182/2009 und der nachfolgenden Verordnungen (EU) Nr. 1169/2011 und Nr. 2022/2104 ist es interessant, die obligatorischen und fakultativen

Angaben zusammenzufassen, die nun auf den Etiketten von Nativem Olivenöl und Nativem Olivenöl Extra, das für den nationalen Markt und den EU-Markt bestimmt ist, erscheinen müssen.

OBLIGATORISCHE ANGABEN

Im Hinblick auf die Angaben, die auf dem Etikett von Nativem Olivenöl und Nativem Olivenöl Extra gemacht werden müssen, betreffen die obligatorischen Lebensmittelinformationen:

❶ **Die Verkehrsbezeichnung**: Sie besteht in der Angabe der Art des verkauften Öls, d. h. Natives Olivenöl Extra, Natives Olivenöl, Olivenöl aus raffinierten und Nativen Olivenölen, Oliventresteröl.

❷ **Bei Nativem Olivenöl und Nativem Olivenöl Extra die Angabe des Ursprungs.**

Der Herkunftsort umfasst nur den Ort:

a) bei Olivenölen mit Ursprung in einem Mitgliedstaat oder einem Drittland, einen Hinweis auf den Mitgliedstaat, die Union bzw. das Drittland gemäß den Absätzen 6 und 7; oder

b) bei Verschnitten von Olivenölen, die gemäß den Absätzen 6 und 7 aus mehr als einem Mitgliedstaat oder Drittland stammen, je nach Fall eine der folgenden Angaben:

b.i) „Verschnitt von Olivenölen mit Ursprung in der Europäischen Union“ oder ein Hinweis auf die Union;

b.ii) „Verschnitt von Olivenölen, die nicht aus der Europäischen Union stammen“ oder ein Hinweis auf einen Ursprung außerhalb der Union;

b.iii) Verschnitt von Olivenölen mit EU- und Nicht-EU-Ursprung“ oder ein Hinweis auf den internen Ursprung und außerhalb der Union; oder

c) eine geschützte Ursprungsbezeichnung oder eine geschützte geografische Angabe gemäß der Verordnung (EU) Nr. 1151/2012.

Eine Marke oder ein Handelsname, deren bzw. dessen Antrag auf Eintragung bis zum 31. Dezember 1998 gemäß der Richtlinie 89/104/

EWG oder bis zum 31. Mai 2002 gemäß der Verordnung (EG) Nr. 40/94 des Rates eingereicht wurde, gilt nicht als Ursprungsort im Sinne dieser Verordnung.

Bei Einfuhren aus einem Drittland richtet sich der Herkunftsort nach den Artikeln 59 bis 63 der Verordnung (EU) Nr. 952/2013.

Der Ursprungsort, der einen Mitgliedstaat oder die Union angibt, entspricht dem geografischen Gebiet, in dem die Oliven geerntet wurden und in dem sich die Ölmühle befindet, in der das Öl gewonnen wurde.

Wurden die Oliven in einem anderen Mitgliedstaat oder einem anderen Drittland als demjenigen geerntet, in dem sich die Ölmühle befindet, in der das Öl gewonnen wurde, so muss der Ursprungsort folgende Angabe tragen: „Natives Olivenöl (Extra), gewonnen in [der Union oder in (Name des betreffenden Mitgliedstaats)] aus in [der Union oder in (Name des betreffenden Mitgliedstaats)] geernteten Oliven".

❸ Die Kategorie Öl

❹ Die Nettomenge oder das Nennvolumen, wenn es sich um vorverpackte Produkte in konstanten Mengeneinheiten handelt. Die Menge muss **in Volumeneinheiten angegeben werden**, d. h. in Litern, Millilitern, Zentilitern. Der Liter kann vollständig angegeben werden (z. B. 1 Liter; 5 Liter usw.) oder mit der Abkürzung *L* (ohne Abkürzungspunkt). Angaben für andere Volumeneinheiten als Liter wie *cl* oder *ml* können ebenfalls verwendet werden (ohne Abkürzungspunkt). Die metrologischen Angaben müssen folgende Mindestabmessungen haben: 2 mm, wenn die Menge kleiner oder gleich 0,5 Liter ist. 3 mm, wenn die Menge bis zu 0,20 Liter beträgt. 4 mm, wenn die Menge bis zu 1 Liter beträgt. 6 mm, wenn die Menge größer als 1 Liter ist. Das „e", das in der Regel neben der Mengenangabe steht, bedeutet, dass der Verpackungsbetrieb die Gemeinschaftsvorschriften über das Fassungsvermögen von Fertigpackungen angewandt hat und diese daher in der Gemeinschaft frei verkehren dürfen. Das „e" steht in der Regel nach der Mengenangabe des Erzeugnisses – z. B. „1 L e" – es spricht aber nichts dagegen, es auch vor dieser Angabe zu platzieren, vorausgesetzt, es ist in der Nähe der Angabe der Menge des in der Verpackung enthaltenen Produkts.

❺ **Das Mindesthaltbarkeitsdatum**, d. h. das Datum des bevorzugten Verbrauchs. Dies ist das Datum, bis zu dem das Öl unter geeigneten Lagerungsbedingungen seine spezifischen Eigenschaften beibehält. Es muss mit den Worten „Mindestens haltbar bis ...", gefolgt vom Datum, oder durch Angabe der Stelle auf der Verpackung, an der es erscheint, angegeben werden. Wir möchten darauf hinweisen, dass in diesem Zusammenhang das Gesetz Nr. 9 vom 14. Januar 2013 über „Vorschriften zur Qualität und Transparenz der Lieferkette von Nativen Olivenölen", Art. 7, festlegt, dass die Mindesthaltbarkeitsdauer, innerhalb derer Native Olivenöle unter angemessenen Behandlungsbedingungen ihre spezifischen Eigenschaften bewahren, nicht länger als **achtzehn Monate** ab dem Abfülldatum sein darf und mit den Worten „Mindestens haltbar bis ...", gefolgt vom Datum, angegeben werden muss.

❻ **Die Art der Aufbewahrung**, wenn je nach Art des Erzeugnisses und des verwendeten Behälters besondere Vorsichtsmaßnahmen getroffen werden müssen, ist es sinnvoll, die richtige Art der Öllagerung anzugeben (z. B. „vor Licht und Wärmequellen geschützt lagern").

❼ Den Namen, die Handelsbezeichnung, die eingetragene Marke und den Standort **des Herstellers oder Verpackers oder eines in der EU ansässigen Verkäufers**; außerdem muss der Standort der Produktions- oder **Verpackungsanlage** angegeben werden.

❽ **Eine Angabe zur Identifizierung der Charge, zu der das Erzeugnis gehört**; sie kann entfallen, wenn das Verfallsdatum Tag/Monat/Jahr angibt.

❾ **Die Nährwertdeklaration**, ein weiterer zentraler Punkt der Gesetzgebung, der mit diesen Verordnungen eingeführt wurde, betrifft die verpflichtende „Nährwertdeklaration", wie sie in Art. 29 ff. geregelt ist. Hier werden die Hinweise für die verpflichtende Deklaration vorgeschrieben, die folgende Informationen enthalten muss: Energiewert, Gehalt an Fett, gesättigten Fettsäuren, Kohlenhydraten, Zucker, Eiweiß und Salz. Diese Angaben müssen auf dem Etikett für jedes einzelne Lebensmittel angegeben werden, d. h. der Energiegehalt und die prozentualen Anteile der einzelnen Stoffe sind verpflichtend. Alle Nährwertangaben müssen pro 100 g oder pro 100 ml angegeben werden und können auch in Portionen angegeben werden (Art. 32–33).

Um die Klarheit und Lesbarkeit des Etiketts zu gewährleisten, schreibt der europäische Gesetzgeber nach wie vor Folgendes vor: Die **Produktbezeichnung, die Menge und das Mindesthaltbarkeitsdatum müssen sich im „Hauptblickfeld" befinden**, also in jenem Bereich der Verpackung, der dem ersten Blick des Verbrauchers beim Kauf ausgesetzt ist und ihm ermöglicht, den Charakter und die Art des Produkts sofort zu erkennen. Die erläuternden Angaben für jedes Olivenöl-Erzeugnis im Einzelhandel können an beliebiger Stelle auf der Verpackung angebracht werden, sofern sie klar und deutlich lesbar sind, also nicht unbedingt im Sichtfeld der drei Angaben - Bezeichnung, Menge und Mindesthaltbarkeitsdatum.

Die oben genannten Informationen sind wie folgt:

a) für das Native Olivenöl Extra:

Olivenöl der oberen Kategorie, das direkt aus Oliven und ausschließlich mechanisch gewonnen wird.

b) für Natives Olivenöl:

Olivenöl, das direkt aus Oliven und ausschließlich durch mechanische Verfahren gewonnen wird.

c) für Olivenöl, das sich aus raffinierten Olivenölen und nativen Olivenölen zusammensetzt:

Öl, das nur Olivenöle enthält, die einem Raffinationsverfahren unterzogen wurden, und Öle, die direkt aus Oliven gewonnen wurden.

d) für Oliventresteröl:

d.i) Öl, das ausschließlich Öle enthält, die aus der Verarbeitung des nach der Extraktion von Olivenöl gewonnenen Erzeugnisses stammen, und Öle, die direkt aus Oliven gewonnen werden; oder

d.ii) Öl, das ausschließlich Öle aus der Oliventresterverarbeitung und direkt aus Oliven gewonnene Öle enthält.

⑩ Das Erntejahr, wenn bestimmte Bedingungen erfüllt sind* (nur für Natives Olivenöl Extra und Natives Olivenöl) oder wenn das Öl aus Oliven desselben Erntejahres hergestellt wurde. Das Erntejahr darf nur angegeben werden, wenn der Inhalt des Behältnisses zu 100 %

aus dieser Ernte stammt und auf dem Etikett entweder in Form des jeweiligen Wirtschaftsjahres gemäß Artikel 6 Buchstabe f der Verordnung (EU) Nr. 1308/2013 oder in Form von Monat und Jahr der Ernte, in dieser Reihenfolge, angegeben wird. Der Monat entspricht dabei dem Monat der Gewinnung des Olivenöls aus den Oliven. Die Mitgliedstaaten können beschließen, dass das in Absatz 1 genannte Erntejahr auf dem Etikett der in diesem Absatz genannten Olivenöle angegeben wird, die aus in ihrem Hoheitsgebiet geernteten Oliven gewonnen werden und ausschließlich für den nationalen Markt bestimmt sind.*

⓫ **Die Umweltkennzeichnung, die** am 1. Januar 2023 in Kraft trat, um die ordnungsgemäß getrennte Sammlung von Verpackungen für ein besseres Recycling zu erleichtern.

FAKULTATIVE ANGABEN

Was die fakultativen Angaben zur Etikettierung von Nativem Olivenöl und Nativem Olivenöl Extra betrifft, so können diese Angaben Folgendes betreffen:

❶ **Angaben zur Extraktionsmethode** wie „Kaltpressung/Kaltextraktion", die Nativen Olivenölen und Nativen Olivenölen Extra vorbehalten sind, die bei einer Temperatur von unter 27 °C durch mechanisches Pressen des Olivenbreis und anschließende traditionelle Extraktion des Öls gewonnen werden. Die Bezeichnung „Kaltextraktion" ist den Ölen vorbehalten, die ebenfalls bei einer Temperatur von weniger als 27 °C gewonnen werden und deren Extraktion durch Perkolation oder Zentrifugation des Olivenbreis erfolgt, und zwar gemäß der Verordnung (EG) Nr. 1019/02. EG 1019/02.

❷ **Angaben zu organoleptischen Merkmalen**: Bestimmte Begriffe zur Beschreibung der organoleptischen Merkmale von Nativen

* In diesem speziellen Fall hat Italien die Angabe des Erntejahres auf dem Etikett verbindlich vorgeschrieben. Diese Angabe ist nur für italienisches Öl, das für den heimischen Markt bestimmt ist, obligatorisch und wird fakultativ, wenn die Ölpartie für den ausländischen Markt bestimmt ist.

Olivenölen und Nativen Olivenölen Extra, die sich auf den Geschmack oder den Geruch beziehen, sind in Anhang IX der Verordnung (EU) Nr. 1308/2013 festgelegt. Um die Verbraucher nicht in die Irre zu führen, sollten andere Begriffe, die die organoleptischen Merkmale von Nativem Olivenöl und Nativem Olivenöl Extra beschreiben, nicht bei der Beschreibung dieser Öle verwendet werden. Die Verwendung solcher Begriffe bei der Etikettierung von Nativem Olivenöl und Nativem Olivenöl Extra sollte Ölen vorbehalten bleiben, deren Eigenschaften gemäß der entsprechenden Analysemethode des International Olive Councils nachgewiesen wurden. In der Verordnung (EG) Nr. 182/2009 wird ihr freiwilliger Charakter bestätigt und festgelegt, dass sie nur auf den Etiketten von Nativen Olivenölen Extra und Nativen Olivenölen erscheinen dürfen.

Auf Antrag kann der gemäß Artikel 10 der Durchführungsverordnung (EU) 2022/2105 der Kommission festgelegte Verkostungsleiter bescheinigen, dass die bewerteten Öle den Definitionen und Intervallen entsprechen, die sich ausschließlich auf die unten aufgeführten Angaben beziehen, je nach Intensität und Wahrnehmung der Attribute.

Positive Eigenschaften (fruchtig, bitter und würzig): je nach Intensität der Wahrnehmung:

- intensiv, wenn der Median des Attributs über 6,0 liegt
- mittel, wenn der Median des Attributs größer als 3,0 und kleiner als oder gleich 6,0 ist
- leicht, wenn der Median des Attributs kleiner oder gleich 3,0 ist

Fruchtig: Eine Reihe von Geruchsempfindungen, die je nach Olivensorte, für ein Öl aus gesunden, frischen Früchten charakteristisch sind, ohne dass die grüne oder reife Fruchtigkeit überwiegt. Diese Empfindungen werden direkt und/oder retronasal wahrgenommen.

Grüne Fruchtigkeit: Geruchsempfindungen, die an grüne Früchte erinnern, abhängig von der Olivensorte und charakteristisch für Öle aus gesunden, frischen, grünen Früchten, die direkt und/oder retronasal wahrgenommen werden.

Reife Fruchtigkeit: Eine Reihe von Geruchsempfindungen, die an reife Früchte erinnern, abhängig von der Olivensorte und charakteristisch für Öl aus gesunden, frischen Früchten, die direkt und/oder retronasal wahrgenommen werden.

Ausgewogenes Öl: Öl ohne Unausgewogenheit. Unausgewogenheit ist definiert als die olfaktorisch-gustatorische und taktile Empfindung eines Öls, bei dem der Median des bitteren Attributs oder der Median des würzigen Attributs den Median der Fruchtigkeit um nicht mehr als 2,0 Punkte übersteigt.

Süßes Öl: Öl, bei dem der Median des Attributs „bitter" und der Median des Attributs „scharf" kleiner oder gleich 2,0 ist.

Wir betonen, dass Adjektive, die sich auf ein positives Attribut von Olivenöl beziehen, nur dann zulässig sind, wenn sie auf den Ergebnissen einer objektiven Bewertung beruhen, die von einem autorisierten Gremium nach der vom „International Olive Council für die organoleptische Bewertung von Nativen Olivenölen" festgelegten und in Anhang XII der Verordnung C.E 2568/91 beschriebenen Methode vorgenommen wurde.

❸ **Die Angabe des Säurehöchstgehalts** ist diejenige, die am Mindesthaltbarkeitsdatum gemäß Artikel 9 Absatz 1 Buchstabe f der Verordnung (EU) Nr. 1169/2011 vorgesehen ist. Sie darf nur zusammen mit der Angabe der Höchstwerte für die Peroxidzahl, den Wachsgehalt und die Ultraviolettabsorption erscheinen, die gemäß der Durchführungsverordnung (EU) Nr. 2022/2105 der Kommission bestimmt werden und am selben Datum gelten. All diese Angaben müssen in Schriftzeichen derselben Größe und im selben Sichtfeld erscheinen.

❹ **Angaben zu den gastronomischen Kombinationen des Erzeugnisses.**

❺ **Weitere Angaben mit Hinweis auf den Hersteller** (z. B. Zertifizierungen, Auszeichnungen usw.).

❻ **Angabe der Sorte(n)**, aus der/**denen** das Öl gewonnen wurde.

❼ **CE-Kennzeichnung (e)** mit Mindestabmessungen von 3 mm oder mehr.

Die oben erwähnte EU-Verordnung trat mit Wirkung vom Dezember 2014 in Kraft.

SEHEN WIR UNS JETZT AN, WELCHE INFORMATIONEN NICHT AUF DEM ETIKETT ANGEGEBEN WERDEN DÜRFEN

In der Verordnung (EU) Nr. 2022/2104 wurde bestätigt, dass gemäß der Verordnung (EU) Nr. 1169/2011 des Europäischen Parlaments und des Rates die Angaben auf dem Etikett den Käufer nicht in die Irre führen dürfen, insbesondere nicht über die Eigenschaften des betreffenden Olivenöls, indem ihm Eigenschaften zugeschrieben werden, die es nicht besitzt, oder indem Eigenschaften als spezifisch für dieses Öl dargestellt werden, die den meisten Ölen gemeinsam sind. Für bestimmte fakultative Angaben, die für Olivenöl spezifisch sind und häufig verwendet werden, sollten harmonisierte Regeln festgelegt werden, die es ermöglichen, sie genau zu definieren und ihren Wahrheitsgehalt zu überprüfen. Angesichts der Verbreitung bestimmter Angaben und ihrer wirtschaftlichen Bedeutung sollten objektive Kriterien für ihre Verwendung festgelegt werden, um die Transparenz des Olivenölmarktes zu gewährleisten.

Die EU-Verordnung 1169/2011 hat in Artikel 7 Absatz 1 die korrekten Informationspraktiken festgelegt, über die wir hier in vollem Umfang berichten:

1 Die Informationen über Lebensmittel dürfen insbesondere nicht irreführend sein:

1.a) hinsichtlich der Merkmale des Lebensmittels, insbesondere der Art, der Identität, der Eigenschaften, der Zusammensetzung, der Menge, der Haltbarkeit, des Ursprungslandes oder des Herkunftsortes, der Art der Herstellung oder der Erzeugung;

1.b) dem Lebensmittel Wirkungen oder Eigenschaften zuzuschreiben, die es nicht besitzt;

1.c) die suggerieren, dass das Lebensmittel besondere Eigenschaften besitzt, insbesondere durch ausdrückliche Hervorhebung des Vorhandenseins oder Fehlens bestimmter Zutaten und/oder Nährstoffe, obwohl in Wirklichkeit alle ähnlichen Lebensmittel die gleichen Eigenschaften besitzen;

1.d) indem durch Aussehen, Beschreibung oder Abbildungen das Vorhandensein eines bestimmten Lebensmittels oder einer bestimmten

Zutat suggeriert wird, obwohl in Wirklichkeit ein natürlicherweise vorhandener Bestandteil oder eine normalerweise in diesem Lebensmittel verwendete Zutat durch einen anderen Bestandteil oder eine andere Zutat ersetzt worden ist.

In den Absätzen 2 und 3 desselben Artikels heißt es:

❷ Die Informationen über Lebensmittel sind korrekt, klar und für den Verbraucher leicht verständlich.

❸ Unbeschadet der in den Rechtsvorschriften der Union über natürliche Mineralwässer sowie über Lebensmittel, die für eine besondere Ernährung bestimmt sind, vorgesehenen Ausnahmeregelungen schreiben die Informationen über Lebensmittel diesen Erzeugnissen weder die Eigenschaft zu, einer menschlichen Krankheit vorzubeugen, sie zu behandeln oder zu heilen, noch verweisen sie auf solche Eigenschaften. Schließlich legt Absatz 4 desselben Artikels fest:

❹ Die Absätze 1, 2 und 3 gelten ebenfalls für

4.a) Werbung;

4.b) die Aufmachung von Lebensmitteln, insbesondere ihre Form, ihr Aussehen oder ihre Verpackung, das verwendete Verpackungsmaterial, die Art ihrer Anordnung oder der Rahmen, in dem sie präsentiert werden.

VERGLEICH VON RICHTIGEN UND FALSCHEN ETIKETTEN MIT: VOLLSTÄNDIGEN FAKULTATIVEN ANGABEN; „NICHT GEREGELTE" ANGABEN

Es ist wichtig, daran zu denken, dass es auch möglich ist, Informationen auf dem Etikett von Ölen anzugeben, die nicht durch die geltenden Vorschriften geregelt sind.

Wenn sie jedoch angegeben werden, dürfen sie **den Käufer** nicht **in die Irre führen, über**:

a) die Merkmale des Lebensmittels, insbesondere seine Art, Identität, Eigenschaften, Zusammensetzung, Menge, Haltbarkeit, sein Ursprungs- oder Herkunftsland, seine Herstellungs- oder Gewinnungsart;

b) indem dem Lebensmittel Wirkungen oder Eigenschaften zugeschrieben werden, die es nicht besitzt;

c) indem suggeriert wird, dass das Lebensmittel besondere Eigenschaften besitzt, obwohl in Wirklichkeit alle ähnlichen Lebensmittel dieselben Eigenschaften besitzen, insbesondere durch die ausdrückliche Hervorhebung des Vorhandenseins oder Fehlens bestimmter Zutaten und/oder Nährstoffe.

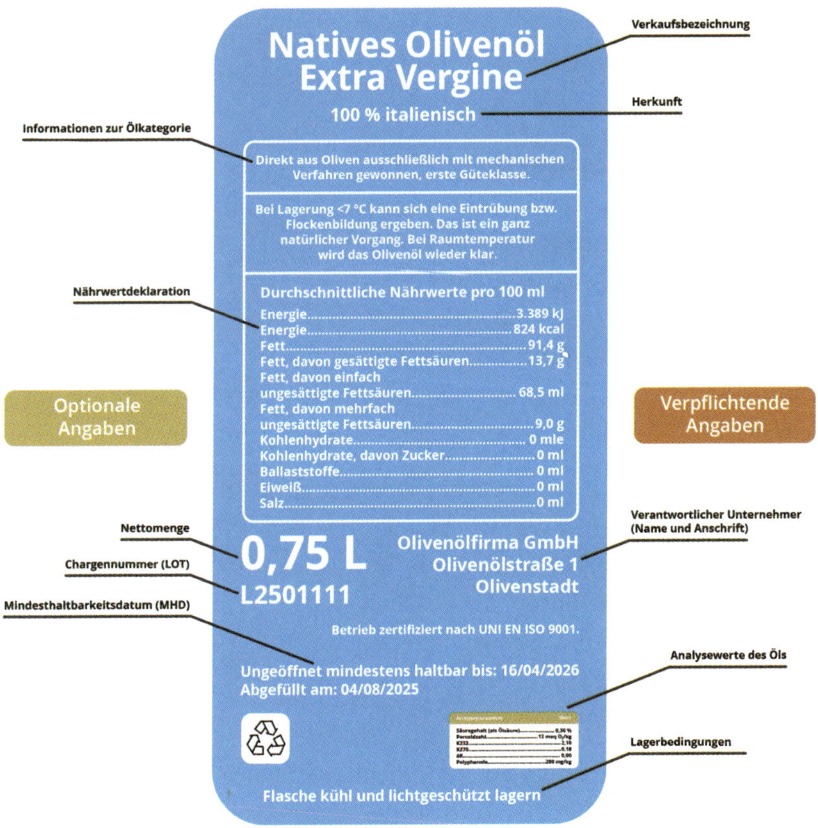

Abb. 53: Komponenten eines Olivenöletiketts.

FRAGE 46

Welche nährwertbezogenen Angaben sind auf dem Etikett vorgeschrieben?

„Alles, was ich esse, ist laut den Ärzten tödliches Gift, während alles, was ich nicht esse, ihrer Meinung nach lebensnotwendig ist."

(George Bernard Shaw)

GESUNDHEITSFÜRSORGE IST EINE GUTE SACHE

Gemäß Artikel 9 Buchstabe l der Verordnung (EU) Nr. 1169/2011 muss die obligatorische Kennzeichnung eines Lebensmittels „eine Nährwertdeklaration" enthalten.

Die mit dieser Verordnung eingeführte Regelung betrifft das Erfordernis der „Nährwertdeklaration" im Sinne Artikel 29 ff. Diese obligatorische Deklaration muss die folgenden Informationen enthalten:

- Energiewert, ausgedrückt in *kJ* und *kcal*
- die Fettmenge, ausgedrückt in *g*
- die Menge der Kohlenhydrate, ausgedrückt in *g*
- gesättigte Fettsäuren, ausgedrückt in *g*
- Kohlenhydrate, ausgedrückt in *g*
- Zucker, ausgedrückt in *g*
- Eiweiß und Salz, ausgedrückt in *g*

Diese müssen auf dem Etikett für jedes einzelne Lebensmittel angegeben werden, d. h. die Angabe des Energiegehalts sowie die prozentualen Anteile jeder einzelnen Substanz muss erfolgen. Alle Nährwertangaben sind pro 100 ml oder pro 100 g auszudrücken und können auch in Portionen angegeben werden (Art. 32–33).

Bei den angegebenen Werten handelt es sich um Durchschnittswerte, die gegebenenfalls auf der Grundlage dieser Werte ermittelt werden:

- der Analyse des Öls
- der Berechnung auf der Grundlage allgemein anerkannter Daten.

Der Energiewert und die Nährstoffmengen werden pro 100 ml oder pro 100 g Öl angegeben. Nährwertangaben müssen auf dem Etikett nach genauen Darstellungsmethoden angegeben werden. Sie müssen:

- stets sichtbar im Blickfeld sein;
- in tabellarischer Form mit Ausrichtung der Zahlen, d. h. vorzugsweise in einer Tabelle, angegeben werden, sofern der Platz dies zulässt. Reicht der Platz nicht aus, kann die Erklärung in einem linearen Format erfolgen.

Nährwertangaben können auch in anderer Form erfolgen, die dann optional sind. Dazu gehören:

- als „Prozentsatz der Referenzmenge“
- mit Angabe weiterer Elemente
- pro „Portion“

Die obligatorische Nährwertdeklaration kann auch durch die Angabe der Mengen eines oder mehrerer der folgenden Elemente ergänzt werden:

- einfach ungesättigte Fettsäuren
- mehrfach ungesättigte Fettsäuren
- Polyphenole
- Ballaststoffe

Mineralsalze oder Vitamine (sind Mineralsalze oder Vitamine angegeben, muss immer der „Nährwert“ angegeben werden).

Nachstehend finden Sie ein Beispiel für eine Nährwertdeklaration in „Tabellenform“, die nur die obligatorischen Angaben enthält.

Angabe	Einheit
Energie	kJ / kcal
Fette	g / 100 g
davon: gesättigte Fettsäuren	g / 100 g
Kohlenhydrate	g / 100 g
davon: Zucker	g / 100 g
Eiweiß	g / 100 g
Salz	g / 100 g

Abb. 54: Einheiten, in denen Hauptbestandteile von Olivenöl angegeben werden.

FRAGE 47

Welche organoleptischen Angaben kann ich auf dem Etikett finden?

„Die Qualität einer Dienstleistung oder eines Produkts ist nicht das, was wir in sie hineinstecken. Es geht darum, was der Kunde davon hat."

(Peter Drucker)

HEDONISMUS IST DEM MENSCHEN ANGEBOREN

Die Delegierte Verordnung (EU) 2022/2104 der Kommission vom 29. Juli 2022 konsolidierte die Bestimmungen der EU-Verordnung 29/2012, die in Artikel 5 die Möglichkeit vorsieht, unter bestimmten Bedingungen bestimmte optionale Angaben auf dem Etikett anzugeben. Von besonderem Interesse sind die Bestimmungen des Buchstaben c zu den organoleptischen Eigenschaften.

Die einzige organoleptische Angabe, die die Norm zulässt, ist die in Anhang XII, Nummer 3.3 der Verordnung (EWG) Nr. 2568/91 vorgesehene.

Es sei darauf hingewiesen, dass mit der Verordnung (EU) Nr. 1227/2016 Änderungen an Anhang XII über die organoleptische Bewertung von Ölen vorgenommen wurden. Aufgrund eines Übersetzungsfehlers wurde in der genannten Verordnung „robust" statt „intensiv" und „delikat" statt „leicht" verwendet. Die zuständige Stelle des Ministeriums für Landwirtschaft, Ernährung und Forstwirtschaft hat klargestellt, dass die Begriffe „intensiv" und „leicht" anstelle von „robust" und „zart" zu verwenden sind. Auf dem Etikett dürfen nach der Norm folgende organoleptischen Angaben gemacht werden:

4.b.I. Fruchtig, möglicherweise grün oder reif, mit der Möglichkeit, zu spezifizieren, ob leicht, mittel oder intensiv.

4.b.II. Bitter, mit der Möglichkeit, zu spezifizieren, ob leicht, mittel oder intensiv.

Angaben, die ein Zertifikat über organoleptische Prüfungen erfordert. | Median

Fruchtig	–
Reif fruchtig	–
Grün fruchtig	–
Leicht fruchtig	≤ 3,0
Mittel fruchtig	3,0 bis 6,0
Intensiv fruchtig	> 6,0
Leicht reif fruchtig	≤ 3,0
Mittel reif fruchtig	3,0 bis 6,0
Intensiv reif fruchtig	> 6,0
Leicht grün fruchtig	≤ 3,0
Mittel grün fruchtig	3,0 bis 6,0
Intensiv grün fruchtig	> 6,0
Leicht bitter	≤ 3,0
Mittel bitter	3,0 bis 6,0
Intensiv bitter	> 6,0
Leicht scharf	≤ 3,0
Mittel scharf	3,0 bis 6,0
Intensiv scharf	> 6,0

Ausgeglichenes Öl:

Das Median des bitteren und des scharfen Attributs darf die Median des fruchtigen Attributs nicht um mehr als 2,0 Punkte überschreiten.

Mildes Öl:

Das Median des bitteren und des scharfen Attributs ist kleiner oder gleich 2,0.

Abb. 55: Angaben, die ein Zertifikat über organoleptische Prüfungen erfordert.

4.b.III. Würzig, mit der Möglichkeit, zu spezifizieren, ob leicht, mittel oder stark.

4.b.IV. Ausgewogen, wenn die olfaktorisch-gustatorische und taktile Empfindung des Öls, bei dem der Median des bitteren Attributs und/oder der des würzigen Attributs den Median des fruchtigen Attributs nicht um zwei Punkte übersteigt.

4.b.V. Süßes Öl, bei dem der Median des Attributs „bitter“ und der Median des Attributs „scharf“ kleiner oder gleich 2 ist.

Die Angabe der organoleptischen Merkmale in anderer Form oder Weise ist nicht zulässig.

FRAGE 48

Warum ist die Angabe „Hergestellt in..." wichtig?

„Die Kontinuität gibt uns die Wurzeln, der Wandel gibt uns die Äste und den Willen, sie zu erweitern und zu neuen Höhen wachsen zu lassen."

(Pauline R. Kezer)

WURZELN HABEN IMMER EINE TIEFE BEDEUTUNG

Diese Frage ist in zweierlei Hinsicht von Bedeutung, zum einen aufgrund der Gesetze, denen der Handel von Öl aus Oliven unterliegt, und zum anderen für den Verbraucher, der die geografischen Merkmale der verschiedenen Produkte im Regal verstehen und erkennen möchten. Lassen Sie uns die beiden Konzepte näher erläutern.

Die Angabe „Hergestellt in ..." auf dem Etikett einer Flasche ist wichtig, weil Öle, die in der Europäischen Union verkauft werden, laut Gesetz auf dem Etikett angeben müssen, woher sie stammen. Konkret kann es Etiketten mit diesen Angaben geben:

- Italienisches Produkt oder 100 % italienisch;
- Hergestellt in der EU;
- Hergestellt außerhalb der EU.

Es handelt sich dabei um obligatorische Angaben, die uns makrogeografische Informationen liefern, da die Angabe „Hergestellt in der EU" nicht viel mehr über das Öl aussagt, als dass es in einem oder mehreren EU-Ländern hergestellt wurde (es könnte sich um eine Mischung aus Ölen aus mehreren EU-Ländern handeln).

Viel interessanter sind die Informationen, die wir zur Herstellung eines Öls in einem bestimmten Gebiet finden können. In diesem Fall lässt sich das Produkt mit einem Gebiet und seinen einzigartigen Eigenschaften in Verbindung bringen.

Diese Art von Information findet sich nur in zwei Fällen auf dem Etikett: bei DOP- oder IGP-zertifizierten Ölen oder bei einem Produkt mit kurzer Lieferkette, bei dem der landwirtschaftliche Betrieb die Oliven anbaut und den kostbaren „Nektar“ direkt abfüllt. In diesem Fall finden wir auf dem Etikett z. B. die Worte „Hergestellt und abgefüllt von Azienda Mario Rossi“ mit der anschließenden Adresse des landwirtschaftlichen Betriebs, aus der wir die Provinz, die Region und somit das Herkunftsgebiet ableiten können.

In allen anderen Fällen darf auf dem Etikett keinesfalls ein bestimmtes Gebiet angegeben werden, da diese präzise und nahezu privilegierte Information nur den Ölen mit geschützter Ursprungsbezeichnung (DOP) vorbehalten ist, deren Verordnungen unter anderem die Aufgabe haben, „eine Produktion gerade wegen ihrer besonderen und einzigartigen Unterscheidungsmerkmale mit einem bestimmten Gebiet zu verknüpfen“. Ein weiterer Punkt, den man berücksichtigen sollte, betrifft die Etiketten von Ölerzeugern wie Ölmühlen, auf denen der Hinweis „Hergestellt und verpackt von ... oder in ...“ zu finden ist. Hier ist Vorsicht geboten, denn in diesem Fall können wir nicht sicher sein, dass die Oliven, aus denen dieses Produkt hergestellt wurde, tatsächlich aus dem Gebiet stammen, in dem sich die Ölmühle befindet.

Das Gesetz schreibt vor, dass auf dem Etikett angegeben werden muss, wenn die Öle aus verschiedenen Gebieten stammen. Leider gilt hier die erste, allgemeinere Regel, sodass der Verarbeiter nur zur Angabe verpflichtet ist, ob sie aus Italien, aus der Europäischen Union oder von außerhalb Europas stammen – und nicht mehr. Diese Verpflichtung wurde mit der EG-Verordnung 182/2009 eingeführt, und aus diesem Grund wurde die neue Maßnahme von vielen als gesetzgeberischer Sieg für das „Made in Italy“ „gefeiert“.

Die wichtigsten Neuerungen, die mit dieser Maßnahme eingeführt wurden, betreffen die Herkunftsangabe und die organoleptischen Merkmale. Insbesondere wurde die Angabe der Herkunft für Natives Olivenöl Extra und Natives Olivenöl obligatorisch und muss auf der Verpackung und/oder dem Etikett des Erzeugnisses erscheinen.

Ausgenommen von dieser Verpflichtung sind, wie bereits erwähnt, DOP- und IGP-zertifizierte Öle aus Oliven, da für sie besondere Vorschriften gelten (EG-Verordnung 510/2006).

Die EG-Verordnung 182/2009 sieht drei Möglichkeiten der Herkunftsangabe vor:

I. Öl, das in demselben Mitgliedstaat gewonnen wurde, in dem die Oliven geerntet wurden: In diesem Fall ist es möglich, den Ursprung durch die Angabe des Namens des Landes, gefolgt von Angaben wie Hergestellt in ...", „Gewonnen in ...", aber auch von Angaben wie „100 % erzeugt in ..." zu nennen. Der Name des Mitgliedstaates kann durch einen Hinweis auf die Gemeinschaft ersetzt werden.

II. Öl, das in einem Mitgliedstaat mit Oliven aus anderen Mitgliedstaaten/Drittländern gewonnen wurde: In diesem Fall muss der Ursprung durch die folgende Formulierung angegeben werden: „Natives Olivenöl (Extra) gewonnen in ... aus Oliven, geerntet in ...". Auch hier kann der Name des Mitgliedstaats durch einen Verweis auf die Gemeinschaft ersetzt werden. Ist die Angabe mehrerer Mitgliedstaaten/Drittländer erforderlich, so sind diese in absteigender Reihenfolge ihres Gewichts im Verhältnis zur zugeführten Menge aufzuführen.

III. Mischungen aus EU- und/oder Nicht-EU-Ölen: In diesem Fall wird je nach Art des Erzeugnisses eine der folgenden Methoden zur Angabe der Herkunft verwendet:

- „Mischung aus EU-Olivenölen" oder ein Hinweis auf die EU;
- „Mischung aus Nicht-EU-Olivenölen" oder ein Hinweis auf deren Herkunft außerhalb der EU;
- „Mischung aus EU- und Nicht-EU-Olivenölen" oder ein Hinweis auf deren Herkunft außerhalb der EU.

FRAGE 49

Wie kann ich wissen, ob ein Öl gut ist oder nicht?

„Eine der tiefsten Wunden meiner Jugend hat mir meine Lehrerin zugefügt, als sie sagte: „Das willst du nicht", nachdem ich ihr gesagt hatte, dass ich es wollte. Ich wäre nicht so wütend gewesen, wenn sie mir gesagt hätte, dass ich es nicht haben könnte, was auch immer es war, oder dass der Wunsch danach böse sei. Was mich am meisten schmerzte, war die Ablehnung meiner Persönlichkeit – eine Art Verletzung meiner Integrität. Ich gestehe, dass ich mich auch heute noch ärgere, wenn ich höre, wie die Vorlieben von Menschen als unecht, als von Werbung beeinflusst abgetan werden, als ob ihnen jemand anderes sagen würde, was sie wirklich wollen."

(Abba Lerner)

WER SEINEN EIGENEN GESCHMACK ZUM AUSDRUCK BRINGT, HAT DAS RECHT, RESPEKTIERT ZU WERDEN

Es gibt nur eine sichere wissenschaftliche Methode, um festzustellen, ob ein Öl „gut" ist oder nicht, nämlich das Produkt, das wir bewerten wollen, einer chemischen und organoleptischen Analyse durch einen Dritten zu unterziehen.

Es gibt auch nur eine empirische Methode, um festzustellen, ob ein Öl für den einzelnen Verbraucher geeignet ist: die direkte Verkostung. Das ist die einzige Methode, um festzustellen, ob das Produkt von seinen Konsumenten geschätzt wird. Wenn ich als Verbraucher das Produkt probiere und denke, dass es mir schmeckt, werde ich sagen, dass es gut für mich ist, aber das garantiert nicht die Güte des Öls aus objektiver Sicht nach rechtlichen Parametern.

Der Rat, den ich Ihnen geben kann, ist, so viele Öle wie möglich im Laufe des Jahres zu probieren, indem Sie verschiedene Öle kaufen, um Ihr Wissen zu erweitern und eine mentale Datenbank aufzubauen. Ein Gedächtnis, das Ihnen im Laufe der Zeit ermöglicht, die Öle zu erkennen, die Sie bevorzugen und die jene Eigenschaften aufweisen, die Ihren Sinnen und Ihren Kochbedürfnissen am besten entsprechen.

Ich empfehle Ihnen auch dringend, sich die Zeit zu nehmen, einen Einführungskurs in die Verkostung zu besuchen, um zumindest die Grundlagen der Verkostung zu erlernen, die Sie dann im Laufe der Zeit zu Hause selbst weiter anwenden können. Eine gute Grundausbildung wird es Ihnen ermöglichen, die Feinheiten der Öle zu verstehen und eine neue, strukturierte und organisierte Herangehensweise zu entwickeln, die auf soliden Konzepten, Grundsätzen und Ideen in Bezug auf dieses erhabene Produkt beruht.

Wenn Sie sich die Grundlagen angeeignet und einige Erfahrungen beim Verkosten gesammelt haben, werden Sie nach und nach immer besser in der Lage sein, zu erkennen, zu unterscheiden und dementsprechend selbstständig auszuwählen, was Ihnen guttut.

FRAGE 50

Welche Farbe hat ein gutes Natives Olivenöl

„Mit einem weißen Schleier, umgürtet mit Oliven, erschien mir eine Frau unter einem grünen Mantel …“

(Dante Alighieri, Purgatorio XXX)

FARBEN ZIEHEN AN UND KÖNNEN DOCH TÄUSCHEN

Natives Olivenöl Extra kann sich dem Auge in einer unendlichen Farbpalette präsentieren, die von tiefgrün über goldgelb bis hin zu blassgelb reicht. Im Zusammenhang mit den wunderbaren Farben des Öls aus Oliven gibt es einen weiteren weit verbreiteten Mythos, mit dem man aufräumen sollte. Der Mythos bezieht sich auf den Irrglauben, dass die Farbe ein Zeichen oder ein Synonym für eine höhere oder niedrigere Qualität eines Öls ist.

Dies wird dadurch bestätigt, dass in den IOC-Angaben vorgeschrieben ist, dass die professionelle Verkostung durch die Gremien mit einem blauen, bernsteinfarbenen oder roten Glas durchgeführt werden muss, damit die Farbe des Öls die organoleptische Bewertung des Prüfers nicht psychologisch beeinflusst. Dies ist eine offizielle Bestätigung der Tatsache, dass „die Farbe kein Indikator für die Produktqualität ist“.

Ebenso gilt: Steht man im Supermarkt vor einer durchsichtigen Flasche im Regal, deren Inhalt keine der verschiedenen Nuancen von tiefgrün bis goldgelb mehr aufweist, sondern eine in Orange-Rot-Töne umgeschlagene Farbe hat, so muss und kann man in diesem konkreten Fall davon ausgehen, dass das Öl in dieser Flasche Qualitätsveränderungen im negativen Sinne erfahren hat. Diese sind wahrscheinlich auf die Entwicklung starker Oxidationsprozesse zurückzuführen, die durch das Licht, dem die Flasche während der Regalauslage ausgesetzt war, ausgelöst und/oder begünstigt wurden.

Dies ist jedoch ein extremer und ungewöhnlicher Fall, in dem die Farbe allgemeine Hinweise liefern kann, da sie sich von den natürlichen gelbgrünen Farbtönen, die ein gesundes Öl nach der Pressung aufweisen kann und sollte, abweicht.

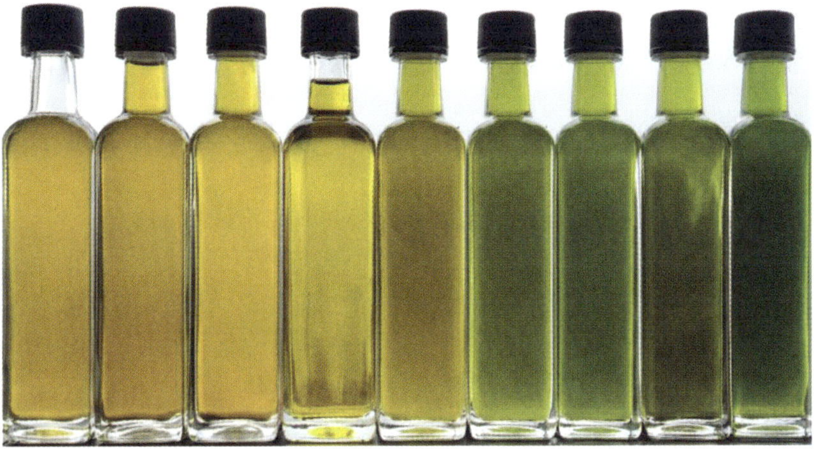

Abb. 56: Die wunderbaren Nuancen des Nativen Olivenöl Extra.

FRAGE 51

Wie wird das Öl gelagert und wie lange?

„Wenn du die Hitze nicht erträgst, geh aus der Küche."

(Harry S. Truman)

WÄRME IST NICHT IMMER GUT

Zunächst einmal müssen wir uns darüber im Klaren sein, dass Öl, anders als Wein, eine Lebenskurve hat, die naturgemäß dazu führt, dass es mit zunehmendem Alter an Qualität verliert.

Olivenöl, egal wie es aufbewahrt wird, wird im Laufe der Zeit immer zumindest einen minimalen Verfall seiner ursprünglichen Eigenschaften aufweisen.

Aus diesem Grund gibt es die alte Volksweisheit „alter Wein und neues Öl".

Je mehr Sie sich daran gewöhnen, das Öl in jungem Zustand zu kaufen, desto besser sind die positiven Eigenschaften, die Sie möglicherweise finden können (es handelt sich immer um denselben ursprünglichen Rohstoff).

Die Konservierung und Lagerung von Olivenöl sind sehr wichtige Phasen der Lieferkette. Durch eine sachgemäße Lagerung unter optimalen Bedingungen bleiben die ursprünglichen Eigenschaften Ihres Öls länger erhalten und seine Lebensdauer, die sogenannte Haltbarkeit, kann optimiert werden.

Während der Lagerung ist der Oxidationsprozess die Hauptursache für die Veränderungen, denen das Öl unterworfen ist. Dieses Phänomen kann im Wesentlichen auf zwei Arten eingedämmt werden:

- der Versuch, den Gehalt an antioxidativen Substanzen (Tocopherole und phenolische Verbindungen) im Öl zu erhöhen;
- der Minimierung des Einflusses von oxidationsfördernden Umweltfaktoren.

Die erste Maßnahme zur Erhöhung des Gehalts an antioxidativen Bestandteilen ist die Aufgabe der Akteure in der vorgelagerten Lieferkette, die darauf hinarbeiten, ein Produkt mit möglichst vielen Biophenolen zu erhalten.

Um eine optimale Konservierung des Olivenöls zu gewährleisten, muss zunächst sichergestellt werden, dass der Luftsauerstoff so wenig wie möglich mit den Triglyceriden des Öls in Berührung kommt.

Sauerstoff ist ein großer Feind des Öls, da er oxidative Prozesse fördert. Daraus folgt, dass Aufbewahrungsbehälter nach jedem Gebrauch fest verschlossen werden sollten. Behälter mit einer bodennahen Ausgussvorrichtung, wie z. B. Bag-in-Boxen, eignen sich hervorragend, da sie das Eindringen von Sauerstoff während des Gebrauchs verhindern.

Sobald ein Ölbehälter geöffnet ist, sollte er möglichst schnell geleert, d. h. verbraucht werden, bevor der nächste verwendet wird. Dies verringert das Risiko einer vorzeitigen Qualitätsminderung.

Es ist ratsam, kleinere Behälter zu kaufen, die wir im Idealfall in weniger als einem Monat verbrauchen, anstatt größere.

Zweitens ist es wichtig, dafür zu sorgen, dass das Licht nicht direkt auf das Produkt einwirkt, also eher dunkle als helle oder transparente Behälter und eher dunkle als helle Aufbewahrungsorte zu wählen. Also sollte die Flasche, die wir täglich benutzen, im Küchenschrank stehen und nicht auf dem Tisch oder dem Küchenregal, wo Sonnenlicht oder künstliches Licht die Produktqualität negativ beeinflussen.

Denn Licht ist ein weiterer großer Feind des Öls, der dazu beiträgt, die oxidativen Prozesse im Produkt zu beschleunigen und zu verstärken. Wenn Licht in Gegenwart von Substanzen wie natürlichen Pigmenten wirkt, kann es die Umwandlung des Sauerstoffs im Öl in eine hochreaktive, superoxidative Form namens „Singulett-Sauerstoff" auslösen, die die Oxidationsgeschwindigkeit einfach ungesättigter Moleküle um mehr als das 30.000-Fache erhöhen kann.

Auch die Lagertemperatur ist ein Faktor, der die richtige Lagerung von Öl nicht unwesentlich beeinflusst, da hohe Temperaturen die Oxidationsprozesse beschleunigen. Konstante Lagertemperaturen zwischen 14 °C und 16 °C gelten als optimal.

Sollte das Öl durch einen Anstieg der Lagertemperatur in Mitleidenschaft gezogen werden, ist es gut zu wissen, dass sich die Haltbarkeit des Produkts pro 10 °C Temperaturanstieg um die Hälfte verkürzt.

Auch der plötzliche Temperaturabfall wirkt sich nachteilig auf die ordnungsgemäße Lagerung von Ölen: Sinkt die Temperatur unter 8–10 °C, können die vorhandenen polaren Verbindungen aufgrund von Zustandsänderungen des Wassers in der Mikroemulsionsphase des Öls, an das sie gebunden sind, destabilisiert werden.

Wir haben „konstante Temperaturen" geschrieben, weil größere Temperaturschwankungen den Qualitätsverfall des Produkts begünstigen und beschleunigen können.

Insbesondere bei der Verarbeitung von rohen oder ungefilterten Produkten lässt sich feststellen, dass die ersten Flockungsprozesse bereits bei Temperaturen unter 8 °C auftreten können.

Steigt die Temperatur hingegen über 24–25 °C, kommt es zu einem Zersetzungsprozess des Produkts, d. h. zum Verlust der trüben Phase des Mosts (aufgrund der Suspension von Fruchtfleischfragmenten, Kolloiden und Wasser, die sich in winzigen Agglomeraten, den sogenannten Mizellen, befinden). Der Temperaturanstieg begünstigt die Ablagerung aller organischen Stoffe, die im Öl in Suspension waren, am Boden des Behälters, wodurch es seine schöne grüne oder goldene Trübung erhält, die den Eindruck von „Echtheit" vermittelt und von Verbrauchern sehr geschätzt wird. Sobald sich die organischen Stoffe am Boden abgesetzt haben, kommt es schnell zu anaeroben Gärungen, die sich in Abwesenheit von Sauerstoff entwickeln und die Qualität des Produkts rasant verschlechtern. Vor allem in Bezug auf die organoleptische Qualität, da sie einen „Gestank" entwickeln, der sich meist zu erkennbaren Mängeln bei einer professionellen Verkostung, wie etwa Wein- oder Schlammgeschmack, entfaltet.

Es ist zu bedenken, dass das Dekantieren des Mostes auch zu einer gewissen Erhöhung des freien Säuregehalts des Erzeugnisses führen kann, ebenso wie zu einer Verschlechterung der organoleptischen Eigenschaften.

So könnte eine Flasche im Regal aussehen, nachdem die Mizellen dekantiert wurden.

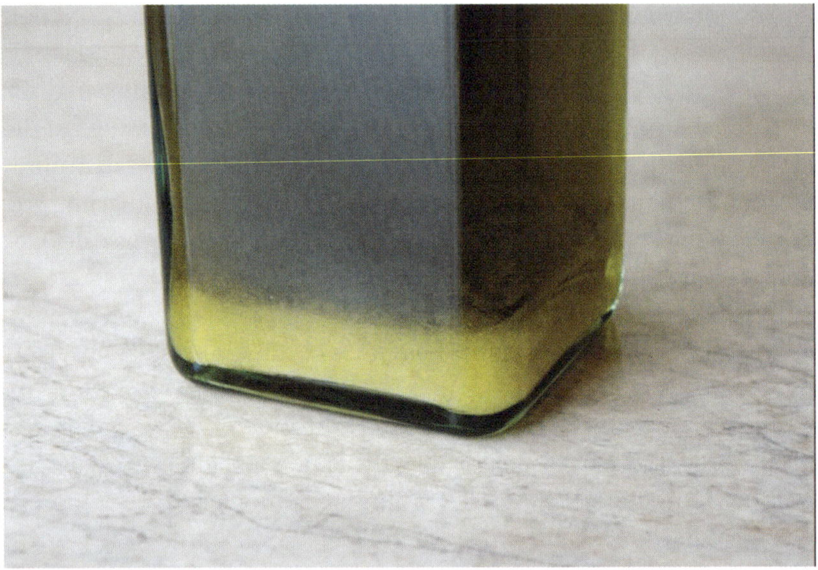

Abb. 57.

DIE HALTBARKEIT VON ÖL AUS OLIVEN

Zunächst muss klargestellt werden, dass die Lebensdauer eines Öls nicht verlängert werden kann, sondern nur optimiert werden kann.

Im Allgemeinen kann man sagen, dass ein gutes Natives Olivenöl Extra bei optimaler Lagerung zwischen 18 und 24 Monaten haltbar ist. Der Begriff „haltbar" bedeutet, dass das Öl die für die Klassifizierung als Natives Olivenöl Extra erforderlichen chemischen und organoleptischen Mindesteigenschaften für einen bestimmten Zeitraum behält.

Aus diesem Grund ist es gut, sich an das Lesen von Etiketten zu gewöhnen, denn durch das Lesen des Mindesthaltbarkeitsdatums auf den Etiketten können wir herausfinden, wie alt oder jung das Öl ist, das wir kaufen wollen.

Wenn das Produktionsjahr angegeben ist, empfehlen wir dringend, Flaschen des neuesten oder möglichst jüngsten Jahrgangs zu wählen. An dieser Stelle sei noch einmal darauf hingewiesen, dass es vorkommen kann, dass auf dem Etikett z. B. die Angabe „2022/2023" zu finden ist. Der Gesetzgeber hat der Tatsache Rechnung getragen, dass der Beginn des Produktionsjahres, also der Olivenernte, auf der nördlichen Halbkugel von Ende September bzw. Anfang Oktober bis weit in den Februar hineinreichen kann, während er auf der südlichen Halbkugel von März bis August dauern kann.

Um jedoch nicht Gefahr zu laufen, des Medienterrorismus bezichtigt zu werden, möchten wir betonen, dass es Öle von hervorragender Qualität gibt, die, wenn sie unter optimalen Bedingungen gelagert werden, auch noch 24 Monate nach ihrer Herstellung gute organoleptische Geschmackserlebnisse bieten und selbst nach langer Lagerzeit einen ausgezeichneten Eindruck hinterlassen. In diesem Fall handelt es sich wahrscheinlich um besonders fruchtige Öle, die sehr reich an phenolischen Antioxidantien sind, die dazu beitragen, dass sie ihren Duft viel länger behalten als weniger fruchtige Öle, und die sie vor den natürlichen Schäden schützen, die im Lauf der Zeit entstehen.

FRAGE 52

Ist gefiltertes oder ungefiltertes Öl besser?

„Kümmere dich gut um deinen Körper, er ist der einzige Ort, an dem du leben kannst."

(Jim Rohn)

MANCHMAL MUSS MAN WEIT SCHAUEN

Das Öl, das am Ende des Extraktionsprozesses aus dem Separator oder dem zwei- oder dreistufigen Dekanter austritt, ist trüb und hat eine Farbe, die normalerweise von tiefgrün bis goldgelb reichen kann. Dieses charakteristische Aussehen der Rohöle wird von den Verbrauchern sehr geschätzt, da es dem Erzeugnis den Eindruck von Rustikalität und Unverfälschtheit verleiht. In Wirklichkeit macht der Most-Zustand das Öl empfindlicher und anfälliger gegenüber Alterserscheinungen, obwohl er für das Auge angenehm und für die Vermarktung nützlich ist.

Sehen wir uns zunächst an, worauf das trübe Aussehen des Produkts zurückzuführen ist, um zu verstehen, warum es sich um eine eher instabile Phase handelt, die das Produkt im Laufe der Zeit Problemen aussetzen kann.

Zu diesem Zeitpunkt befindet sich im Öl eine bestimmte Menge an schwebenden Mikropartikeln aus organischem Material, das aus dem Fruchtfleisch und/oder der Schale der Oliven stammt. Diese Partikel haben sich mit den im Öl noch vorhandenen Mikrotröpfchen Wasser verbunden und so kleine Materialkerne, sogenannte Mizellen, gebildet.

Diese winzigen Agglomerate aus organischen Stoffen sind instabile Elemente, die dem Öl unmittelbar nach der Herstellung ein sehr angenehmes Aussehen verleihen und kurzfristig auch zu einem hervorragenden Duft und brillanten Geschmack beitragen. Da sie jedoch in der Schwebe instabil sind, können sie mit der Zeit zu Spaltungs- und

Ablagerungserscheinungen führen, die unangenehme Rückstände im Öl zur Folge haben. Darüber hinaus enthalten die Mizellen unter anderem Wassermoleküle (H_2O), die zu Fermentations- und Hydrolyseerscheinungen beitragen können, wenn das Öl unter suboptimalen Temperatur- und Lichtbedingungen gelagert wird.

Aus diesen Gründen ist die Filterung unmittelbar nach der Herstellung die ideale Verarbeitungsmethode, um die Haltbarkeit eines Öls aus Oliven zu optimieren. Auf diese Weise erhalten wir ein Natives Olivenöl Extra, das über längere Zeit stabiler und somit besser für eine längere Lagerung geeignet ist.

Die Filtration ist also ein stabilisierender Vorgang, der dazu dient,

I. das in den Ölen schwebende Wasser zu beseitigen, das zu Gärung und Hydrolyse führen könnte;
II. feste und kolloidale Verunreinigungen zu entfernen, die zu Absetzungen oder Schlamm in den Behältern führen können und damit den unangenehmen Geruch und Geschmack von Schlamm verursachen;
III. die Trübung des Produkts zu verringern, die anfangs von den Verbrauchern als Vorteil wahrgenommen wird, im Laufe der Zeit aber negativ auffallen kann, wenn sie labiler wird. Man denke nur an den Eindruck, den Flaschen im Regal erwecken können, die nicht mehr gepresster Most, aber auch noch nicht gefiltert sind und lediglich leicht trüb oder verschleiert, fast opalisierend, erscheinen;
IV. die Haltbarkeit des Produkts zu verlängern.

Unsere endgültige Antwort auf diese Frage muss daher lauten:

„Ein gefiltertes Öl ist besser als ein trübes Öl, jedenfalls auf lange Sicht, und zwar aus den oben genannten Gründen. Kurzfristig, also höchstens einige Wochen nach der Herstellung, kann das Öl in der Mostphase aufgrund der vorhandenen Schwebstoffe einen Hauch von besserem Duft aufweisen."

Die Filtration kann mit verschiedenen Techniken durchgeführt werden:

Filtration durch Dekantieren: Bei dieser Methode werden keine Geräte benötigt, da das Öl mindestens ein paar Mal im Jahr dekantiert wird. Eine erste Dekantierung erfolgt einige Wochen nach der Herstellung, eine zweite normalerweise vor dem Wechsel der Jahreszeit vom Frühjahr zum Sommer, d. h. bevor Temperaturschwankungen das Öl beeinflussen und zu plötzlichen, schädlichen Ablagerungen mit Schlammbildung am Boden der Lagersilos führen können. Auf diese Weise wird das Öl rechtzeitig von dem in den Lagersilos abgelagerten Schlamm getrennt, ohne dass die Gefahr besteht, dass ein längerer Kontakt seine organoleptische und chemische Qualität beeinträchtigt. Ein längerer Kontakt mit dem Schlamm kann die Qualität ernsthaft beeinträchtigen. Darüber hinaus ist es sehr wichtig, durch bestimmte technische Maßnahmen zu verhindern, dass die Öle beim Umfüllen zu stark bewegt werden und dadurch übermäßig mit der Luft, und dem darin enthaltenen Sauerstoff, in Berührung kommen, um die Auslösung und Beschleunigung schädlicher Oxidationsprozesse zu vermeiden. Als bewährte Betriebspraxis sollten Unternehmen darauf achten, Silos immer von unten umzufüllen und zu befüllen, um eine übermäßige Vermischung der Flüssigkeitsmasse zu vermeiden. Dazu sollten spezielle Pumpen mit niedriger Geschwindigkeit verwendet werden, die das Öl nicht erhitzen oder falsch behandeln, wodurch Emulsionserscheinungen entstehen könnten.

Baumwollfiltration: Dieses System ist nicht mehr gebräuchlich, da Baumwollfilter langsam sind und sich daher nicht für die Verarbeitung großer Ölmengen eignen. Außerdem ist das Öl aufgrund der großen Oberfläche der Filterbehälter über längere Zeit dem Sauerstoff (O_2) ausgesetzt, was eine vorzeitige Oxidation des Produkts begünstigt. Diese Art der Filtration wird noch immer in kleinen landwirtschaftlichen Betrieben angewendet.

Filtration mit Zellulosekartons: Die Filtration mit Zellulosekartons ist eine recht praktische und schnelle Art, den Vorgang durchzuführen. Das Öl wird mit einer Pumpe durch eine Pressvorrichtung mit einer Reihe von Kartonwänden gepresst, die die Verunreinigungen im Most zurückhalten und ihm am Ende des Prozesses ein besonders glänzendes Aussehen verleihen.

Kieselgur-Filtration: Dies ist das in der Großindustrie am häufigsten eingesetzte Verfahren. Dieses Verfahren wird vor allem von Unternehmen angewandt, die große Mengen Öl lagern und filtern müssen. Es besteht aus dem Einsatz von Hydrofiltern, die sowohl hinsichtlich der kurzen Betriebszeit als auch der Materialkosten effizient und kostengünstig sind. In der Regel werden Celite- oder Amberlite-Mehle verwendet, die mit Filtrierhilfsmitteln auf Zellulosebasis gemischt sind. Diese Art der Filtration ist häufig mit einer zweiten „Polierphase" verbunden, die mit Kartonfiltern unmittelbar vor der Endverpackung durchgeführt wird, um dem Produkt ein angenehmeres und glänzenderes Aussehen zu verleihen.

FRAGE 53

Wie/wann/für was kann ich Natives Öl Extra in der Küche verwenden?

„Die Spaghetti waren bissfest und glitten mir in den Mund, als hätten sie ein Eigenleben. Das Olivenöl hatte einen berauschenden Geschmack. Es schien unglaublich, dass vier so einfache Elemente – Olivenöl, Nudeln, Knoblauch und Käse – ein so außergewöhnliches Gericht ergeben konnten."

(Ruth Reichl)

IN DER KÜCHE REGIERT DIE FANTASIE

Natives Olivenöl Extra und Natives Olivenöl können in der Küche sowohl kalt als auch warm auf vielfältige Weise verwendet werden.

Je nach thermischer Belastung, der das Öl bei der Verwendung in der Küche ausgesetzt ist, kann es sich verändern:

- durch intensives Kochen, bei dem das Öl lange oder mittellang hoher Hitze ausgesetzt ist, z. B. für Soßen, Schmorgerichte oder frittierte Speisen;
- durch intensives Kochen, bei dem das Öl in relativ kurzer Zeit eine starke Temperaturänderung erfährt, wie z. B. beim Sautieren, Cremigrühren oder Backen;
- durch Kochen, bei dem das Öl für kurze bis mittlere Zeit mäßig erhitzt wird, wie beim Dampfgaren …

Natives Olivenöl Extra kann und wird vor allem für kalte Zubereitungen verwendet, um Soßen, Mayonnaisen oder Marinaden zuzubereiten oder um fertige Gerichte zu veredeln und abzurunden. Insbesondere kann man mit Öl zwei Arten von Emulsionen zubereiten, nämlich solche, die lange haltbar sind, wie z. B. Mayonnaise [= Öl + ZITRONE

(WASSER) + SALZ + EIGELB], bei der das Lecithin im Eigelb als Stabilisator/Emulgator wirkt; und solche, die auf Dauer instabil sind, wie z. B. Citronette, bei denen ÖL + ZITRONE (WASSER) + SALZ zusammengemischt werden und ohne das Vorhandensein eines Stabilisators die Haltbarkeit begrenzt ist.

Obwohl ich keine besonderen Kochkenntnisse habe, bin ich persönlich davon überzeugt, dass Natives Olivenöl Extra ideal zum Verfeinern kalter Gerichte geeignet ist. Die Aromen und Geschmacksrichtungen eines sorgfältig ausgewählten Öls verleihen einem Gericht das gewisse Etwas, das es außergewöhnlich und unvergesslich macht.

Natives Olivenöl Extra wird in der Gastronomie in der Tat häufig zum Verfeinern warmer und kalter Gerichte verwendet. Hier sind der Fantasie der Köche angesichts der unendlichen aromatischen Möglichkeiten, die Natives Olivenöl Extra bietet, und der Kombinationsmöglichkeiten keine Grenzen gesetzt.

Stellen Sie sich vor, wie das „richtige" Öl, klug und weise ausgewählt, Suppen, Crostini, Fisch, Fleisch, Pasta, Gemüse und Pizza veredeln und einen Hauch von magischem Geschmack verleihen kann. Oder, kalt verwendet, Fisch- oder Fleischcarpaccio, Tartar, Salate, kalte Pasta, Räucherwaren und sogar Obstsalaten und Desserts veredelt, um nur einige der vielen Verwendungsmöglichkeiten zu nennen. Um die vielfältigen Kombinationsmöglichkeiten der Nativen Olivenöle Extra optimal zu nutzen, ist einerseits viel Fantasie gefragt, andererseits muss der Koch die organoleptischen Eigenschaften der verschiedenen Öle fein unterscheiden und erkennen können. Wer in der Lage ist, das organoleptische Profil eines Öls zu erkennen und zu definieren, kann das Ergebnis der Kombinationen im Hinblick auf das Endprodukt vorhersehen und so vermeiden, dass das Resultat dem Zufall oder Schicksal überlassen wird.

Mit anderen Worten, wenn es um das „Mischen" von aromatischen Komponenten geht, ist es nie einfach, das erreichbare Ergebnis mit Sicherheit vorherzusagen. Nur der Versuch oder das Ausprobieren an einer realen Zubereitung kann uns die Garantie und den Beweis für das gewünschte Ergebnis geben, das wir dann bei zukünftigen Zubereitungen wiederholen können.

Natives Olivenöl Extra ist nicht nur in der Lage, einen großen geschmacklichen Beitrag zu den Gerichten zu leisten, sondern auch deren Aussehen zu verbessern, indem es ihnen Farbe und Glanz verleiht und sie optisch aufwertet.

Man kann mit Sicherheit sagen, dass dieses Produkt, der Prinz unter den Zutaten der Mittelmeerdiät, inzwischen so bekannt ist, dass es in allen Küchen der Welt, sowohl im Westen als auch im Osten, verwendet und eingesetzt wird.

Es ist interessant, die Daten der Umfrage zu analysieren, die 2015 während der Expo in Mailand durchgeführt wurde, bei der das IXE Institut mehr als 1.200 Interviews mit Besuchern aus der ganzen Welt führte. Aus der Analyse der Fragebögen geht hervor, dass Natives Olivenöl Extra weltweit vor allem zum Würzen von Gemüse, gefolgt von Fleisch und Fisch, verwendet wird.

Die Verwendung zum Kochen beschränkt sich auf knapp über 40 % der Verbraucher. 20 % der Käufer von Nativem Olivenöl Extra verwenden es für ästhetische und therapeutische Zwecke, ein etwas geringerer Prozentsatz verwendet es als Zutat für Brot und Gebäck. In Asien wird es häufiger als in anderen Regionen für ästhetische und heilende Zwecke sowie als Zutat verwendet, jedoch weniger zum Kochen, Braten oder als Würze. In Europa wird es in Frankreich am vielfältigsten und am stärksten für ästhetische und therapeutische Zwecke genutzt. In Großbritannien wird es mehr zum Backen von Kuchen, Kekse und Brot eingesetzt. Die gleichen Verwendungszwecke werden sowohl in osteuropäischen Ländern als auch in den Niederlanden verzeichnet. [31]

FRAGE 54

Wie verwendet man das Öl aus Oliven zum Kochen?

„Das Geheimnis des Glücks ist die Vielfalt, aber das Geheimnis der Vielfalt ist, wie das Geheimnis aller Gewürze, zu wissen, wann man sie verwendet."

(Daniel Gilbert)

PRAXIS IST MANCHMAL MEHR WERT ALS THEORIE

Der reine Saft von Oliven, jener flüssige Stoff, der es versteht, mit der Nahrung in einen perfekten Dialog zu treten und jeden anderen Rohstoff mit einem Überschuss an Geschmack und Nährstoffen zu bereichern, kann sicherlich kein gewöhnliches und austauschbares Speisefett sein, wie so viele andere. Natives Olivenöl Extra ist einfach nur ein Öl. Kein anderes Fett kann ihm das Wasser reichen.

Es muss gleich gesagt werden, dass die Erhitzung der Öle beim Kochen sowohl aromatische als auch geschmackliche Veränderungen verursacht. Fette, die Luftsauerstoff ausgesetzt sind oder lange Zeit erhitzt werden, erreichen das Endstadium der Oxidation, die sogenannte Polymerisation. Polymerisationsreaktionen sind besonders wichtig beim Frittieren, bei dem eine längere Verwendung des Fetts die Bildung von Verbindungen mit hohem Molekulargewicht fördert, die zu Schaumbildung und erhöhter Viskosität führen. [32]

Es ist sehr wichtig zu verstehen, wie sich das Öl verändert, bevor man es in einer Zubereitung verwendet. Um zu erfahren, wie sich ein Öl beim Kochen verändert, ist es notwendig, es vor und nach der Verwendung beim Kochen zu probieren, sowohl allein als auch in Kombination mit dem Gericht, das wir uns ausgedacht und zubereitet haben.

FRAGE 55

Kann ich mit Nativem Öl Extra frittieren?

„Die Pommes frites waren für mich praktisch unantastbar, und ihre Zubereitung war ein Ritual, das ich gewissenhaft befolgen musste."

(Ray Croc)

DER PROZESS IST HEIKEL UND MUSS SORGFÄLTIG DURCHGEFÜHRT WERDEN

Die Antwort auf diese Frage ist eindeutig:

> „Ja, Öle aus Oliven sind zum Frittieren geeignet und sogar ausgezeichnet."

Wir versuchen hier Folgendes zu klären:

A. Die Gründe, die zu dieser Antwort führen.
B. Wie Lebensmittel frittiert werden sollten.

Das Öl aus Oliven wird seit der Antike zum Frittieren empfohlen. Bereits Aristoteles behauptete, dass das Frittieren eine ideale Art des Kochens ist, die den Lebensmitteln das Wasser entzieht und gleichzeitig ihre Eigenschaften erhält.

Wer von uns liebt denn nicht frittierte Speisen? In vielen Teilen der Welt, wie z. B. in Spanien, ist das Frittieren ein fester Bestandteil der kulinarischen Kultur des Landes, doch von den verschiedenen Verfahren zum Garen von Lebensmitteln wird das Frittieren im Allgemeinen von Ernährungswissenschaftlern am wenigsten empfohlen. Die Tatsache, dass das Frittieren eine Zubereitungsmethode ist, von der in fast allen Diäten abgeraten wird, hat vor allem drei Gründe:

I. Beim Eintauchen eines Lebensmittels – das naturbelassen, bemehlt oder paniert sein kann – in ein Fett, das die Hitze auf das

Lebensmittel überträgt, nimmt dieses Fett auf und wird so zu einer beträchtlichen Kalorienquelle.

II. Während des Frittierens kommt es aufgrund der hohen Temperaturen und des Kontakts mit dem Luftsauerstoff zu einer Veränderung der Lipide, sowohl im Lebensmittel als auch im Bratmedium, wodurch drei Makrophänomene entstehen:
   a. Abbau von Triglyceridmolekülen, aus denen Acroleine entstehen können;
   b. Polymerisationserscheinungen;
   c. Autooxidations- und Ranzigkeitserscheinungen mit chemischer Degeneration des Öls und Anhäufung von freien Radikalen und Molekülen mit einem gewissen Grad an potenzieller Toxizität.

III. Der Verzehr von frittierten Lebensmitteln verlangsamt die Verdauung.

WIE LEBENSMITTEL FRITTIERT WERDEN SOLLTEN

Die Frittiertemperatur variiert von mindestens 160 bis maximal 240 °C, wobei die optimale Temperatur bei etwa 180 °C liegt. Bei diesen Temperaturen entsteht an der Oberfläche des Lebensmittels ein Röstungseffekt, der Karamellisierung genannt wird. Unter diesen Bedingungen gewinnen die Lebensmittel an Geschmack und nehmen weniger Fett und damit weniger Kalorien auf, obwohl bei hohen Temperaturen durch die Karbonisierung eine Reihe von Verbindungen entstehen können, die – um einen eleganten Euphemismus zu verwenden – nicht gerade gesundheitsfördernd sind.

Wenn wir bei Temperaturen unter 180 °C frittieren, gart das Essen langsam und neigt daher dazu, sich stärker mit Fett zu tränken, was unserer Ernährung schadet. Derselbe Effekt tritt ein, wenn wir zu wenig Öl verwenden, d. h. wenn das Frittiergut nicht vollständig im Frittieröl eingetaucht ist.

Die Kontrolle der Frittiertemperatur ist sehr wichtig, daher sollte man beim Frittieren von eingefrorenen Lebensmitteln, deren Lagertemperatur zwischen –4 °C, –10°C bzw. –18 °C bei Tiefkühlkost liegt, sehr vorsichtig sein. Tiefgefrorene Lebensmittel, die in das auf die richtige Temperatur von ca. 180 °C erhitzte Öl getaucht werden, neigen zu einem starken Temperaturabfall, was zu einer Verlangsamung der Garzeit, einer größeren Fettansammlung und einem milderen Frittieren führt. Ebenso ist darauf zu achten, dass das Öl die optimale Frittiertemperatur nie überschreitet, da es oberhalb von 190–200 °C zu rauchen beginnt und den sogenannten Rauchpunkt erreicht, der je nach Fett unterschiedlich ist. Dadurch entstehen gesundheitsschädliche Substanzen wie Acrolein [33]. Die Hochtemperaturbehandlung der Lebensmittelstruktur führt auch zur Bildung von Acrylamid. Diese neu gebildeten Verbindungen, Acrolein und Acrylamid, können ihre Toxizität auf systemischer Ebene entfalten, Entzündungsprozesse im Darm fördern oder die Aufnahme lipophiler Nährstoffe (Vitamin A und E usw.) behindern. [34]

GRÜNDE FÜR DIE ANTWORT

Die Antwort auf die Frage, die für die Verwendung von Nativem Olivenöl Extra beim Frittieren spricht, ergibt sich also aus mehreren Faktoren: In erster Linie eignet sich der Rauchpunkt von Nativem Olivenöl Extra, der zwischen 160 °C und 210 °C liegt (dieser Wert variiert je nach chemischer Qualität des Olivenöls) [35], hervorragend zum richtigen Frittieren.

Darüber hinaus ist Natives Olivenöl Extra dank seines niedrigen Säuregehalts und seines natürlichen Reichtums an Antioxidantien, insbesondere Biophenole, die lange Zeit hitzebeständig sind und eine günstige Rolle spielen, in der Lage, oxidativen Erscheinungen durch hohe Temperaturen und den Kontakt mit Luft länger und besser zu widerstehen als fast alle anderen Pflanzenöle. Mit anderen Worten: Olivenöl ist länger hitzebeständig als fast alle anderen Öle, ohne dass schädliche Stoffe produziert werden, die beim Frittieren von Lebensmitteln entstehen können.

Hervorzuheben ist auch, dass die Umwandlung der Fettsäuren umso ausgeprägter ist, je höher die Ungesättigtheit des Öls ist (Vorhandensein der Doppelbindung, die eine Schwachstelle der Kette darstellt), sodass Olivenöl, das reich an einfach ungesättigten Fettsäuren (MUFA) ist, speziell an Ölsäure, die mehr als 70 % ausmacht, sehr gut zum Frittieren geeignet ist.

Deshalb sollte die Wahl des Frittiermittels nicht nur auf der Grundlage des theoretischen Rauchpunkts erfolgen, sondern auch unter Berücksichtigung der tatsächlichen Oxidationsbeständigkeit, die von zwei Parametern abhängt: der Fettsäurezusammensetzung, also dem Ungesättigtheitsgrad, sowie dem möglichen Vorhandensein antioxidativer Faktoren. [Bendini et. all 2007] [36] [37].

Auch hier schneidet Natives Olivenöl Extra im Vergleich zu anderen pflanzlichen und tierischen Fetten am besten ab.

Um es noch einmal zusammenzufassen: Natives Olivenöl Extra ist das bei weitem oxidationsstabilste Öl, aufgrund:

- seinem niedrigen Säuregehalt;
- seinem Gehalt an fettlöslichen (Vitamin E) und wasserlöslichen (Biophenole) Antioxidantien;
- den darin enthaltenen Antioxidantien. Diese sind in der Lage, die Bildung von Fettsäureabbauprodukten zu verlangsamen, die durch Glycerin entstehen. [38]

Wir empfehlen Ihnen dringend, den Frittiervorgang immer vorsichtig durchzuführen, indem Sie darauf achten, dass die Lebensmittel nicht dunkel und verbrannt sein dürfen, da verkohlte Lebensmittel potenziell krebserregende Stoffe wie Acrolein und Acrylamid enthalten.

Wir müssen zudem noch betonen und den Verbrauchern empfehlen, das Frittieren mit Ölen zu vermeiden, die sehr reich an mehrfach ungesättigten Fettsäuren (PUFA) sind, wie z. B. Soja- oder Maisöl, da mit diesen Ölen frittierte Lebensmittel reich an freien Radikalen und Oxidationsprodukten sein können.

Fett / Öl	Rauchpunkt (°C)
Erdnussöl	160
Butter (nicht geklärt)	110–130
Geklärte Butter (Butterschmalz)	180
Rapsöl	110
Sonnenblumenöl	110
Leinöl	110
Maisöl	160
Walnussöl	160
Natives Olivenöl extra	160–210
Sesamöl	175
Sojaöl	160
Schweineschmalz	180–210

Abb. 58: Sehen wir uns den Rauchpunkt einiger der gängigsten Fette und Öle an. Das erste Diagramm vergleicht unraffinierte Öle, das zweite zeigt die Rauchpunkte von raffinierten und unraffinierten Ölen. Wie zu erkennen ist, verändert der Raffinationsprozess den Rauchpunkt von Ölen.

FRAGE 56

Wie wird das Öl aus Oliven hergestellt?

„Die Leute vergessen, wie schnell du eine Aufgabe erledigt hast – aber sie erinnern sich, wie gut du sie erledigt hast."

(Howard Newton)

DIE TECHNOLOGISCHE ENTWICKLUNG HAT IN VIELEN BEREICHEN VIELES ERLEICHTERT

Die Herstellung von Olivenöl ist eine Tätigkeit, mit der der Mensch vor etwa 6.000 Jahren begann. Auch heute noch ist sie zum Teil das Ergebnis der Kunst von Ölmachermeistern und zum Teil der Technologie, wenngleich die Mühe, das Engagement und die Leidenschaft derjenigen, die die Pflanzen auf den Feldern anbauen und pflegen, immer in Erinnerung bleiben müssen.

Ich habe Freunde, die Olivenbäume anbauen, die mir oft erzählen, dass sie all ihre Pflanzen einzeln kennen und sie fast als ihre Kinder betrachten und manchmal mit ihnen sprechen. Diese Dinge sind auch Teil der magischen Aura, die Olivenbäume umgibt. Die Idee, ein Einkommen damit zu erzielen, reicht nicht aus. Um einen Olivenbaum zu kultivieren, braucht man Herz, Leidenschaft, Liebe für die Pflanze und das Produkt, das aus ihr gewonnen wird.

Die Herstellung von Öl aus Oliven beginnt, wenn man den agronomischen Teil bis hin zur Ernte der Früchte außer Acht lässt, mit dem Eintreffen der Oliven in der Mühle und dem Entladen aus den Kisten oder Blinkern, von wo aus die Oliven mit Hilfe von Förderbändern oder -schnecken in die Waschanlage gebracht werden, um sie von Schmutzresten zu befreien.

Nach dem Waschen der Oliven müssen sie zerkleinert werden. Dies kann mit sehr unterschiedlichen Verfahren geschehen, die sich unterschiedlich auf die Steinfrüchte und das Endergebnis auswirken.

Man kann die Oliven mit Steinmühlen zerkleinern, wie es seit Jahrhunderten oder sogar Jahrtausenden gemacht wird, da dies eine der ältesten Methoden ist, die Früchte zu zerkleinern. Eine andere Möglichkeit ist die Verwendung von Hammermühlen, die einen starken Aufprall auf die Früchte ausüben und dazu neigen, sie zu erwärmen und einen gewissen Aufprallschock zu verursachen. Außerdem können Maschinen mit Messern, gegenläufigen Scheiben oder Kegelwalzenmühlen verwendet werden. Letztere Zerkleinerungsmethode kommt modernen Ölmühlen am nächsten, da sie die Oliven besonders sanft und schonend behandelt.

Nach dem Aufbrechen der Oliven ist es noch nicht möglich, das darin enthaltene Öl zu extrahieren, genauer gesagt, das in den Vakuolen gespeicherte Öl (kleine Zellsäcke, in denen das Öl der Olive enthalten ist).

Die in den Vakuolen enthaltenen Mikrotröpfchen sind so winzig, dass sie sich nur schwer extrahieren lassen. Sie müssen daher zusammengeführt werden (Koaleszenz-Phänomen), um Tröpfchen zu bilden, die groß genug sind, um extrahiert zu werden.

Um das Phänomen der Koaleszenz im Öl zu fördern, ist es notwendig, die Prozesstemperatur etwas zu erhöhen, wodurch das Öl flüssiger wird (ohne 27–30 °C zu überschreiten, **bis 27 °C ist es eine Kaltextraktion**), während die Olivenpaste gerührt wird. Auf diese Weise entstehen innerhalb von etwa 30–40 Minuten größere Tröpfchen (> 30 µm), und das Öl ist bereit zur Extraktion.

Der anschließende eigentliche Extraktionsprozess kann entweder durch Pressen oder durch Zentrifugieren erfolgen.

Nach der Extraktion des Öls kann es noch zwei weitere Verarbeitungsschritte durchlaufen, bevor es vorverpackt gelagert wird.

Abschließend kann das Öl mit Hilfe von vertikalen Zentrifugalseparatoren weiter raffiniert werden, die die Aufgabe haben, die minimalen Wassermengen, die noch im Öl enthalten sein können, zu entfernen. Nach diesem Schritt empfiehlt es sich, den öligen Most zu filtern, um ein möglichst haltbares Produkt für die Lagerung und anschließende Verpackung zu gewährleisten.

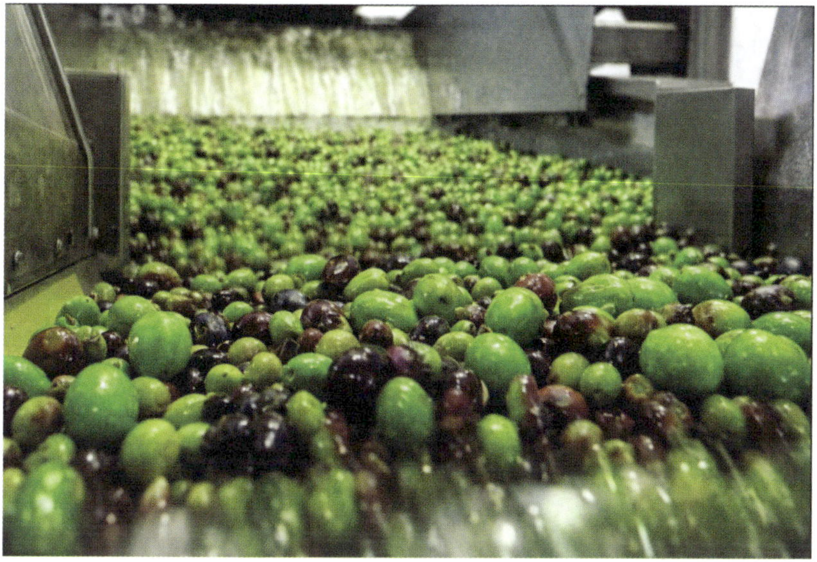

Abb. 59: Waschen der Oliven vor dem Mahlen.

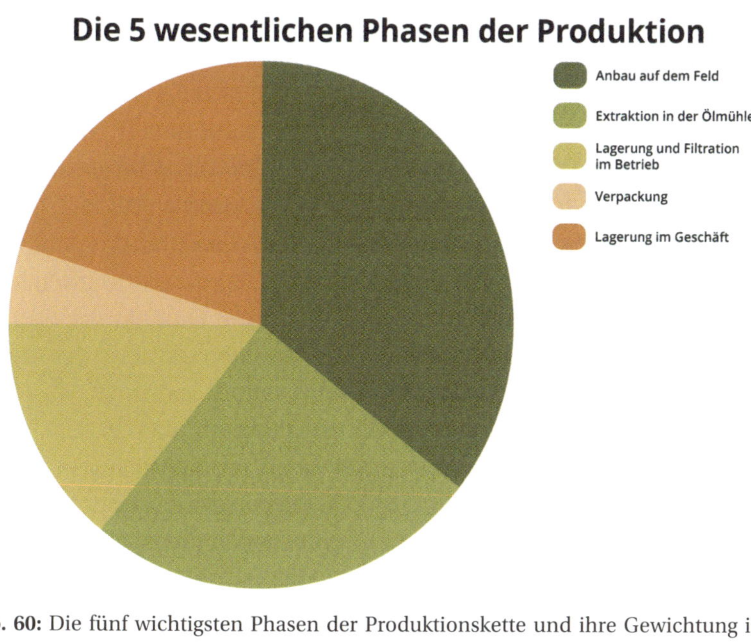

Abb. 60: Die fünf wichtigsten Phasen der Produktionskette und ihre Gewichtung im Prozess.

FRAGE 57

Sind alle Nativen Öle Extra gleich?

„Nur weil du die Vielfalt der Gefühle eines Teelöffels besitzt, heißt das nicht, dass wir alle so sind."

(J.K. Rowling)

DIE VIELFALT BEREICHERT DEN GEIST

Wir müssen antworten: „Nein, natürlich nicht! Native Olivenöle Extra sind aus verschiedenen Gründen nicht alle gleich."

Wie wir gesehen haben, können sich Öle von Jahr zu Jahr unterscheiden und tun dies in der Regel auch. Das bedeutet, dass ein und derselbe Erzeuger, der mit einer kurzen Lieferkette arbeitet, die vom Anbau bis zur Verpackung durchgängig ist, kaum hoffen kann, seine Kunden jedes Jahr mit dem exakt gleichen Produkt zu beliefern.

Das Öl aus Oliven ist ein Produkt der Natur und der Arbeit des Menschen, bei dem die Faktoren, die das Ergebnis beeinflussen, so zahlreich und variabel sind, dass es sehr unwahrscheinlich ist, dass es immer auf die gleiche Weise hergestellt werden kann. Mit anderen Worten: Es handelt sich also nicht um ein künstliches Industrieprodukt, das dank eines Schimmelpilzes immer auf die gleiche Weise hergestellt werden kann.

Natives Olivenöl Extra kann je nach Art und Qualität der Früchte, dem Erntezeitpunkt, den Witterungsbedingungen während der Vegetationsperiode sowie der Region, aus der die Oliven stammen, sowie den angewandten Extraktionstechnologien und -methoden, in Geschmack und chemischer Zusammensetzung sehr unterschiedlich sein.

Die Öle sind nicht alle gleich, da sich die Sorten unterscheiden – laut einigen Forschern gibt es mehr als 1.300 verschiedene – und ebenso, weil sich die Böden der Anbauflächen, die mikroklimatischen Faktoren sowie die Extraktionsbedingungen und -verfahren voneinander unterscheiden.

Öl ist ein wunderbares und lebendiges Produkt, es befindet sich in ständiger Entwicklung, was auch dazu führt, dass sich Öle im Laufe der Zeit verändern und dennoch gleich bleiben.

Der Gedanke, ein immer gleiches Produkt anbieten zu wollen, ist in gewissem Maße für den Markt und für große wie für kleine Unternehmen nützlich, denn alle Hersteller, ob groß oder klein, haben ein gemeinsames Ziel, nämlich die Nachfrage, die Erwartungen, die Wünsche, mit einem Wort den Geschmack der Verbraucher zu befriedigen. Diesem ersten Ziel folgt ein zweites allgemeines Ziel, nämlich die Gewöhnung der Kunden an einen typischen Geschmack, der für ein bestimmtes Produkt des Unternehmens repräsentativ ist, und damit ihre Loyalität zu diesem Geschmack.

Um dies zu erreichen, vermarkten die Unternehmen sogenannte Verschnitte oder Mischungen, d. h. Öle, die durch kunstvolles und geschicktes Mischen von Ölen aus verschiedenen Sorten und auch aus verschiedenen geografischen Gebieten gewonnen werden. Der Verschnitt wird vorgenommen, um ein bestimmtes, genau definiertes organoleptisches Profil zu erhalten, das zumindest im Prinzip von Jahr zu Jahr reproduziert werden kann. Wenn dieses organoleptische Profil einmal identifiziert ist und von einem bestimmten Kundensegment akzeptiert wird, ist es möglich, es gewinnbringend zu reproduzieren und damit die Erwartungen der Verbraucher zu erfüllen.

Fachleute verwenden bei der Bewertung von Nativen Olivenölen Extra im Allgemeinen die folgenden Adjektive: mild oder leicht fruchtig, mittel fruchtig und intensiv fruchtig; diese werden nach der Intensität der Aromen und der jeweiligen Intensitäten, die bei der Verkostung olfaktorisch oder retroolfaktorisch festgestellt werden, vergeben.

In einigen seltenen Fällen kann es auch vorkommen, dass das Öl als unausgewogen eingestuft wird. Dies ist dann der Fall, wenn der Medianwert der vom Verkostungspanel festgestellten Fruchtigkeit um mehr als zwei Punkte vom Medianwert der Bitterkeit und/oder der Schärfe abweicht. In diesem Fall kann der Leiter des Panels das Öl als unausgewogen einstufen, es aber dennoch der Kategorie „Nativ Extra“ zuordnen, sofern es frei von Mängeln ist.

FRAGE 58

Welchen Nährstoffe enthält Natives Olivenöl Extra?

„Lass die Nahrung deine Medizin sein und die Medizin deine Nahrung."

(Hippokrates von Coo)

DIE UNTERSCHIEDE LIEGEN IN DEN KLEINEN DINGEN

Man kann sagen, dass ein Esslöffel Natives Olivenöl Extra etwa 120 Kalorien, 14 Gramm Fett und null Cholesterin enthält.

Im Durchschnitt sind 70 % oder mehr (70-80 %) der Fettsäuren in Nativem Olivenöl Extra einfach ungesättigte Fettsäuren (MUFA), 9 % sind mehrfach ungesättigte Fettsäuren (PUFA) und 14 % sind gesättigte Fettsäuren (SAFA).

Native Olivenöle Extra enthalten im unverseifbaren Teil, der etwa 1–2 % ausmacht, verschiedene Nährstoffe, die für die menschliche Gesundheit sehr wichtig und förderlich sind.

Insgesamt enthält Natives Olivenöl Extra etwa 230 Substanzen, die ihm einen wichtigen Nährwert verleihen.

Dazu gehören unter anderem: phenolische Verbindungen, Tocopherole, Oleocanthal, essentielle Fettsäuren (Omega 3 und 6), Carotinoide und Chlorophylle.

Diese Elemente haben sowohl einen hohen Nährwert, etwa durch Vitamin E, als auch einen hohen Gesundheitswert, da viele von ihnen starke Antioxidantien sind, wie die phenolischen Verbindungen Tyrosol und Hydroxytyrosol oder Squalen.

Der wirklich große Unterschied zwischen Nativem Olivenöl und allen anderen Fetten liegt also im Wesentlichen in seinen Nebenbestandteilen, die genau die Nährstoffe sind, die einen großen Vorteil ausmachen. Biophenole sind starke Antioxidantien, die dem Abbauprozess entgegenwirken, der durch die Bildung freier Radikale in unserem Körper entsteht, und daher einen gewaltigen Unterschied zu anderen Speisefetten ausmachen.

FRAGE 59

Warum ist Natives Olivenöl Extra allen anderen Ölen überlegen?

„Die Enten legen ihre Eier in aller Stille. Die Hühner hingegen krähen wie verrückt. Und was ist die Folge? Die ganze Welt isst Hühnereier!“

(Henry Ford)

DIE ÜBERLEGENHEIT WIRD AUF DEM FELD ERWORBEN

Wenn wir von Nativem Olivenöl Extra sprechen, meinen wir ausschließlich das Ergebnis der Pressung von Oliven.

Wir können die folgenden grundlegenden Unterschiede hervorheben, die Natives Olivenöl Extra zu einem 5-Sterne-Fett machen:

- natürliche Extraktion;
- das Ergebnis hängt von der Verwendung von Qualitätsrohstoffen ab;
- ernährungsphysiologischer Wert;
- hervorragende Säurezusammensetzung;
- Vielseitigkeit in der Küche.

Insbesondere gibt es einen großen Unterschied, der das aus Früchten gewonnene Olivenöl von allen anderen aus Samen gewonnenen Pflanzenölen unterscheidet. Dieser Unterschied wird durch die Tatsache bestimmt, dass die Extraktion aus einer Frucht, die von Natur aus reich an Wasser ist (in der Olive sind im Durchschnitt 50 % Wasser enthalten), nur mit mechanischen Verfahren möglich ist.

Olivenöl kann mit einfachen mechanischen Mitteln durch Pressen, Zentrifugieren oder Perkolation gewonnen werden.

Bei den Samen der verschiedenen Ölpflanzen ist dies im Allgemeinen nicht möglich, da hier komplexe Extraktionen erforderlich sind, auf der Grundlage chemischer und physikalisch-chemischer Prozesse.

Kein Öl aus Samen kann sich also einer Qualität rühmen, die mit der des Öls aus Oliven vergleichbar ist, jenes Öls, das gerade deshalb, weil es das Ergebnis einer einfachen „Pressung“ der Oliven ist, als Nativ bezeichnet wird.

Dieser Unterschied im Extraktionsverfahren ist ein weiterer wesentlicher Unterschied zwischen Ölen aus Oliven und Ölen aus Samen.

Für eine gute Pressung und damit ein gutes Olivenöl ist es unerlässlich, gesunde, hochwertige Früchte zu verwenden. Andernfalls führt das Pressen minderwertiger Oliven zu einem schlechten Öl.

Diese Extraktionstechnik, bei der nur der „Saft“ vom Fruchtfleisch getrennt wird, kann das Endresultat nicht verändern. Dies gilt nicht für Öle aus Samen, da es dank fortschrittlicher Extraktions- und Raffinationsmethoden möglich ist, aus schlechten Samen qualitativ hochwertige Samenöle zu gewinnen.

Ein weiterer grundlegender Unterschied ist die überlegene gesundheitsfördernde Qualität, die unter anderem auf die ausgezeichnete und ausgewogene Säurezusammensetzung des Nativen Olivenöls Extra zurückzuführen ist, bei der die einfach ungesättigten Säuren (MUFA) perfekt auf die gesättigten Säuren (SFA) und die mehrfach ungesättigten Säuren (PUFA) abgestimmt sind. Seine gesundheitlichen Vorteile gegenüber anderen pflanzlichen Ölen sind, wie wir bereits mehrfach erwähnt haben, vor allem auf den etwa 2-prozentigen Anteil an unverseifbaren Bestandteilen zurückzuführen, der Natives Olivenöl Extra gemeinsam mit den mehr als 230 Substanzen, aus denen es zusammengesetzt ist, zum besten Speisefett der Welt macht.

Das Fehlen von freiem und verestertem Cholesterin im Olivenöl, das in anderen Pflanzenölen durchgängig vorhanden ist, stellt einen weiteren positiven Faktor dar und rechtfertigt seine Verwendung in einer gesunden Ernährung.

Ein weiterer großer Unterschied liegt im Geschmack: Die meisten Olivenöle unterscheiden sich von anderen Pflanzenölen, die in der Küche verwendet werden, gerade durch ihren Reichtum an Aromen und Geschmacksstoffen.

Im Allgemeinen neigen viele Verbraucher dazu, pflanzliche Öle zum Kochen zu verwenden, da diese Öle wenig bis gar nicht schmecken und daher keinen großen organoleptischen Einfluss auf gekochte oder gebratene Lebensmittel ausüben. Pflanzenöle werden beim Kochen oft als Ersatz für Butter verwendet, da sie den Rauchpunkt normalerweise bei einer höheren Temperatur erreichen. Sehr häufig werden Pflanzenöle auch deshalb zum Kochen verwendet, weil sie in der Regel billiger sind als Öle aus Oliven.

Native Olivenöle Extra können aufgrund ihres hohen Rauchpunkts und ihrer hohen Temperaturbeständigkeit, die auf das Vorhandensein von Antioxidantien zurückzuführen ist, bedenkenlos zum Kochen verwendet werden.

Abschließend möchten wir betonen, dass Natives Olivenöl Extra vor allem bei der kalten Verwendung immer einen großen Unterschied zu allen anderen Pflanzenölen macht. Dank seines hervorragenden Aromas und Geschmacks, zeichnet es sich nicht nur als Kochfett, sondern auch als Würzmittel mit unglaublicher Vielseitigkeit aus.

Gerade wegen seines aromatischen Geschmacksreichtums kann das Native Olivenöl Extra alle Gerichte von der Vorspeise bis zum Dessert ergänzen und veredeln.

In den letzten Jahren haben einige talentierte Konditoren diese Vielseitigkeit nicht nur für Desserts genutzt, sondern es auch zum Würzen von Obstsalaten und sogar in Eiscreme verwendet.

Alle anderen Öle sind für uns einfach nur Fette.

Verschaffen wir uns einen kurzen Überblick über den Verbrauch der wichtigsten Öle weltweit und ihren prozentualen Anteil am globalen Verbrauch. Wie deutlich wird, ist Öl aus Oliven so etwas wie ein Aschenputtel in der globalen Landschaft des Pflanzenölverbrauchs. Der Verbrauch von Öl aus Oliven machte 2013 nur etwa 1 % des weltweiten Verbrauchs aus, viel zu wenig angesichts seiner überlegenen Qualität im Vergleich zu anderen Ölen.

Die einzige Möglichkeit, den Verbrauch von Olivenöl zu fördern und zu steigern, besteht für uns darin, einen neuen Verbrauchertyp zu schaffen, der anspruchsvoll, bewusst und informiert ist.

Es ist von grundlegender Bedeutung und unverzichtbar, den Bekanntheitsgrad und die Wertschätzung von Nativem Olivenöl Extra zu erhöhen, um die Voraussetzungen für eine Verbrauchssteigerung zu

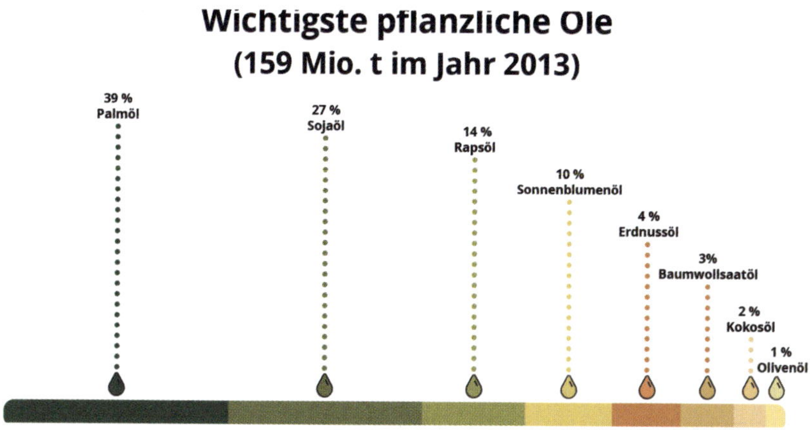

Abb. 61: Weltweiter Verbrauch an Pflanzenölen. (Datenquelle: RSPO - JAHR 2013)

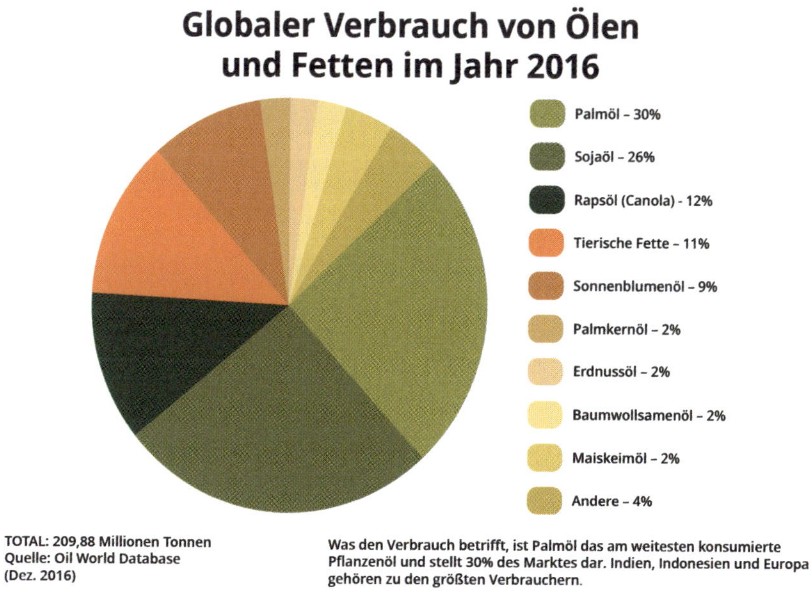

Abb. 62: Weltweiter Verbrauch an Speisefetten. (Datenquelle: HPOC - OIL WORLD DATABASE - JAHR 2016)

schaffen. Eine Erhöhung des Verbrauchs um 50 % oder 100 % könnte nicht nur dazu beitragen, dass sich ein Sektor besser entwickelt und gedeiht, sondern würde vor allem Millionen von Menschen die Möglichkeit geben, sich gesünder zu ernähren und ein gesünderes Leben zu führen.

Schauen wir uns an, wie sich der weltweite Fettverbrauch entwickelt hat.

Die nachstehende Grafik zeigt die Daten zum Fettverbrauch im Jahr 2016. Wir möchten darauf hinweisen, dass **Öl aus Oliven** mit rund 3 Millionen Tonnen immer noch einen sehr kleinen Teil des weltweiten Verbrauchs ausmacht und in der Grafik nicht aufgeführt ist, da es in dem kleinen blauen Segment mit der Bezeichnung „sonstige 4 %" enthalten ist.

FRAGE 60

Welches sind die wichtigsten positiven Auswirkungen der Verwendung von Nativem Olivenöl Extra auf die gesundheit?

„Der Arzt der Zukunft wird keine Medikamente verschreiben, sondern seine Patienten dazu motivieren, auf ihren Körper, ihre Ernährung sowie die Ursachen und Prävention von Krankheiten zu achten."

(Thomas Alva Edison)

DIE VIELEN VORTEILE

Das Öl aus Oliven gilt nicht nur seit Jahrtausenden und in vielen Kulturen als nützliches Lebensmittel und Gewürz, sondern auch seit jeher als gesundheitsförderndes Produkt für den Menschen.

Es gibt viele alte Zitate über den Olivenbaum, sein Öl und seine Blätter in heiligen Texten wie der Bibel (etwa 70), dem Talmud und dem Koran; viele davon sind symbolische Zitate über die gesundheitsfördernden Eigenschaften des Olivenbaums und seiner Derivate.

Die sogenannte Sieben-Länder-Studie (SCS), die Mitte der 1950er Jahre von den beiden Wissenschaftlern Ancel Keys und Francisco Grande Covian durchgeführt wurde, trug zu der explosionsartigen Zunahme von Studien über die positiven Auswirkungen einer Ernährung mit überwiegender Fettzufuhr durch Öl aus Oliven bei. Diese Studie zeigte eine Reihe von Korrelationen zwischen der Ernährung, den Risikofaktoren und den Raten koronarer Herzkrankheiten in den 16 Kohorten der Sieben-Länder-Studie auf. (Zu Beginn der Studie stellten Ancel Keys und seine Kollegen interessante Zusammenhänge zwischen den Kulturen in den an der Studie teilnehmenden sieben Länder fest; die

Kulturen unterschieden sich in ihrer Ernährung, und entsprechende Unterschiede wurden bei der Inzidenz von gesättigten Fettsäuren, Serumcholesterin und koronarer Herzkrankheit (KHK) nach einer Nachbeobachtungszeit von 5 und 10 Jahren festgestellt).

In den 1960er Jahren wurden im Rahmen der SCS die möglichen Beziehungen zwischen Fettsäuren der zu Hause verzehrten Lebensmitteln und den Proben aus den 16 betrachteten Gebieten untersucht. Die statistischen Analysen der SCS konzentrierten sich daraufhin auf die Zusammenhänge zwischen der durchschnittlichen Aufnahme gesättigter Fettsäuren, dem mittleren Serumcholesterinspiegel und der Häufigkeit koronarer Herzkrankheiten (KHK) in den verschiedenen Gebieten. Bereits 1970, beim Fünfjahres-Follow-up, hatte die SCS deutliche Zusammenhänge zwischen der mittleren Aufnahme gesättigter Fettsäuren, dem mittleren Serumcholesterinspiegel und den KHK-Sterblichkeitsraten der verschiedenen Kohorten bzw. Zonen (auf Bevölkerungsebene, Kohortenebene oder unter „ökologischen Verhältnissen“) aufgezeigt. Obwohl keine kausalen Schlussfolgerungen für Einzelpersonen gezogen werden konnten, waren diese Zusammenhänge sehr wertvoll, um das Präventionspotenzial für die Bevölkerung abzuschätzen.

Seitdem haben sich die wissenschaftlichen und epidemiologischen Studien über die Auswirkungen der Verwendung von Nativem Olivenöl Extra in der Ernährung exponentiell vervielfacht. Im November 2004 wurden die gesundheitlichen Eigenschaften von Nativem Olivenöl Extra von der US Food and Drug Administration (FDA) offiziell anerkannt. Sie gestattete amerikanischen Unternehmen, die mit Öl aus Oliven handeln, auf den Etiketten von Behältern mit Nativem Olivenöl Extra (EVOO – Extra Virgin Olive Oil) und in Lebensmitteln, die es als Bestandteil enthalten, die folgende Formulierung anzubringen, die zu den „qualifizierten gesundheitsbezogenen Angaben“ gezählt wird:

> **„... der Verzehr von etwa 2 Esslöffeln (23 Gramm) Olivenöl pro Tag kann das Risiko einer koronaren Herzerkrankung aufgrund der einfach ungesättigten Fette (MUFA), die im Olivenöl enthalten sind, verringern. Um diesen Nutzen zu erzielen, sollte Olivenöl eine ähnliche Menge an gesättigten Fetten (SFA) ersetzen, ohne die Gesamtzahl der Kalorien, die man pro Tag zu sich nimmt, zu erhöhen.“**

Heute können wir die folgenden zentralen Fakten aus der Forschung über die Mittelmeerdiät zusammenfassen, bei der die Fettzufuhr hauptsächlich aus der Verwendung von Nativem Olivenöl Extra besteht:

Die Mittelmeerdiät kann die Sterblichkeit aufgrund von Herz-Kreislauf-Erkrankungen um 9 %, die Sterblichkeit aufgrund von Krebs um 6 % und das Auftreten von Parkinson und Alzheimer um 13 % verringern.

Diese Daten sind das Ergebnis einer Metaanalyse prospektiver Studien, in denen die Einhaltung der mediterranen Ernährung anhand eines numerischen Scores und des Gesundheitszustands bewertet wurde. Die Literaturrecherche in verschiedenen elektronischen Datenbanken (PubMed, Embase, Cochrane) ergab über 60 Studien, deren primäres oder sekundäres Ziel die Untersuchung der Mittelmeerdiät und ihrer Auswirkungen war. Dies wurde durch ein Auswahlverfahren erreicht, das sich auf die Hervorhebung der epidemiologisch aussagekräftigsten Studien konzentrierte. Aus der Gesamtanalyse der ausgewählten Studien konnte gezeigt werden, dass eine Erhöhung des Wertes zur Einhaltung der Mittelmeerdiät um 2 Punkte zu einer Verringerung der Gesamtmortalität um 9 %, der Mortalität und/oder Inzidenz von Herz-Kreislauf-Erkrankungen um ebenfalls 9 %, der Inzidenz und/oder Mortalität von Krebserkrankungen um 6 % und der Inzidenz von Alzheimer- und Parkinson-Erkrankungen um 13 % führte. [39]

Eine weitere wichtige Funktion hängt damit zusammen, dass sie hilft, schlechtes LDL-Cholesterin zu kontrollieren und den Anstieg des guten HDL-Cholesterins zu fördern.

Dank der starken antioxidativen Wirkung der in ihr enthaltenen biophenolischen Substanzen hilft sie, den Prozessen des Zellverfalls durch die Bildung freier Radikale, entgegenzuwirken.

Eine Ernährung nach den Eckpfeilern der Mittelmeerdiät, die reich an Nativem Olivenöl Extra (EVOO) ist, hat positive Auswirkungen auf das Lipidprofil, die Insulinsensitivität, die Lipidoxidation, Entzündungsphänomene, die Endothelfunktion, die Risikofaktoren für Thrombose und den Blutdruck.

Kürzlich hat die Europäische Behörde für Lebensmittelsicherheit (EFSA) – Europas führendes wissenschaftliches Gremium für Lebensmittelsicherheit – im Rahmen des Bewertungsverfahrens der Verordnung (EG) 1924/2006 für gesundheitsbezogene Angaben, die sich auf die Erhaltung einer normalen Funktion bzw. eines guten Gesundheitszustands eines Organs oder einer Körperfunktion beziehen, entschieden, dass die in der folgenden Tabelle aufgeführten nährwertbezogenen Angaben für Natives Olivenöl Extra (EV) verwendet werden dürfen [40].

Nährstoff	Erforderliche Aufnahmemenge zur Erzielung der positiven Wirkung	Zugelassene gesundheitsbezogene Aussagen
Vitamin E	Mindestens 15 % von 20 mg, also **3 mg**	„Natives Olivenöl extra ist ein Lebensmittel, das reich an Vitamin E ist, welches die Körperzellen vor oxidativem Stress schützt."
Einfach und mehrfach ungesättigte Fettsäuren	—	„Der Ersatz von gesättigten Fetten durch einfach und mehrfach ungesättigte Fette, wie sie im nativen Olivenöl extra enthalten sind, kann helfen, normale LDL-Cholesterinwerte im Blut aufrechtzuerhalten."
Polyphenole des Olivenöls	**5 mg Hydroxytyrosol** (Oleuropein, Tyrosol) pro Tag, laut EFSA im Rahmen einer ausgewogenen Ernährung konsumierbar	„Die Polyphenole des Olivenöls können oxidativen Stress verhindern", „haben antioxidative Wirkungen", „verbessern den Fettstoffwechsel" und „schützen die LDL-Fraktion vor oxidativen Schäden."

Abb. 63: Tabelle der von der EFSA zugelassenen gesundheitsbezogenen Angaben für Natives Olivenöl Extra Vergine.

Vereinfacht und verständlicher ausgedrückt bedeutet diese Tabelle Folgendes:

I. Bei einem Gehalt an Tocopherolen von mindestens 150 mg/Liter kann mit dem Hinweis versehen werden: „Natives Olivenöl

Extra ist ein Lebensmittel, das reich an Vitamin E ist, das die Zellen des Körpers vor oxidativen Schäden schützt."

II. Bei einem Polyphenolgehalt von über 250 mg/Liter Gesamtpolyphenole kann das Öl wie folgt gekennzeichnet werden: „Die Ölpolyphenole können oxidativen Stress verhindern, haben antioxidative Wirkungen, verbessern den Fettstoffwechsel und schützen die LDL-Fraktion vor oxidativen Schäden."

III. Schließlich kann folgender Hinweis verwendet werden: „Der Ersatz gesättigter Fette durch einfach und mehrfach ungesättigte Fette, wie sie in Nativem Olivenöl Extra enthalten sind, kann zur Aufrechterhaltung eines normalen LDL-Cholesterinspiegels im Blut beitragen."

Mit der EU-Verordnung 432/2012 wurde die Möglichkeit geschaffen, bestimmte gesundheitsbezogene Informationen auf dem Etikett von Lebensmitteln anzugeben.

Im speziellen Fall von Nativem Olivenöl Extra sind drei Informationen zulässig:

I. „Die Polyphenole des Olivenöls tragen zum Schutz der Blutfette vor oxidativem Stress bei." Diese Behauptung darf nur für Öl aus Oliven verwendet werden, das mindestens 5 mg Hydroxytyrosol und seine Derivate (z. B. Oleuropein und Tyrosolkomplex) pro 20 g Olivenöl enthält. Die Angabe muss mit einem Hinweis für den Verbraucher verbunden sein, dass die positive Wirkung durch den täglichen Verzehr von 20 g Olivenöl erzielt wird.

II. Eine Quelle für Vitamin E.

III. Vitamin E trägt zum Schutz der Zellen vor oxidativem Stress bei. Es kann verwendet werden, wenn das betreffende Native Olivenöl Extra mindestens 80 mg Alpha-Tocopherol pro 1000 g enthält, d. h. mindestens 15 % der empfohlenen Tagesdosis (10 mg gemäß Richtlinie 90/496/EWG). Normalerweise enthält Natives Olivenöl Extra 200–220 mg Vitamin E pro 1000 g.

Wir können die wichtigsten Vorteile des Konsums von Nativem Olivenöl Extra zusammenfassen:

a) es schützt die Herzgesundheit*;
b) Olivenöl senkt den Gesamtcholesterinspiegel im Blut, das LDL-Cholesterin und die Triglyceride. Gleichzeitig verändert es nicht den HDL-Cholesterinspiegel (kann ihn sogar erhöhen), was eine schützende Funktion hat und die Bildung von Fettklumpen verhindert. Dadurch wird die Beseitigung von Lipoproteinen niedriger Dichte gefördert;
c) es hat sich gezeigt, dass die ständige Verwendung von Nativem Olivenöl Extra positive Auswirkungen auf Krankheiten wie Diabetes, Hypertonie und allgemein auf alle Herz-Kreislauf-Probleme haben kann. Die Verwendung von Nativem Olivenöl Extra (EVOO) als Alternative zur Verwendung der gleichen Menge an gesättigten Fetten (SFA) hilft, das LDL-Cholesterin zu senken, ohne den (positiven) HDL-Anteil zu verringern. Die Erhöhung des guten Cholesterins trägt zur Reinigung der Arterien bei, da das HDL-Cholesterin die (negativen) LDL-Bestandteile zur Leber transportiert, die sie mit der Galle ausscheidet, wodurch das Risiko verringert wird, dass sie sich in den Arterien ablagern und zu den gefährlichen atheromatösen Plaques führen, die eine Quelle des Verschlussrisikos darstellen. Es wurde außerdem festgestellt, dass die gleichzeitige Wirkung von Ölsäure und bestimmten Biophenolen, die zu den unverseifbaren Bestandteilen des Nativen Olivenöls Extra gehören, sogar noch positiver ist. Und auch die oxidativen Phänomene von LDL werden in Abhängigkeit vom Gehalt und damit vom Beitrag der Biophenole im Nativen Olivenöl Extra reduziert (die anti-atherogenen Eigenschaften sind auch auf die Einbindung der Ölsäure in Cholesterinester, Triglyceride und Phospholipide zurückzuführen, die das Phänomen der Lipoperoxidation reduzieren und dem Auftreten von Herz-Kreislauf-Erkrankungen entgegenwirken). Natives Olivenöl Extra wirkt sich ebenfalls positiv auf die thromboembolische Pathologie aus, da seine Aktivität zur Verbesserung der Cholesterinverteilung in den Arterien dazu beiträgt, die Plasmagerinnung zu verhindern und somit das Risiko thromboembolischer Ereignisse zu verringern;

d) es hilft, uns vor oxidativem Stress zu schützen;

e) Olivenöl ist reich an Antioxidantien, insbesondere an Vitamin E. Unter den Pflanzenölen ist Olivenöl am reichsten an einfach ungesättigten Fetten (MUFA), die im Körper nicht oxidieren, und wenig an mehrfach ungesättigten Fetten (PUFA), die leicht oxidieren;

f) es wirkt sich positiv auf den Blutdruck aus;

g) jüngste Studien deuten darauf hin, dass der regelmäßige Verzehr von Nativem Olivenöl Extra dazu beitragen kann, sowohl den systolischen als auch den diastolischen Blutdruck zu senken;

h) es ist nützlich zur Vorbeugung und Bekämpfung von Diabetes;

i) es hat sich gezeigt, dass eine Ernährung, die reich an Olivenöl, arm an gesättigten Fettsäuren, moderat reich an Kohlenhydraten und löslichen Ballaststoffen sowie reich an Obst, Gemüse, Hülsenfrüchten und Getreide ist, die effektivste Methode für Diabetiker darstellt. Sie trägt zur Senkung von schädlichen Low-Density-Lipoproteinen (LDL) bei, verbessert die Blutzuckerkontrolle und erhöht die Insulinsensitivität.;

j) es kann bei Fettleibigkeit nützlich sein;

k) Obwohl es viele Kalorien enthält, trägt Natives Olivenöl Extra nachweislich zur Verringerung von Übergewicht bei;

l) es kann gegen Osteoporose wirksam sein;

m) in hohem Verzehr scheint Olivenöl die Knochenmineralisierung und -verkalkung zu verbessern. Es fördert die Kalziumaufnahme und spielt somit eine wichtige Rolle bei der Vorbeugung und Behandlung von Osteoporose.

FRAGE 61

Wie schneidet Natives Olivenöl Extra im vergleich mit Butter und Margarine ab?

„Qualität ist für das Produkt wie Grammatik für die Sprache."

(Govind Ramu)

MANCHMAL SIND VERGLEICHE WENIG SINNVOLL

Butter und Margarine sind im Wesentlichen Fette wie Speiseöle. Ein Esslöffel normaler Butter enthält zwölf Gramm Fett, von denen 8 Gramm (66 %) gesättigte SFA-Fette sind. Darüber hinaus enthält eine Portion Butter 33 mg Cholesterin.

Gesättigte Fette und Cholesterin stehen in Zusammenhang mit einem erhöhten Gehalt an Low-Density-Lipoprotein (LDL) im Plasma, dem „schlechten Cholesterin".

Im Vergleich zu Butter enthält eine Portion Natives Olivenöl Extra viel weniger gesättigte Fette (nur 2 Gramm) und kein Cholesterin.

Der Vergleich mit Margarine ist schwieriger, da die Fettverteilung in Margarine je nach den verwendeten Zutaten von Hersteller zu Hersteller variiert. Margarine enthält in der Regel etwa 10 Gramm Fett pro Esslöffel. Zur Herstellung von Margarine müssen Pflanzenöle erstarren und anschließend hydriert werden. Bei diesem Hydrierungsprozess entstehen Transfettsäuren. Transfettsäuren haben eine doppelte Wirkung: Zum einen erhöhen sie die LDL-Lipoproteine, zum anderen senken sie die HDL-Lipoproteine hoher Dichte, das sogenannte „gute Cholesterin".

Aus diesen Gründen können wir den Verbrauchern mit gutem Gewissen die tägliche Verwendung von Nativem Olivenöl Extra empfehlen, während wir vorschlagen, die Verwendung von Butter und Margarine auf ein Minimum zu reduzieren.

Die regelmäßige Verwendung dieser Fettart beim Kochen ist nicht ratsam, wenn man sich möglichst gesund und vollwertig ernähren möchte.

Die überlegene gesundheitliche Qualität des Nativen Olivenöl Extra ist unbestritten und beruht zum Teil auf seiner hervorragenden Säurezusammensetzung, bei der die einfach ungesättigten Fettsäuren (MUFA) perfekt mit den gesättigten (SFA) und den mehrfach ungesättigten Fettsäuren (PUFA) harmonieren. Die gesundheitlichen Vorteile gegenüber anderen Fetten ist, wie bereits mehrfach erwähnt, auf den 2-prozentigen Anteil an unverseifbaren Bestandteilen zurückzuführen, der mit seinen rund 230 Inhaltsstoffen Natives Olivenöl Extra zum besten Speisefett der Welt macht.

FRAGE 62

Welche Art von Behälter ist für die Lagerung zu bevorzugen?

„Seien Sie der Maßstab für Qualität. Manche Menschen sind nicht an ein Umfeld gewöhnt, in dem ständig Spitzenleistungen erwartet werden."

(Steve Jobs)

DINGE GUT AUFZUBEWAHREN, IST EINE FRAGE DER EINSTELLUNG

Die Frage nach dem richtigen Ölbehälter ist ein weiterer bedeutender Aspekt, den jeder Verbraucher kennen sollte. Es ist wichtig, die optimale Art der Öllagerung zu kennen, insbesondere im Hinblick auf die Bedingungen im Vertriebsnetz und die Behälter, in die das Öl abgefüllt wurde.

Sobald das Öl die Hände des Erzeugers verlassen hat, wird es ein potenzielles Opfer von thermischen und lichtbedingten Lagerungsbedingungen, die beide zu einer erheblichen Belastung des Produkts führen können, bevor es die Küche des Verbrauchers erreicht. Niemand, und wir betonen, niemand, entlang der Produktionskette scheint sich wirklich darum zu kümmern, dass das Öl aus Oliven richtig behandelt wird. Und die Nachlässigkeit kann bereits schon beginnen, bevor das Öl in die Flasche kommt.

Licht und Wärme sind die beiden Todfeinde von hochwertigem Nativem Olivenöl Extra, dieses Mantra kann man nicht oft genug betonen. Dennoch haben wir selbst in edlen Feinkostläden Öle gesehen, die in Klarglasflaschen verpackt und unter Regalbeleuchtung oder sogar in sonnigen Schaufenstern ausgestellt wurden. Auch gibt es Restaurants, die ihre Ölflaschen, gut sichtbar, in der Sommersonne auf den Tischen stehen lassen.

Selbst das mit größter Sorgfalt hergestellte und zum Schutz vor Licht in dunkle Glasbehälter abgefüllte Öl nützt sicherlich nichts, wenn es tagelang oder auch nur ein paar Stunden lang auf einem Hafenbecken auf die Verschiffung wartet oder auf dem Gelände eines großen Einzelhandelsunternehmens in der Sonne steht.

Das Öl sollte so gelagert, verpackt und aufbewahrt werden, dass es nicht mit Licht (oder zumindest so wenig wie möglich), Temperaturschwankungen und/oder übermäßiger Erwärmung in Berührung kommt.

Die Verbraucher sollten sich daran gewöhnen, Unternehmen zu bevorzugen, die dunkle Behälter verwenden, die das Native Olivenöl Extra vor Licht schützen. Dunkle Flaschen haben den Vorteil, dass sie das Öl besser vor schädlichen UV-Strahlen schützen als helle. Glas ist nach wie vor PET vorzuziehen, Stahl ist besser als Aluminium, eingewickelte oder verpackte Flaschen sind in Ordnung (hier dringt kein Licht ein), eine gute Dose ist besser als ein großer PET-Behälter, der vielleicht auch noch durchsichtig ist, wie es auf ausländischen Märkten, etwa in den USA, häufig der Fall ist.

Wenn Sie das Öl frisch abgefüllt in der Mühle kaufen, versuchen Sie immer, es möglichst in Edelstahlbehältern zu lagern und vielleicht im Keller, um es vor Licht und Temperaturschwankungen zu schützen. Eine Flasche sollte höchstens ein bis zwei Wochen halten. Denken Sie also beim Kauf daran: Bei geringem Verbrauch ist es besser, kleine Verpackungen zu kaufen. Je kürzer die Verpackungen geöffnet und vielleicht halbleer bleiben, desto weniger kommt das Öl mit dem schädlichen Luftsauerstoff in Kontakt, der die Oxidation fördert.

Es ist sinnlos, so viel Öl zu kaufen, um Geld zu sparen, wenn Sie es dann langsam verbrauchen. Die Wahrscheinlichkeit ist groß, dass Sie ein Öl verwenden, das seine ernährungsphysiologischen, gesundheitlichen und genussvollen Eigenschaften, für die Sie es gekauft haben, ganz oder teilweise verloren hat. Dann können Sie nicht mehr vom Geld sparen sprechen, sondern von Verschwendung, da Sie es für ein Produkt von geringem Wert ausgegeben haben.

Wenn Sie eine Ölflasche in der Küche verwenden, sollten Sie sie immer in einem dunklen Schrank aufbewahren, um direkte Lichteinwirkung zu vermeiden.

Helle, lichtdurchlässige Behälter und PET-Behälter sind für die optimale Lagerung von Öl aus Oliven nicht geeignet. Bevorzugen Sie immer Behältnisse, die kein Licht durchlassen, wie z. B. dunkles Glas, Dosen, umwickelte oder verpackte Flaschen. Ein aus technischer Sicht idealer Behälter ist die Bag-in-Box, in die weder Licht noch Sauerstoff eindringen, da die Flüssigkeit von unten abgezapft wird. Auch aus thermischer Sicht trägt die Box mit dem „Bag" im Inneren dazu bei, ein besseres Mikroklima um das Produkt herum zu erhalten.

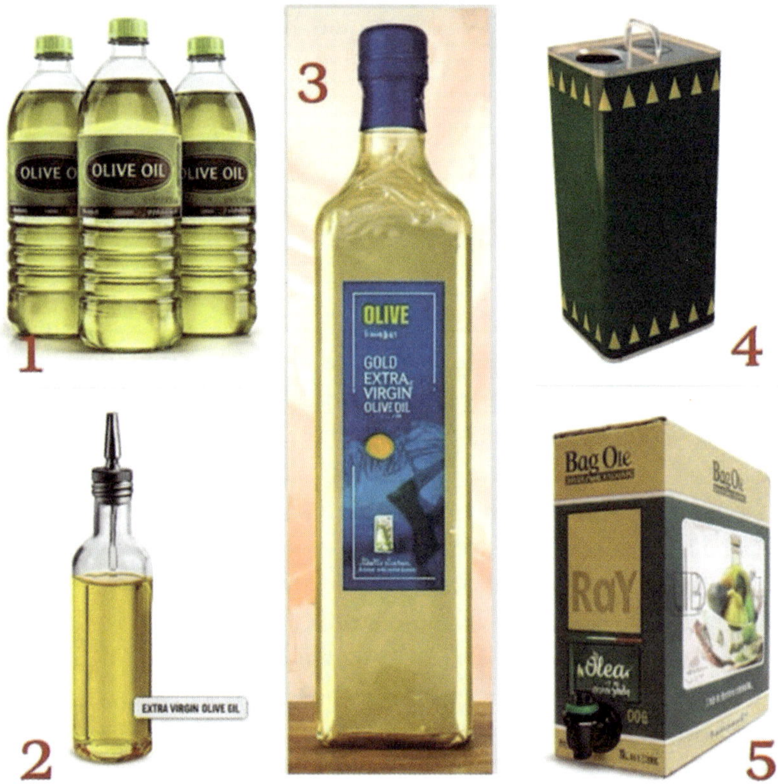

Abb. 64: 1 und 2: nicht empfohlene Behälter; 3, 4 und 5: empfohlene Behälter.

FRAGE 63

Kann man anhand der Farbe in der Flasche feststellen, ob das Öl ranzig ist?

„Während du mich nach dem äußeren Erscheinungsbild beurteilst, tue ich im Stillen das Gleiche wie du, obwohl eine neunzigprozentige Wahrscheinlichkeit dafürspricht, dass unsere Annahmen so oder so falsch sind."

(Richelle E. Goodrich)

SEHEN KANN GESCHMACK UND GERUCH NICHT ERSETZEN

Wie wir bereits festgestellt haben, sollte die Farbe des Öls unter normalen Bedingungen keinen Einfluss auf die Beurteilung der Qualität des Öls haben.

Fairerweise muss man aber auch sagen, dass man bei einem Regal mit durchsichtigen Flaschen, in denen sich orange/rötlich gefärbte Öle befinden, davon ausgehen kann, dass das Licht seine schädigende Wirkung entfaltet und in diesen Flaschen ernsthafte Oxidationsprozesse auslöst.

Auch Flaschen, die im Regal leicht getrübt oder verschleiert sind, d. h. sich nicht mehr in einer echten Mostphase befinden und noch nicht einmal gefiltert sind, können uns Hinweise auf den nicht optimalen Zustand des darin enthaltenen Produkts geben. Es kann sich um ein Produkt handeln, das schon einige Zeit verpackt war, das Temperaturschwankungen und Licht ausgesetzt war, alles Situationen, die für eine ordnungsgemäße Lagerung des Inhalts nicht ideal sind.

Diese Annahmen können bestätigt und verstärkt werden, wenn die gleichen Flaschen am Boden trübe und kolloidale Partikel aufweisen. In diesen Fällen ist davon auszugehen, dass es sich um ein Öl mit wahrscheinlichen Gärungsfehlern handelt und es möglicherweise nicht mehr die Qualität eines Nativen Olivenöl Extras aufweist.

FRAGE 64

Was sind die unterschiede zwischen einem Öl aus früher Ernte (novello) oder später Ernte (tardivo)?

„Suche nicht nach Kunden für deine Produkte, suche nach Produkten für deine Kunden."

(Seth Godin)

IST QUALITÄT ODER QUANTITÄT BESSER?

Die Bezeichnungen „Novello" und „Tardivo" unterscheiden die Öle anhand des Erntezeitpunkts der Oliven, die entweder in einem frühen Reifestadium (vor Beginn der Reife) oder in einem fortgeschrittenen Reifestadium (volle Reife) geerntet wurden.

Die Unterschiede zwischen einem Öl, das aus der gleichen Olivensorte in der Früh- oder Spätlese gewonnen wird, sind tiefgreifend und wichtig und zeigen sich vor allem in zwei Bereichen.

Einerseits gibt es wirtschaftliche Unterschiede, da die Gewinnung von Öl aus Steinfrüchten, die noch kaum oder gar nicht gefärbt sind, vor allem mit Einbußen bei der reinen Extraktionsausbeute verbunden ist (manchmal liegen die Erträge nur bei 6–7 %). Andererseits bedeutet die Erzeugung von Öl zu Beginn der Saison auch das Bestreben, qualitativ hochwertige Öle zu erzeugen, da die Voraussetzungen für Öle geschaffen werden, die einen hohen Anteil an hochwertigen Nahrungsbestandteilen wie Biophenolen haben und gleichzeitig aus organoleptischer Sicht sehr reichhaltig sind, d. h. reich an Geschmack und Aroma.

Diese Eigenschaften können, wenn sie von den Erzeugern richtig genutzt werden, Ertragsverluste einer frühen Ernte weitgehend ausgleichen, da die Gewinnung von Premium-Ölen bzw. Ölen von außergewöhnlicher Qualität es ermöglicht, das Produkt zu höheren und damit profitableren Preisen zu verkaufen. Öle, die zu Beginn der Saison gewonnen werden, versetzen den Erzeuger in die Lage, im Gegensatz zu den normalen oder gewöhnlichen Ölen, die am Ende der Erntesaison erhältlich sind, über ein hochwertiges Produkt zu verfügen, das die Bedürfnisse anspruchsvoller Kunden befriedigt. Diese sind bereit, da sie das Öl kennen, es entsprechend der Qualität zu bezahlen und nicht nach billigem Öl oder Öl im Sonderangebot suchen.

Zu langes Warten oder das Abwarten auf die Reife der Steinfrüchte führt zu Veränderungen in der chemischen Zusammensetzung der Früchte. Vor allem führt es zu Veränderungen in der Säurezusammensetzung, was eine allmähliche Abnahme der Ölsäure zur Folge hat und das Verhältnis von ungesättigten zu gesättigten Fettsäuren verändert. Die fortschreitende Reifung führt auch zu einem Rückgang des Gesamtphenolgehalts und damit zu einer allmählichen Abnahme der aromatischen Komponente dieser Öle.

Das Hinauszögern der Ernte bedeutet andererseits, dass man den höheren Ölausbeuten und der leichten Extraktion den Vorzug gibt, und auch, dass man weichere und geschmacklich leichtere Öle mit weniger phenolischen Substanzen und daher weniger bitter und würzig herstellen möchte. Diese Produkte werden möglicherweise leichter Kunden finden, da Öle mit weicheren Eigenschaften oder einem „flachen“ Profil einfacher zu vermarkten sind, da hier der einzige Bewertungsparameter oft der Endpreis ist.

FRAGE 65

Was bedeutet fruchtiges Öl?

ab uno disce omnis." (Durch einen verstehst du, wie alle sind).

(Lateinisches Sprichwort)

DIE AROMEN SIND WICHTIG

Der Begriff „fruchtig" wird schon seit Jahrzehnten zur Definition von Nativen Olivenölen Extra verwendet und wurde vor kurzem gesetzlich als fakultative Definition eingeführt, die auf dem Etikett angegeben werden kann, auch wenn diese Beschreibung noch nicht weit verbreitet und bei den Verpackungsbetrieben in Gebrauch ist.

Gemäß der in den EU-Verordnungen umgesetzten IOC-Definition ist sie definiert als:

„Fruchtig ist die Gesamtheit der von der Olivensorte abhängigen Geruchsempfindungen, die für ein Öl aus gesunden, frischen, grünen oder reifen Früchten charakteristisch sind und direkt und/oder retronasal wahrgenommen werden".

Das fruchtige Attribut wird als grün definiert, wenn die Geruchsempfindungen an grüne Früchte erinnern, was für Öle aus grünen Früchten charakteristisch ist.

Andererseits wird das Attribut „fruchtig" als reif definiert, wenn die Geruchsempfindungen an reife Früchte erinnern, was für Öle aus grünen und reifen Früchten charakteristisch ist.

Auf dem Etikett finden sich drei verschiedene Angaben, je nach den von der Verkostungsjury ermittelten Eigenschaften des betreffenden Produkts:

- Leicht fruchtig: Median 3, möglicherweise grün oder reif
- Mittel fruchtig: Median 3–6, möglicherweise grün oder reif
- Intensiv fruchtig: Median > 6, möglicherweise grün oder reif

Eine weitere technische Spezifikation, die ebenfalls den vom IOC veröffentlichten Richtlinien entnommen ist und die wir für sinnvoll halten, betrifft die Methode zur Bestimmung der Fruchtintensität bei der Verkostung eines Öls. Diese Spezifikation ist notwendig, um zumindest einen allgemeinen Referenzstandard zu etablieren, an den sich jeder Verkoster halten kann und sollte. Der IOC empfiehlt, ein Öl als leicht fruchtig einzustufen, wenn man beim Riechen die Nase in das Verkostungsglas einführen muss, um die Aromen wahrzunehmen.

Wenn die Aromen außerhalb des Verkostungsglases wahrgenommen werden können, ist die Fruchtigkeit größer als 3 und damit mindestens von mittlerer Intensität. Werden die Aromen aus größerer Entfernung von der Öffnung des Glases wahrgenommen, sollte die Note auf für fruchtige Öle über 6 erhöht werden.

FRAGE 66

Wie schmecken schlechte Öle?

„Es gibt keinen Menschen, der nicht isst und trinkt, aber nur wenige, die den guten Geschmack zu schätzen wissen."
(Chung Ung, chinesischer Text)

ES IST WICHTIG ZU LERNEN, WAS AUS OBJEKTIVER SICHT GUT IST UND WAS NICHT

So gesehen ist diese Frage sehr allgemein, denn es gibt nicht den einen einzigen schlechten Geschmack bei den sogenannten, im Sinne von nicht gut oder eher mangelhaft, schlechten Ölen.

Schlecht produziertes oder schlecht gelagertes Öl aus Oliven kann mehrere unerwünschte Geschmacksrichtungen aufweisen, die sich je nach Ursache unterscheiden. Auch innerhalb der einzelnen schlechten Geschmacks- oder Geruchsnoten können sie diese je nach ihrer Intensität unterschiedlich äußern. Hier einige praktische Beispiele.

Betrachten wir zunächst den wahrscheinlich am leichtesten zu findenden Mangel bzw. negativen Geschmack in Fetten und Ölen: die Ranzigkeit. Sie ist der häufigste und am weitesten verbreitete Mangel, jedoch für den Durchschnittsverbraucher, insbesondere bei geringer Intensität, vielleicht auch der am wenigsten störende.

Bei einem leicht ranzigen Öl nehmen wir in der Nase und im Nachgeruch ein Aroma wahr, das dem von Butter sehr ähnlich ist, die einige Stunden außerhalb des Kühlschranks gelagert wurde. Insgesamt handelt es sich um ein Aroma, das viele Verbraucher, insbesondere jene, die den Verzehr von Butter gewohnt sind, wahrscheinlich nicht als negativ empfinden würden, obwohl es für einen professionellen Verkoster definitiv ein Mangel ist.

Wenn ein Verkostungsgremium einen Fehler feststellt, wird das Öl entweder von „Nativ Extra" auf „Nativ" zurückgestuft, wenn der festgestellte Fehler mittelstark ist (Fehler-Median 3,5), oder als Lampantöl eingestuft, wenn ein starker Fehler festgestellt wird (Fehler-Median > 3,5).

Im letzteren Fall wird der Verkoster höchstwahrscheinlich kein Aroma mehr wahrnehmen, das an ranzige Butter erinnert, aber der Fehler, wie wir ihn soeben definiert haben, kann und wird sich in anderen Empfindungen und Gerüchen zeigen, die sogar an Farbe oder Klebstoff erinnern können und sich sehr von denen der Butter unterscheiden.

Ein weiterer Mangel, der von vielen Verbrauchern als nicht so unangenehm empfunden wird, vor allem wenn er nur in geringen oder sehr geringen Mengen vorhanden ist, ist der Essig- oder Weingeruch. Auch dieser Mangel ist unterschiedlich stark ausgeprägt und wird in verschiedenen Intensitäten wahrgenommen: Bei niedrigen oder leichten Werten erinnert er an Essigaroma (eben weil sich durch die Gärung Essigsäuremoleküle im Öl gebildet haben), während er bei sehr hohen Werten und in besonderen Fällen sogar an Sultaninen und bei extremen Werten an Schokolade erinnern kann, was für ein Öl sehr ungewöhnlich ist und in jedem Fall eine Herabstufung seiner Produktkategorie erfordern würde.

Dann gibt es noch drei grundlegende Fehler, die recht häufig vorkommen, sodass es nützlich ist, sie zu kennen und zu wissen, wie man sie erkennt, wenn man lernen will, Qualitätsöle auszuwählen. Es handelt sich dabei um ziemlich lästige Fehler, die sowohl bei der Verkostung als auch danach auftreten und mit zunehmender Intensität immer unangenehmer für Nase und Gaumen werden. Die Rede ist von Schimmel, Überhitzung und Schlammbildung.

Mit zunehmender Intensität werden alle drei Mängel wirklich unangenehm und ekelerregend, wobei vor allem die Schlammbildung dem Öl ein Aroma und einen Geschmack von Fäulnis verleiht, der dem Verkoster auch noch einen Tag nach der Verkostung präsent sein kann!

Wir haben Öle verkostet, deren Überhitzungsfehler bei hoher Intensität an den Geruch von verdorbenem Käse, Salamihaut oder die schmutzigen, verschwitzten Socken eines Marathonläufers erinnerten.

Es gibt nicht viel über Schimmel zu sagen, außer dass jeder eine Vorstellung vom Geruch des Schimmels bekommen kann, indem er an einer verschimmelten Frucht oder einer verschimmelten Wand riecht. Praktische Beispiele helfen uns beim Lernen, da sie eine unauslöschliche Spur in unserem Geruchsgedächtnis hinterlassen.

Der Teil der Empfindungen, der im Mund durch den Schimmelpilz erzeugt wird, ist schwieriger zu beschreiben. Man kann sagen, dass, wenn er sehr gering ist, das Vorhandensein des Fehlers manchmal nicht vom äußeren Geruchssinn wahrgenommen wird, sondern erst retronasal nach der Verkostung.

In einigen Fällen kann der Schimmel ein Gefühl von Trockenheit auf der Zunge oder in der gesamten Mundhöhle hervorrufen. Diese Erscheinung ist teilweise auf den Schimmel und teilweise auf einen Bodenfehler zurückzuführen, der oft mit dem Schimmel einhergeht, insbesondere bei Ölen aus Oliven, die vom Boden geerntet wurden.

Was den Schlammfehler betrifft, so kann man sagen, dass er in der Regel durch den Kontakt des Öls mit dem Schlamm entsteht, den ungefilterte Öle in den Lagersilos oder in den Flaschen im Regal ablagern können, oder manchmal auch durch Pastenreste, die sich in den Mühlenwindungen festsetzen. Dieser Defekt ist ziemlich unangenehm und hat einen Geruch, der bei mittleren und hohen Konzentrationen zu Übelkeit führen kann.

Das Potenzial für negative Gerüche und Aromen in minderwertigen Ölen ist offensichtlich noch viel größer als hier bisher beschrieben. Da dies kein Buch über sensorische Analyse oder Ölverkostung ist, halten wir es nicht für angebracht, ein so umfangreiches und komplexes Thema weiter zu vertiefen, zumal es sich nur anhand praktischer Beispiele bei echten, geführten Verkostungen besser erklären und verstehen lässt.

Die Kenntnis der fünf Hauptfehler (ranzig, essigartig, schlammig, überhitzt und schimmelig) versetzt jeden Verbraucher in die Lage, in den allermeisten Fällen Qualitätsöle von minderwertigen Ölen zu unterscheiden und zu erkennen.

An dieser Stelle sei erwähnt, dass es noch etwa 15 weitere kanonisierte Defekte gibt, die vom IOC definiert und beschrieben wurden, obwohl sie, um fair zu sein, in Ölen sicherlich weniger leicht und häufig zu erkennen sind.

Wie Sie sehen, können schlechte Öle verschiedene Aromen haben und mehrere negative Geruchswahrnehmungen hervorrufen.

Wenn wir einen Blick auf das Rad der identifizierbaren kanonischen Defekte werfen (erstellt von Susan Langstaff, University of California (UC DAVIS)), sind wir vielleicht erstaunt über die Bandbreite der schlechten Gerüche, die ein defektes Öl annehmen kann.

Zur weiteren Veranschaulichung: Bei der Verkostung besonders fehlerhafter Proben kann es vorkommen, dass man Erbrochenes von Säuglingen riecht, den Geruch eines abgetauten Kühlschranks oder sogar Pilzgeruch wahrnimmt (typisch für den Eisdefekt bei Oliven). In solchen Fällen kann es vorkommen, dass mehrere Defekte unterschiedlicher Ursachen verschiedene Gerüche erzeugen, die, wenn sie sich vermischen, ganz besondere geschmacklich-olfaktorische Empfindungen hervorrufen.

Das bemerkenswerteste und einzigartigste Problem ist unseres Erachtens, dass die Vermischung verschiedener Aromen in unterschiedlichem Ausmaß zu Ergebnissen führt, die in ihrer endgültigen Ausprägung kaum vorhersehbar sind.

Abschließend möchten wir noch einmal betonen, dass das Erlernen, Erkennen und Identifizieren zumindest der wichtigsten Fehler in Ölen für den Verbraucher äußerst nützlich ist, da diese Fähigkeit ihn in die Lage versetzt, in Zukunft Öle und Lieferanten mit Bedacht auszuwählen.

Für einen professionellen Verkoster ist die Fähigkeit, Fehler aufzuspüren und zu erkennen, unserer Meinung nach die grundlegendste Anforderung.

Im Gegensatz zum Wein, bei dem sich die Kompetenzen des Sommeliers eher auf die Fähigkeit konzentrieren, die positiven Eigenschaften von Weinen zu erkennen, zu beschreiben und mit Gerichten zu kombinieren (Food Pairing), liegt die Fähigkeit des Verkosters oder Sommeliers für Öle aus Oliven darin, selbst kleinste Mängel eines Öls zu entdecken, zu erkennen und zu bewerten – eine Fähigkeit, die den entscheidenden Unterschied ausmacht und maßgeblich seinen professionellen Wert für die von ihm betreuten Unternehmen bestimmt.

Je geschickter der professionelle Verkoster darin ist, den Kauf von Ölen mit auch nur den geringsten Mängeln zu vermeiden, desto wertvoller ist der Dienst, den er dem Unternehmen erweist, indem er den Kauf von

Ölen schlechter oder mangelhafter Qualität verhindert. Davon profitieren auch die Kunden des Unternehmens.

Der weiterer Aspekt der Professionalität eines Verkosters besteht natürlich in der wichtigen Fähigkeit, die positiven Eigenschaften von Ölen zu erkennen und zu bewerten. Das ist ebenfalls ein sehr bedeutender Teil seiner beruflichen Tätigkeit, auch wenn er auf den ersten Blick weniger relevant erscheinen mag.

Diese Art von Fachkenntnis ist nützlich und notwendig, sowohl in den Erzeugerbetrieben, um Mischungen aus Ölen mit verschiedenen Aromen zu kreieren, als auch in Restaurants, um Öle und Gerichte bestmöglich aufeinander abzustimmen, so wie es Sommeliers mit Weinen tun.

DEFINITION VON SCHWERWIEGENDEN MÄNGELN GEMÄSS IOC T.20/DOC. NO.15/REV.7 – FEBRUAR 2015

SPEZIFISCHES VOKABULAR FÜR NATIVES OLIVENÖL

4.1. Negative Eigenschaften

Erhitzung/Schlammigkeit – charakteristisches Aroma eines Öls, das aus Oliven gewonnen wird, die aufgeschüttet oder unter Bedingungen gelagert wurden, die eine starke Entwicklung anaerober Gärung begünstigt haben, oder Aroma eines Öls, das in Kontakt mit Absetzschlamm in Tanks oder Fässern gekommen ist, die ebenfalls anaeroben Gärungsprozessen ausgesetzt waren.

Schimmel – Feuchtigkeit – Erde – charakteristischer Geschmack eines Öls, das aus Früchten gewonnen wird, in denen sich infolge einer mehrtägigen Lagerung in feuchter Umgebung reichlich Pilze und Hefen entwickelt haben, oder eines Öls, das aus Oliven gewonnen wird, die mit Erde behaftet oder schlammig und ungewaschen sind.

Wein-/Essigsauer – ist im Wesentlichen auf einen aeroben Gärungsprozess von Oliven oder Olivenpastenresten in nicht ordnungsgemäß gewaschenen Matten zurückzuführen, der zur Bildung von Essigsäure, Ethylacetat und Ethanol führt.

Ranzig – Geschmack von Ölen, die einen intensiven Oxidationsprozess durchlaufen haben.

Gefrorene Oliven/Nasses Holz – charakteristisches Aroma eines Öls, das aus Oliven gewonnen wird, die am Baum Frostschäden erlitten haben.

4.2. Andere negative Eigenschaften

Brandig oder erhitzt – charakteristischer Geschmack des Öls, der durch übermäßiges und/oder langes Erhitzen entsteht, insbesondere bei der Thermoknetung, wenn diese unter unzureichenden thermischen Bedingungen durchgeführt wird.

Heu-Holz – Aroma, das charakteristisch für einige Öle aus getrockneten Oliven ist.

Grob – dickflüssiges, pastöses Mund- bzw. Tastgefühl, das manchmal durch ältere Öle verursacht wird.

Schmiermittel – Ölgeschmack, der an Diesel, Schmierfett oder Mineralöl erinnert.

Pflanzenwasser – Aroma, das ein Öl durch längeren Kontakt mit Pflanzenwasser erhält, das einen Gärungsprozess durchlaufen hat.

Lakig – Ölgeschmack, der durch Oliven entsteht, die in Salzlake aufbewahrte wurden.

Metallisch – Geschmack, der an Metall erinnert. Er ist charakteristisch für Öl, das beim Zerkleinern, Mahlen, Pressen oder während der Lagerung über längere Zeit mit Metalloberflächen in Berührung gekommen ist.

Esparto – charakteristischer Geschmack eines Öls, das aus Oliven gewonnen wird, die in neuen Esparto-Matten gepresst wurden. Es kann je nach Art des für die Herstellung der Matten verwendeten Espartos (grüner oder trockener Esparto) unterschiedliche Merkmale aufweisen.

Wurm – Das Aroma eines Öls, das aus Oliven gewonnen wird, die stark von den Larven der Olivenfruchtfliege (*Bactrocera oleae*) befallen sind.

Gurke – Aroma von Öl, das zu lange unter Luftabschluss gelagert wurde, insbesondere in Dosen, und das auf die Bildung von 2,6-Nonadienal zurückzuführen ist.

FRAGE 67

Was ist der häufigste Fehler bei Ölen?

„Der Appetit macht alle Lebensmittel schmackhaft."

(Paolo Mantegazza)

BUTTER IST BUTTER, EIN ÖL, DAS WIE BUTTER SCHMECKT, IST RANZIG

Wie wir bereits gesehen haben, gibt es eine Vielzahl von Fehlern, die das Öl beeinträchtigen können. Statistisch gesehen ist Ranzigkeit jedoch der häufigste Fehler, der in Ölen aus Oliven auftreten kann.

Ranzigkeit entsteht durch Oxidationsprozesse, die während der Lebensdauer des Öls auf unterschiedliche Weise und zu verschiedenen Zeitpunkten auftreten können. Dies kann der Fall sein bei:

- **Autooxidationserscheinungen** – können während der Zerkleinerungs-, Knet- und Lagerungsphase auftreten;
- **Photooxidationserscheinungen** – können während der Zerkleinerungs-, Knet- und Lagerungsphase auftreten;
- **enzymatischen Oxidationserscheinungen** (durch Lipoxygenasen) – können während der Zerkleinerungs- und Knetphase auftreten.

Der ranzige Fehler entsteht durch den Oxidationsprozess der im Öl enthaltenen Fettsäuren. Dabei handelt es sich um einen radikalen Prozess, bei dem drei aufeinanderfolgende Phasen zu unterscheiden sind:

1.i. Initialisierungsphase, in der die Bildung eines freien Radikals (R) erfolgt.

1.ii. Ausbreitungsphase, in der eine Reihe von Oxidationen der freien Radikale unter Beteiligung von Sauerstoff (O_2) und anderen Fettsäuren (R'H) stattfindet.

Dabei entstehen weitere freie Radikale (R') und Hydroperoxide (ROOH), die weitere Abbaureaktionen durchlaufen und so weitere Verbindungen, darunter auch Radikale, bilden;

1.iii. Endphase, in der sich freie Radikale zu nichtradikalen Komponenten verbinden oder mit einer antioxidativen Verbindung reagieren können. Durch den Abbau von Hydroperoxiden entstehen die Moleküle, die den ranzigen Defekt sensorisch kennzeichnen.

Wenn Fettsäuren mit Sauerstoff in Berührung kommen, neigen sie zu radikalen Zerfallsprozessen, die zuerst die typischen fruchtigen Aromakomponenten im Produkt zerfallen lassen und anschließend den markanten ranzigen Geruch erzeugen. Anfangs kann dieser leicht dem Geruch und Geschmack von Butter ähneln, die einen halben Tag außerhalb des Kühlschranks lag. In sehr hohen Konzentrationen kann er jedoch sogar dem Geruch oxidierter tierischer Fette ähneln (denken Sie an das Fett von rohem Schinken, das in Feinkostläden oft vergilbt erscheint – ein Zeichen für Ranzigkeit durch Oxidation) und sogar dem unangenehmen Geruch von Farben und/oder Klebstoffen.

Werfen wir auch einen Blick auf die Elemente, die die Fettsäureoxidation fördern können:

- die der Luft ausgesetzte Oberfläche
- die Fettsäurezusammensetzung des Öls
- die Anzahl der ungesättigten Fettsäuren
- das Vorhandensein von Sauerstoff
- das Vorhandensein von Prooxidantien wie Schwermetallen oder Antioxidantien wie Phenolverbindungen
- die mehr oder weniger exponierte Position der Fettsäure im Triglycerid [41].

FRAGE 68

Was bedeuten Begriffe wie: Moraiolo, Coratina, Taggiasca...? Auf einem Öletikett?

„Jeder von uns hat mehr Qualitäten, als wir denken, aber nur der Erfolg bringt sie zum Vorschein."

(Marguerite Yourcenar)

JEDE SORTE HAT IHRE EIGENEN BESONDERHEITEN

Wenn auf einem Etikett Angaben wie „Monokultivar Moraiolo" oder „aus Frantoio-, Moraiolo- und Leccino-Oliven gewonnen" oder sogar „Mischung aus Taggiasca und Ogliarola" stehen, was bedeutet das?

Zunächst einmal ist diese Tatsache positiv zu bewerten, denn sie bedeutet, dass der Erzeuger oder Abpacker durch die Angabe dieser Informationen auf dem Etikett sicher weiß oder besser gesagt sicher wissen muss, aus welchen Olivensorten die Öle gewonnen wurden, und dem Verbraucher auf diese Weise sowohl ein größeres Vertrauen als auch eine sehr gute Vorstellung von der Rückverfolgbarkeit der Lieferkette vermittelt.

Im Wesentlichen handelt es sich dabei nur um die Namen der Olivensorten oder Kultivare, aus denen das Öl gewonnen wurde, sei es eine einzige Sorte, wenn es sich um einen Monokultivar handelt, oder eine Mischung, wenn es aus zwei oder mehr Sorten besteht. Wenn die Olivensorten, aus denen das Öl gewonnen wird, auf einer Flasche angegeben sind, ist es möglich, anhand der allgemeinen typischen Merkmale der einzelnen Sorten die Art und Eigenschaften des Öls vorherzusagen.

Auf dem Etikett kann daher die Sorte (oder Sorten) des Olivenbaums angegeben werden, von dem bzw. denen die Oliven stammen, aus denen das Öl gewonnen wurde.

Der Hersteller, Verpacker oder Einzelhändler, der die Kennzeichnung anbringt muss sorgfältig darauf achten, dass er:

- nachweisen kann, dass er die auf dem Etikett angegebenen Sorten tatsächlich verwendet hat;
- immer den genauen Namen der Sorte angibt, also den im „Italienischen Olivenölregister“ aufgeführten Namen, um mögliche Anspielungen auf oder Verwechslungen mit DOP-Ölen zu vermeiden.

FRAGE 69

Wie viele Oliven werden benötigt, um einen Liter Öl zu gewinnen?

„Der erste Olivenbaum ist Gold, der zweite Silber, und der dritte ist nichts wert."

(Populäres Sprichwort)

ERTRAG IST NICHT ALLES BEIM ÖL

Die Menge an Oliven, die zur Herstellung eines Liters Öl benötigt wird, ist recht unterschiedlich. Grundsätzlich lässt sich sagen, dass zwischen 5 und 10 kg Oliven benötigt werden, um 1 kg Öl zu gewinnen.

Der kultivierte Olivenbaum wird in zwei Haupttypen unterteilt:

A. Ölsorten: Die reifen Früchte enthalten im Durchschnitt 20–30 % Öl;
B. Tafelolivensorten: Der durchschnittliche Ölgehalt liegt in der Regel unter 20 %.

Diese Variabilität der erzielbaren Ergebnisse hängt von mehreren Parametern ab, insbesondere von der Sorte. Bei Ölsorten mit einem durchschnittlich hohen Ölgehalt ist es möglich, Erträge von mehr als 20 % zu erzielen, sodass es ausreicht, 5 kg Oliven zu verwenden, um 1 kg Öl zu gewinnen.

Es gibt Sorten von Tafeloliven mit geringem Ölgehalt, bei denen eine Ausbeute von weniger als 10 % (was durchaus üblich ist) bis zu 10 kg Oliven oder mehr erfordert, um 1 kg Öl zu gewinnen.

Ein zweiter Faktor, der den Ölertrag von Oliven beeinflusst, ist der sogenannte Reife- oder Färbungsindex zum Zeitpunkt der Ernte. Da die Ölanreicherung (ital. „inolizione") in der Olive einen glockenförmigen Verlauf aufweist (d. h. eine Kurve, die zunächst ansteigt, bis sie einen Maximalpunkt erreicht, und anschließend abfällt), kann die Wahl unterschiedlicher Reifezeitpunkte für Ernte und Ölgewinnung den

Ölertrag der Früchte um mehrere Prozentpunkte verändern. Diese Wahl hat auch einen erheblichen Einfluss auf die Qualität des Endprodukts.

Der erzielte Ölertrag aus den Oliven ist daher ein Parameter, den der Betreiber stets im Auge behalten muss, ebenso wie die gewünschte Qualität des Endprodukts.

Im Allgemeinen kann man sagen, dass sich der Erzeuger, um die Öle zu erhalten, die als „Early Crop“ (engl.) oder „Temprani“ (span.) bezeichnet werden, bewusst dafür entscheidet, den quantitativen Ertrag zugunsten der Qualität in Bezug auf die organoleptischen und ernährungsphysiologischen Eigenschaften zu opfern. Entscheidet sich der Erzeuger hingegen für die Erzeugung von Ölen aus der späten Ernte (z. B. *Biancardo* in Ligurien, das in der Vergangenheit ebenfalls Ende März erzeugt wurde), zieht er meist den quantitativen Ertrag zu Lasten der Frische und der organoleptischen Eigenschaften vor, da am Ende der Saison normalerweise flachere, weniger aromatische und auch weniger phenolhaltige Öle entstehen.

INOLATIONSKURVE UND PHÄNOLOGISCHE PHASEN VON OLIVEN

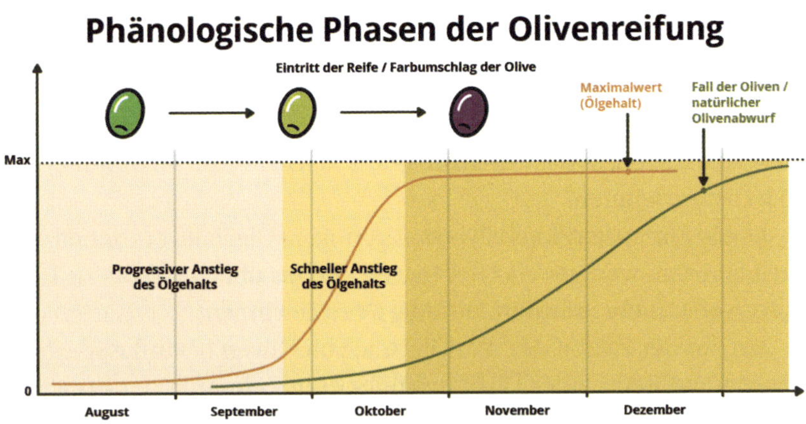

Abb. 65: Bitte beachten Sie, dass die hier dargestellte Grafik nur als Anhaltspunkt dient und einen allgemeinen Überblick über den Zeitpunkt und die Methoden der Olivenreifung gibt. Es ist möglich, genauere Angaben zu erhalten, wenn man eine spezifische Untersuchung durchführt, die sich auf eine einzige Sorte und ein einziges Anbaugebiet bezieht.

Beide Parameter können bei wissenschaftlicher und statistischer Betrachtung zu spezifischeren Kurven führen als die in unserem Beispiel verwendete. Diese Darstellung ist jedoch für pädagogische Zwecke sehr nützlich, da sie eine Vorstellung davon vermittelt, wie und in welchem Zeitraum sich die Physiologie der Steinfrucht im Laufe der Zeit entwickelt.

(Datenquelle: Academy of Oil - Prof. Riccardo Gucci - Professor an der Universität von Pisa)

Monat	Beschreibung des Prozesses
August	Allmähliche Zunahme des Ölgehalts.
September	Fortsetzung der Öleinlagerung. Beginn der Verfärbung der Früchte (Beginn der Reife).
Oktober	Schneller Anstieg des Ölgehalts.
November	Geringfügige weitere Zunahme des Ölgehalts.
Dezember	Stabilisierung des Ölgehalts und Fruchtfall der Oliven.

Diese Phasen beschreiben die **Entwicklung des Ölgehalts in der Olive während der Reifezeit**. Der optimale Erntezeitpunkt liegt meist **zwischen Oktober und November**, wenn der Ölgehalt hoch und die sensorische Qualität am besten ist.

REIFEGRAD-INDEX (frz. „VÉRAISON-INDEX“)

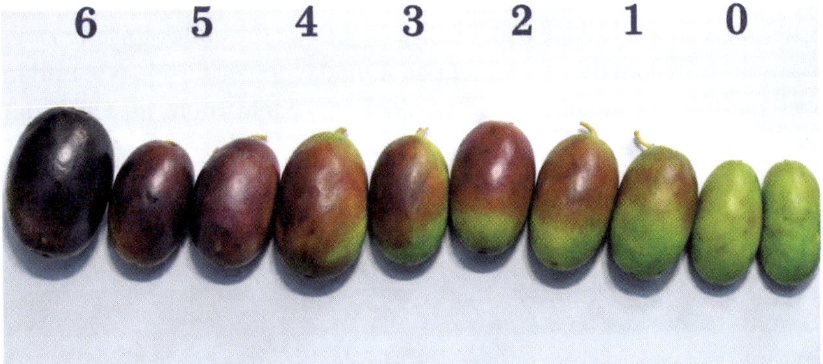

Abb. 66: Visuelle Skala zur Bestimmung des Reifegrades der Oliven im Verlauf der Reifung.
Index 0: Oliven sind vollständig grün.
Index 1: Oliven, deren Schale weniger als 50 % gereift und eingefärbt ist.
Index 2: Oliven, deren Schale mehr als 50 % gereift und eingefärbt ist.
Index 3: Oliven, deren Schale vollständig gereift und eingefärbt ist.
Index 4: Oliven, deren Fruchtfleisch weniger als 50 % gereift und eingefärbt ist.
Index 5: Oliven, deren Fruchtfleisch mehr als 50 %gereift und eingefärbt ist.
Index 6: Oliven mit tief sitzender Reifung und Einfärbung.

FRAGE 70

Verliert Natives Öl Extra seine Eigenschaften, wenn es erhitzt wird?

„So begann die dritte Predigt von neuem; und dann fuhr er fort: Hier im Dienste Gottes machte er mich so stark, dass ich selbst mit der Nahrung des Olivenlikörs Hitze und Kälte leicht durchlebte, zufrieden in kontemplativen Gedanken."

(Dante, Göttliche Komödie, Paradies, XXI, 112–117)

HOHE TEMPERATUREN VERURSACHEN IMMER VERÄNDERUNGEN BEI LEBENSMITTELN!

Generell erfahren alle Lebensmittel beim Erhitzen eine Veränderung, die sich oft auf ihre Nährstoffe auswirkt.

Auch Öl aus Oliven ist von dieser Art von Reaktion nicht ausgenommen. Hervorzuheben ist jedoch, dass Natives Olivenöl Extra dank seines Reichtums an Antioxidantien und seines ausgezeichneten Rauchpunkts von ca. 210 °C eine bemerkenswerte Hitzebeständigkeit aufweist und daher, besser als fast alle anderen pflanzlichen Öle, hohen Kochtemperaturen über längere Zeit hervorragend standhält.

Alle Fette erreichen, wenn sie Luftsauerstoff ausgesetzt sind oder über längere Zeit erhitzt werden, das Endstadium der Oxidation: die Polymerisation.

Setzt man ein Öl einem starken Temperaturanstieg aus, wird das Öl zunächst in Glycerin und Fettsäuren hydrolysiert. Anschließend erfolgt der Abbau des Öls durch die Umwandlung des Glycerins (unter Wasserverlust) in Acrolein (Acrylaldehyd). Dieses Phänomen ist auch mit bloßem Auge sichtbar, da das Acrolein in Form von aus dem Öl aufsteigendem Rauch erscheint.

Wir möchten darauf hinweisen, dass Natives Olivenöl Extra das oxidationsstabilste Öl von allen ist, aufgrund:

- seines niedrigen Säuregehalts
- seines Gehalts an fettlöslichen (Vitamin E) und wasserlöslichen Antioxidantien (Biophenole).

Die im Olivenöl enthaltenen Antioxidantien sind in der Lage, die Bildung von Fettsäureabbauprodukten, die aus Glycerin freigesetzt werden und in Form von Acrolein als gesundheitsschädlich gelten, erheblich zu verlangsamen.

FRAGE 71

Stimmt es, dass Natives Öl Extra dick macht?

„Die schönsten Dinge im Leben sind entweder unmoralisch, illegal oder machen dick."

(George Bernad Shaw)

FETTE MACHEN NICHT IMMER DICK

Natives Olivenöl Extra ist ein Fett und hat wie alle Fette, sowohl pflanzliche als auch tierische, 9 Kalorien pro Gramm. Es ist daher ratsam, es täglich in moderaten Mengen zu verwenden, da ein übermäßiger Fettkonsum die Kalorienansammlung fördern und die Voraussetzungen für Übergewicht schaffen kann.

Ein Esslöffel Natives Olivenöl Extra (14–15 Gramm) enthält im Durchschnitt:

- 120 Kcal
- 14 g Fett (davon 9,8 g einfach ungesättigte Fettsäuren)
- 0 g Zucker, Kohlenhydrate oder Proteine
- 1 mg Vitamin K (10 % des Tagesbedarfs)
- 9 mg Vitamin E (10 % des Tagesbedarfs)

Im Allgemeinen wird empfohlen, nicht mehr als zwei bis drei Esslöffel Natives Olivenöl Extra pro Tag zu verwenden, was etwa 30 bis 45 Gramm entspricht.

Die US Food and Drug Administration empfiehlt in ihrem jährlich auf der Website veröffentlichten Bericht über die Ernährungsrichtlinien zur Verbesserung der Ernährung der amerikanischen Bevölkerung, Olivenöl in moderaten Mengen von nicht mehr als 30 bis 40 g pro Tag zu verwenden.

NÄHRWERTANGABEN

Der ernährungsphysiologische Nutzen von Oliven und Olivenöl steht in direktem Zusammenhang mit der Art der Fettsäuren und dem hohen Gehalt an Antioxidantien aus den Vitaminen E und K. Die folgenden Informationen enthalten detaillierte Angaben zu beiden.

Durchschnittlicher Nährwert pro 100 g Natives Olivenöl Extra:

- Energie 3.701 kJ (885 kcal), Kohlenhydrate 0 g, Fette 100 g
- Gesättigte Fettsäuren 14 g
- Einfach ungesättigte Fettsäuren 73 g
- Mehrfach ungesättigte Fettsäuren 11 g
- Omega-3-Fettsäuren < 1,5 g
- Omega-6-Fettsäuren 3,5–21 g
- Eiweiß 0 g
- Vitamin E 14 mg (93 %*)
- Vitamin K 62 g (59 %*)

[* Die Prozentangaben beziehen sich auf die FDA-Empfehlungen für Erwachsene in den USA].

Die wichtigste Aussage zum Thema Olivenöl und Gewichtskontrolle lautet: „Um in den Genuss aller gesundheitlichen Vorteile zu kommen, die Olivenöl bieten kann, sollte es in kleinen Mengen konsumiert werden, da es wie alle Fette recht kalorienreich ist, wie gesagt, etwa 120 Kalorien pro Esslöffel."

HIER SIND EINIGE ARGUMENTE MIT VERWEISEN AUF WISSENSCHAFTLICHE STUDIEN ZU DIESEM THEMA

Stimmt es, dass die Aufnahme von Olivenöl in die Ernährung beim Abnehmen helfen kann? Diese Frage mag kontraintuitiv erscheinen, denn es ist ungewöhnlich zu lesen und zu erfahren, dass die Aufnahme eines Fettes in die Ernährung beim Abnehmen helfen kann. Warum das so ist, eine Studie, über die wir hier als informative Kuriosität berichten.

Einem Forschungsbericht im *British Journal of Medicine* zufolge kann die Verwendung von Olivenöl anstelle anderer gesättigter Fette in der Ernährung genau diese Wirkung haben. Die Studie stützt sich nicht auf ein breites Spektrum von Probanden und ist daher eher im Sinne einer innovativen Idee als in statistischer Hinsicht wertvoll.

Die hier zitierte Studie umfasste acht übergewichtige Männer im Alter zwischen 24 und 49 Jahren und zeigte einen eindeutigen Zusammenhang zwischen der Verwendung von Öl aus Oliven in einer gesunden Ernährung und einer Verringerung von Körpergewicht und Fettmasse. Das Außergewöhnliche an dieser Studie ist, dass die einzige Variable, die berücksichtigt wurde, die Substitution von gesättigten Fetten in der Ernährung durch Natives Olivenöl Extra war.

Die acht Männer wurden in zwei Gruppen aufgeteilt und ernährten sich vier Wochen lang ähnlich, mit der Ausnahme, dass die erste Gruppe mehr gesättigte Fette und weniger ungesättigte Fette zu sich nahm:

I. Die erste Gruppe ernährte sich reich an gesättigten Fetten, wobei 24 % der Kalorien aus gesättigten Fetten, 13 % aus einfach ungesättigten Fetten und 3 % aus mehrfach ungesättigten Fetten stammten.
II. Die Ernährung der zweiten Gruppe wurde so verändert, dass sie 22 % einfach ungesättigte Fette, 7 % mehrfach ungesättigte Fette und 11 % gesättigte Fette enthielt.

Die zweite Gruppe nahm die gleiche Kalorienmenge zu sich wie die erste Gruppe, und die körperliche Aktivität blieb in beiden Gruppen unverändert.

Am Ende der vier Wochen waren die Männer der zweiten Gruppe leichter und hatten einen niedrigeren Körperfettindex als die Männer, die gesättigte Fette zu sich nahmen.

Ein weiterer Bericht in derselben Zeitschrift stellte fest, dass Natives Olivenöl Extra den Fettabbau in den Fettzellen (Adipozyten) fördern kann. In diesem Zusammenhang ist zu betonen, dass diese Studie an 45 Labortieren und nicht an Menschen durchgeführt wurde. Die Ergebnisse weisen eindeutig auf einen Zusammenhang zwischen dem Verzehr von Nativem Olivenöl Extra in der Ernährung und der Fettaktivität hin.

Die American Diabetes Association veröffentlichte in der Zeitschrift *Diabetes Care* Forschungsergebnisse, die darauf hinweisen, dass Olivenöl bei der Verringerung von Bauchfett und Insulinempfindlichkeit hilfreich sein kann.

Zusammenfassend lässt sich sagen, dass die Forscher Patienten mit Typ-2-Diabetes verschiedene Diäten verabreichten:

II.i. eine kohlenhydratreiche Ernährung;

II.ii. eine Ernährung, die reich an gesättigten Fetten ist;

II.iii. eine Ernährung, die reich an Olivenöl ist (Mittelmeerdiät)

Es wurde festgestellt, dass kohlenhydratreiche Diäten im Vergleich zu fettreichen Diäten zu einer Zunahme des Bauchfetts führen.

Von den drei Diäten schnitt die olivenölreiche Diät am besten ab, da sie nicht nur die Ansammlung von Bauchfett verhinderte, sondern auch die Insulinresistenz erhöhte.

QUELLEN

Der vollständige Text der Forschungsergebnisse über die fettverbrennende Wirkung von Olivenöl ist im *British Journal of Medicine* zu finden.
Der vollständige Text der Studie über Bauchfett und Insulinempfindlichkeit ist auf der Website der American Diabetes Association und in der Zeitschrift *Diabetes Care* zu finden.

FRAGE 72

Erhöht die Verwendung von Olivenöl den Cholesterinspiegel?

„Liebe ist wichtig, aber Cholesterin auch."

(Woody Allen)

CHOLESTERIN IST WICHTIG FÜR UNSERE GESUNDHEIT

Der bewusste Verzehr von Nativem Olivenöl Extra, das ein cholesterinfreies Produkt ist, erhöht den Cholesterinspiegel im Blut nicht und kann sogar dessen Gesamtzusammensetzung verbessern. Da Olivenöle reich an bioverfügbaren Phenolen sind, unterstützen sie nicht nur die Beseitigung des schlechten Cholesterins (LDL), sondern fördern auch die Bildung des guten Cholesterins (HDL).

Diese Hinweise gelten im Allgemeinen, dennoch sollte man immer daran denken, nur moderate Mengen des Produkts zu verwenden, also, wie wir bereits erwähnt haben, etwa 30–40 g pro Tag und pro Erwachsenem.

WAS IST CHOLESTERIN?

Zunächst einmal ist es wichtig zu verstehen, was Cholesterin ist, um von vornherein klarzustellen, dass es nicht als absolutes Übel für unsere Gesundheit betrachtet werden sollte. Im Gegenteil, unser Körper braucht Cholesterin, um richtig zu funktionieren.

Das mehr oder weniger richtige Gleichgewicht der drei Cholesterinarten HDL („gutes"), LDL („schlechtes") und Triglyceride bestimmt, ob wir in unserem Körper ein optimales oder suboptimales gesundheitliches Milieu schaffen.

Die American Heart Association liefert eine einfache Definition:

„Cholesterin ist eine weiche, fetthaltige Substanz, die sich in der Blutbahn und in allen Zellen unseres Körpers befindet. Ein gewisser Cholesterinspiegel ist daher normal. Cholesterin ist ein wichtiger Bestandteil eines gesunden Körpers, da es zur Herstellung von Zellmembranen und bestimmten Hormonen verwendet wird und auch andere wichtige Körperfunktionen erfüllt. Es stimmt aber auch, dass ein zu hoher Cholesterinspiegel im Blut ein großes Risiko für koronare Herzkrankheiten darstellt, die zu Herzinfarkten und Schlaganfälle führen. Hypercholesterinämie ist der medizinische Fachbegriff für einen zu hohen Cholesterinspiegel im Blut."

Das Cholesterin in unserem Körper stammt aus zwei Hauptquellen:

II.iii.A. der körpereigene Produktion

II.iii.B. den Lebensmitteln, die wir essen

Die Leber und verschiedene Körperzellen produzieren etwa 75 % des Cholesterins in unserem Blut. Die anderen 25 % stammen aus der Nahrung, die wir zu uns nehmen. Cholesterin kann sich nicht im Blut auflösen. Es muss durch Trägerstoffe, sogenannte Lipoproteine, zu und von den Zellen transportiert werden.

LIPOPROTEIN MIT NIEDRIGER DICHTE (LDL= SCHLECHTES CHOLESTERIN)

Wenn zu viel Lipoprotein mit niedriger Dichte (LDL-Cholesterin) im Blut zirkuliert, kann es sich langsam in den Innenwänden der Arterien ansammeln, die Herz und Gehirn versorgen. Zusammen mit anderen Stoffen kann es Plaque bilden, eine große, harte Ablagerung, die die Arterien verengen und weniger flexibel machen kann. Dieser Zustand wird als Atherosklerose bezeichnet. Wenn sich ein Gerinnsel bildet und eine verengte Arterie blockiert, kann dies zu einem Herzinfarkt oder Schlaganfall führen.

LDL-Cholesterin wird vom Körper natürlich produziert, aber viele Menschen haben von ihrer Mutter, ihrem Vater oder sogar ihren Großeltern Gene geerbt, die zu einer Überproduktion führen. Eine Ernährung, die reich an gesättigten Fetten, Transfetten und Cholesterin ist, erhöht die natürliche Menge an LDL in unserem Körper.

LIPOPROTEIN MIT HOHER DICHTE (HDL= GUTES CHOLESTERIN)

Etwa ein Viertel bis ein Drittel des Cholesterins im Blut wird von High-Density-Lipoproteinen (HDL) transportiert. HDL-Cholesterin wird als „gutes" Cholesterin bezeichnet, da hohe HDL-Werte offenbar vor Herzinfarkten schützen. Niedrige HDL-Werte (weniger als 40 mg/dl) erhöhen dafür das Risiko für Herzkrankheiten. Mediziner gehen davon aus, dass HDL dazu neigt, Cholesterin aus den Arterien zurück zur Leber zu transportieren, wo es wieder an den Körper abgegeben wird. Einige Experten sind der Ansicht, dass HDL überschüssiges Cholesterin aus Arterienablagerungen entfernt und so die Bildung von Ablagerungen verlangsamt.

TRIGLYCERIDE

Triglyceride sind ebenfalls eine Form von Fett, die im Körper produziert wird. Ein hoher Triglyceridspiegel kann eine Ursache für Übergewicht/Adipositas sein, ebenso wie Bewegungsmangel, Zigarettenrauchen, übermäßiger Alkoholkonsum und eine sehr kohlenhydratreiche Ernährung (wenn diese 60 % oder mehr der Gesamtkalorien liefert).

Menschen mit erhöhten Triglyceridwerten haben oft auch einen hohen Gesamtcholesterinspiegel, einschließlich eines erhöhten LDL- („schlechten") und eines niedrigen HDL-Spiegels („guten"). Viele Menschen mit Herzerkrankungen und/oder Diabetes haben ebenfalls erhöhte Triglyceridwerte.

LP(A) CHOLESTERIN

Lp(a) ist eine genetische Variante des „schlechten" LDL-Cholesterins. Ein hoher Lp(a)-Spiegel ist ein bedeutender Risikofaktor für die vorzeitige Entstehung von Fettablagerungen in den Arterien. Die Funktion von Lp(a) ist bis heute nicht vollständig geklärt, jedoch nimmt man an, dass es mit Substanzen in den Arterienwänden interagiert und zur Bildung von Fettablagerungen beitragen kann.

WIE KANN MAN DIE ERNÄHRUNG STEUERN?

Die empfohlene Tageshöchstmenge an Cholesterin liegt für Menschen mit normalem LDL-Cholesterinspiegel bei unter 300 mg. Menschen mit einem hohen LDL-Cholesterinspiegel im Blut oder Menschen, die ein cholesterinsenkendes Medikament einnehmen, sollten weniger als 200 mg Cholesterin pro Tag zu sich nehmen.

Wir werden jedoch mit einer typischen Ernährung konfrontiert, die reich an gesättigten Fettsäuren aus tierischen Fetten und verarbeiteten Fetten (z. B. teilweise hydrierte Fette wie Margarine) ist. Fast jede Mahlzeit bietet eine große Auswahl dieser „schlechten Fette": Fette aus Butter, Margarine, frittierten Lebensmitteln, Schmelzkäse und rotem Fleisch, oft begleitet von übermäßigen Mengen an Kohlenhydraten.

Dieses Ernährungsmuster begünstigt ein Ungleichgewicht des Cholesterinspiegels und kann zu einer Bevölkerung mit hohem Risiko für koronare Herzkrankheiten, Diabetes und Fettleibigkeit führen. Andererseits ist allgemein anerkannt, dass die Mittelmeerdiät das Gegenteil bewirkt. Diese Ernährungsweise, die reich an einfach ungesättigten Fettsäuren sowie Omega-3- und Omega-6-Fettsäuren (mehrfach ungesättigte Fettsäuren), Gemüse, Fisch und Olivenöl ist, hat im Laufe der Jahre zu einem ausgeglichenen Cholesterinspiegel, einem geringeren Auftreten von Herzkrankheiten und Diabetes sowie zu einer längeren Lebenserwartung geführt.

WELCHE ROLLE KANN ÖL AUS OLIVEN SPIELEN?

Das Öl aus Oliven spielt in der mediterranen Ernährung seit jeher eine zentrale Rolle, da es eine hervorragende Quelle für einfach und mehrfach ungesättigte Fette darstellt. Diese tragen zu einer insgesamt gesunden Ernährung bei und können sich positiv auf den Cholesterinspiegel auswirken, indem sie dazu beitragen, ein besseres Gleichgewicht zwischen HDL („gutem") und LDL („schlechtem") Cholesterin zu erhalten.

Studien und Untersuchungen haben bestätigt, dass eine Ernährung mit einem hohen Anteil gesättigter Fettsäuren den LDL-Spiegel erhöht, während eine Ernährung mit einem hohen Anteil einfach und mehrfach ungesättigten Fettsäuren den LDL-Spiegel tendenziell senkt. Eine Meta-Analyse von 27 Humanstudien, in denen die Auswirkungen einer Ernährung mit einem hohen Anteil an mehrfach ungesättigten und einfach ungesättigten Fettsäuren auf die Blutfettwerte untersucht wurden, ergab, dass beide Arten von Nahrungsfetten das Potenzial haben, den Gesamt- und LDL-Cholesterinspiegel zu senken.

Weitere Studien haben ergeben, dass unverarbeitetes Öl aus Oliven, also Natives Olivenöl Extra, neben seinem hohen Gehalt an einfach ungesättigten Fettsäuren auch in seinen 2 % unverseifbaren Anteilen biophenolische Verbindungen enthält, die eine breite Palette von gesundheitlichen Vorteilen bieten.

QUELLEN

American Heart Association 07/02/09

Mensink RP, Katan MB. Wirkung von Nahrungsfettsäuren auf Lipide und Lipoproteine – Eine Meta-Analyse von 27 Studien. Arteriosklerose Thromb 12: 911–919 (1992)

Visioli F, Galli C. Biologische Eigenschaften von Phytochemikalien in Olivenöl. Crit Rev Food Sci Nutr. 2002; 42 (3): 209–21.

FRAGE 73

Welche Bedeutung haben der Olivenbaum und das Olivenöl in der Geschichte der Menschheit?

„Der Olivenbaum ist eine der ältesten Kulturpflanzen und wird in der Mythologie und Symbolik als bescheidene, unauffällige, aber starke und widerstandsfähige Pflanze dargestellt. Im antiken Griechenland pflanzte man am Tag der Hochzeit einen Olivenbaum, der das Paar beschützen sollte."

(Maria Tucci)

DIE GESCHICHTE DES OLIVENBAUMS IST DIE GESCHICHTE DER MEDITERRANEN ZIVILISATIONEN

Die Bedeutung des Olivenbaums in der Geschichte zu schildern, ist ein komplexes Unterfangen, angesichts der Fülle und Bedeutung der Gründe.

Beginnen wir mit den Anfängen seiner Entwicklung als Kulturpflanze in der Region zwischen den Erhebungen südlich des Kaukasus und westlich der iranischen Hochebene, wo sich die semitisch-hamitischen Völker vor etwa 6.000 Jahren dem Anbau widmeten. [42]

Ab hier gibt es eine Fülle von Zeugnissen aus all jenen Zivilisationen, die die Küsten des Mittelmeers, sowohl im Norden als auch im Süden, bevölkerten und alle von der großen Bedeutung des Olivenbaums in der Geschichte zeugen.

Die Phönizier brachten ihn zuerst nach Kreta und auf die griechischen Inseln, von wo aus der Olivenbaum alle Mittelmeerküsten eroberte. Dies geschah zunächst durch die Griechen und später durch die Römer, die zur weitverbreiteten Kultivierung der Pflanze beitrugen, die wegen ihrer zahlreichen Qualitäten und ihres Nutzens für alle kultivierenden Völker verehrt und geschätzt wurde.

Der Olivenbaum war schon immer eine Quelle der Nützlichkeit, dank seiner wertvollen, essbaren Früchte, aus denen ein Öl gewonnen wurde, das nicht nur als Nahrungsmittel, sondern auch zur Beleuchtung und zur Körperpflege diente. Die Blätter wurden bereits in der Antike für die Zubereitung von Heiltränken und zur Wundheilung verwendet, und aus dem robusten Holz wurden Werkzeuge von hervorragender Qualität hergestellt. All diese Eigenschaften, kombiniert mit der Anpassungsfähigkeit und nahezu unglaublichen Langlebigkeit der Pflanze, haben sie zu einem botanischen Eckpfeiler der mediterranen Kulturen und ihrer Geschichte gemacht.

Nach dem Untergang des Römischen Reiches, das wesentlich zur Verbreitung und Wertschätzung des Olivenbaums beitrug, führte die Ausbreitung des Christentums zu Veränderungen bei den Verbrauchsgewohnheiten, den Anbaugebieten und im Handel, doch die Verbreitung der Pflanze setzte sich dennoch fort.

Ab dem 17. Jahrhundert begann eine neue Ära der Expansion, die auf der wachsenden Nachfrage nach Olivenöl für die Seifenherstellung und für Textilien beruhte. Nach der Entdeckung der Neuen Welt brachten die Spanier und die Franziskanermönche den Olivenbaum in ihre überseeischen Besitzungen und sogar in noch weiter entlegene Gebiete, in die die Geistlichen reisten. So gelangte der Olivenbaum nach Argentinien, Mexiko, Peru (es gibt Aufzeichnungen aus dem Jahr 1560), Chile und weiter nördlich nach Kalifornien.

Damit sind wir am Ende des zweiten Jahrtausends angelangt, einer Zeit, in der dank der Verbreitung der mediterranen Ernährung der Name und der Ruhm des Olivenbaums, seiner Früchte und des daraus gewonnenen kostbaren gelbgrünen Goldes wirklich um die Welt gingen.

Die Bedeutung und Beachtung des Olivenbaums lässt sich auch aus dem Vorhandensein wichtiger Zitate in allen großen Religionen des Mittelmeerraums ableiten, angefangen bei der jüdischen: Gott war es, der Adam kurz vor seinem Tod die drei Samen gab, die sein Sohn Seth ihm zwischen die Lippen legte, bevor er ihn begrub, und aus denen Zedern-, Zypressen- und Olivenbäume hervorgingen. In den Texten des

Exodus und des *Levitikus* steht das Öl im Mittelpunkt von Zubereitungen und Opfergaben, bei heiligen Salbungen wie bei der Behandlung von Aussätzigen.

Im Buch *Exodus* heißt es dazu: „Du sollst den Israeliten befehlen, dir reines Öl aus zerstoßenen Oliven für den Leuchter zu besorgen, damit du immer eine Lampe brennen hast im Zelt der Begegnung, außerhalb des Vorhangs, der vor dem Zeugnis hängt. Aaron und seine Söhne sollen ihn vorbereiten, damit er von Abend bis Morgen vor dem Herrn brennt – ein ewiger Brauch unter den Israeliten, von Geschlecht zu Geschlecht." (*Exodus* 27, 20–21)

Bei den Christen steht geschrieben: „Zu Mose kam die Gewissheit, dass die Wasser der Sintflut zurückgegangen waren und dass Gott den Menschen Vergebung gewährt hatte, als die Taube mit einem Olivenzweig zur Arche zurückkehrte."

Bei den Muslimen heißt es in der Sure des Lichts (Sure 24) des Korans: „Gott ist das Licht der Himmel und der Erde, und Sein Licht gleicht einer Nische, in der eine Lampe ist, und die Lampe ist in einem Kristall. Der Kristall ist wie ein leuchtender Stern, und in ihm brennt die Lampe aus dem Öl eines gesegneten Baumes, eines Olivenbaumes, der weder östlich noch westlich ist und dessen Öl beinahe leuchtet, selbst wenn man es nicht mit Feuer berührt. Es ist Licht über Licht."

Dieser wunderbare und geheimnisvolle Baum ist der himmlische Baum, der nichts mit der Drehung der Erde um die Sonne zu tun hat. (Koran – Einleitung, Übersetzung und Kommentar von A. Bausani, Florenz 1978)

Auch die griechische Mythologie ist voll von erhebenden Mythen und Legenden, die auf der Nützlichkeit des Olivenbaums beruhen.

Denken wir nur daran, was die griechischen Götter als das größte Geschenk an die Menschheit betrachteten. Versuchen wir uns vorzustellen, dass wir als einer der Götter des Olymps wählen müssten. Was würden Sie als „das größte Geschenk an die Menschheit" wählen?

Diese Wahl konnte nur auf den Olivenbaum fallen, der für sein Holz, seine Blätter, seine Früchte und sein Öl gepriesen wurde, eine Pflanze, die Nahrung, Brennstoff für Lampen und Salben für die Griechen lieferte.

Der Olivenbaum war auch bekannt und berühmt für seine Langlebigkeit und seine Fähigkeit, Hunderte und sogar Tausende von Jahren zu überdauern, er wurde als Symbol für Frieden, Weisheit und Wohlstand geschätzt.

Der Olivenbaum ist seit den frühesten Erzählungen der Menschheitsgeschichte präsent. Diese Pflanze hat Mythen und Legenden inspiriert und genoss einen Ruhm, der selbst von der Weinrebe nicht übertroffen wurde. Besonders verehrt wurde er in der griechischen, ägyptischen und römischen Epoche. In Griechenland ist die Geschichte des Olivenöls so alt wie die Mythen der olympischen Götter.

EIN GESCHENKWETTBEWERB IN DER MYTHOLOGIE

Der griechischen Mythologie zufolge war die Erschaffung des Olivenbaums das Ergebnis eines Treffens zwischen Athene, der Göttin der Weisheit, und Poseidon, dem Gott des Meeres. Es musste entschieden werden, wer der Beschützer einer neu errichteten Stadt in Attika werden sollte. Die Stadt sollte nach der Gottheit benannt werden, die den Bürgern das wertvollste, nützlichste und göttlichste Geschenk gemacht hatte. Poseidon schlug mit seinem Dreizack auf einen Felsen. Aus dem Felsen sprudelte Wasser, sodass eine Salzwasserquelle entstand, die sein Geschenk der Seemacht symbolisierte. Athene folgte Poseidons Geste, indem sie mit ihrem Speer auf einen Felsen schlug, aus dem ein Olivenbaum entsprang, ein Geschenk, das Fruchtbarkeit und Frieden bedeutete.

In weiser Voraussicht entschieden sich die Bürger für das Geschenk der Athene, die damit für immer zur Schutzpatronin der nach ihr benannten Stadt wurde. Die Geschichte ihres kostbaren Geschenks und die Anerkennung seines Wertes werden seit Jahrtausenden fortgeschrieben.

Noch heute steht ein Olivenbaum an der Stelle, an der dieser legendäre Streit stattgefunden haben soll. Der Mythos lebt als „lebende Legende" weiter, denn alle Olivenbäume in Athen sollen von diesem ersten Olivenbaum abstammen, den Athene schenkte.

OLYMPISCHE SPIELE UND ZEUS, KÖNIG DER GÖTTER

Der Olivenbaum wurde in der Antike in ganz Griechenland mit sportlichen Wettkämpfen in Verbindung gebracht. Bei den Olympischen Spielen, die erstmals im Jahr 776 v. Chr. zu Ehren von Zeus stattfanden, wurden die Athleten mit Olivenöl massiert, im Glauben, dass Athene ihnen Weisheit, Kraft und Stärke schenken würde. Die Sieger erhielten Kränze aus Olivenzweigen und Olivenöl als Preis, da es als äußerst kostbares Gut galt. Aber nicht nur die Athleten profitierten von diesen Geschenken. Der Mythologie zufolge soll eine Statue des Zeus mit Olivenöl poliert worden sein, und der so geehrte Zeus schenkte demjenigen, der dies tat, ein langes und glückliches Leben.

HERKULES

Der berühmte mythologische Held Herkules tötete den schrecklichen Löwen von Kithairon eigenhändig mit einer Keule aus Olivenholz. Bei einigen seiner zwölf Aufgaben benutzte Herkules Olivenholz, um den Feind bewegungsunfähig zu machen. Sobald er bewegungsunfähig war, erwürgte und tötete er den Gegner mit bloßen Händen. Da diese Geschichten sehr populär und bekannt waren, wird der Olivenbaum seit jeher auch mit den Begriffen Stärke, Ausdauer und Kraft in Verbindung gebracht.

FRAGE 74

Welche Faktoren bestimmen die Farbe von Olivenöl?

„Die Farbe ist eine Kraft, die die Seele direkt beeinflusst."

(Wassily Kandinsky)

FARBE LOCKT

Die Farbe von Fetten tendiert im Allgemeinen zu einem blassen Gelb, was umso deutlicher wird, je mehr sie aus ungesättigten Fettsäuren bestehen. Die Öle aus Oliven hingegen können eine sehr breite Palette an Farben und Schattierungen aufweisen, von intensivem Grün über Goldgelb bis hin zu Blassgelb.

Der Farbton des Öls wird durch das Vorhandensein von Pigmenten wie Chlorophylle und Carotinoide (Carotine und Xanthophylle) beeinflusst.

Das Vorhandensein dieser Stoffe im Olivenöl hängt von Anbauparametern wie der Sorte, dem Reifegrad der Steinfrüchte bei der Ernte und von technologischen Parametern wie der Produktionstechnik ab.

Die Methode der Ölextraktion beeinflusst bei gleichem Ausgangsmaterial die Pigmentextraktion erheblich.

Die Phase des Aufbrechens der Steinfrüchte ist besonders wichtig, denn je nach Art der Verarbeitung beim Mahlen erhält man mehr oder weniger grüne Öle, die eher ins Grüne oder ins Gelbe tendieren.

Generell kann man sagen, dass die Hammerpressung in der Regel grünlichere Öle ergibt, während am anderen Ende des Spektrums die traditionelle Steinpressung zu eher goldgelben Ölen führt. Zwischen diesen beiden Extremen gibt es eine unendliche Vielfalt an Möglichkeiten, je nach den verwendeten Extraktionsmethoden, der Sorte und dem Reifegrad.

Es ist wichtig, stets daran zu denken, dass die Farbe keinen Einfluss auf die Qualität des Öls hat. Deshalb werden bei der offiziellen Verkostungsmethode kobaltblaue oder bernsteinfarbene Standardgläser verwendet, damit der Verkoster die Farbe nicht sieht und sein Gehirn bei der organoleptischen Beurteilung nicht beeinflusst wird.

Es ist in der Tat wahr, dass wir im Zeitalter des Sehsinns alle empfindlich auf das reagieren, was wir sehen, und dass wir mehr oder weniger unbewusst Vorurteilen und vorgeformten Vorstellungen unterliegen, die durch den Sehsinn beeinflusst werden. Da es wahr ist, dass „unser Gehirn findet, wonach es sucht", ist es nicht sinnvoll, während einer professionellen Verkostung unbewussten Konditionierungen zu unterliegen.

FRAGE 75

Wie kann Olivenöl auf natürliche Weise dazu beitragen, den Cholesterinspiegel auszugleichen und gefährliche cholesterinbedingte Krankheiten zu vermeiden?

„Essen Sie wenig zu Mittag und noch weniger zu Abend, denn die Gesundheit des ganzen Körpers wird im Laboratorium des Magens aufgebaut."

(Miguel de Cervantes)

HILFE IST IMMER EINE HILFE

Eine Ernährung mit einem hohen Anteil an Nativem Olivenöl Extra, wie bei der berühmten Mittelmeerdiät, wird mit einer geringeren Inzidenz von Arteriosklerose, Herz-Kreislauf-Erkrankungen und bestimmten Krebsarten in Verbindung gebracht, was zahlreiche Ergebnisse und Auswertungen klinischer Studien aus den späten 1950er Jahren bis heute belegen.

In jüngster Zeit hat sich das Interesse auf die biologisch aktiven phenolischen Verbindungen konzentriert, die von Natur aus in Nativen Olivenölen enthalten sind. Phenolverbindungen in Ölen aus Oliven haben positive Auswirkungen auf eine Reihe von physiologischen Parametern, darunter Plasmalipoproteine, oxidative Schäden, Entzündungsmarker, Thrombozytenaggregation, Zellfunktion und antimikrobielle Aktivität.

FRAGE 76

Welcher der gesundheitlichen Vorteile von Olivenöl ist der Bekannteste?

„Seit Jahrhunderten sorgt das Olivenöl dafür, dass die Menschen, die es verwenden, gesünder leben."

(Walter Willett)

NÜTZLICH ZU SEIN IST GUT, AUCH WENN MAN NICHT WEISS, IN WELCHEM BEREICH MAN AM NÜTZLICHSTEN IST

Es ist nicht leicht festzustellen, welches der bekannteste Gesundheitsaspekt von Olivenöl ist, da es keine statistischen Untersuchungen in dieser Hinsicht gibt.

Stattdessen können wir aufzählen, welche Gesundheitsaspekte seit der Antike am besten bekannt sind und welche heute, zu Beginn des dritten Jahrtausends, von der medizinischen Wissenschaft vielleicht als die wichtigsten angesehen werden, insbesondere wenn man sie im Hinblick auf die Schwere der Schäden bewertet, die einzelne Krankheiten jedes Jahr an Menschenleben verursachen.

In diesem Sinne können wir feststellen, dass Herzprobleme in fast allen Industrieländern eine Hauptursache für die Sterblichkeit sind. Wenn wir dies mit der Tatsache in Verbindung setzen, dass die Mittelmeerdiät, bei der die Fettaufnahme hauptsächlich durch die Verwendung von Nativem Olivenöl Extra erfolgt, von der medizinischen Wissenschaft als eine der besten überhaupt zur Vorbeugung von Herzkrankheitsschäden angesehen wird, können wir folgendes daraus ableiten: „Die Fähigkeit, dem Auftreten von Herzkrankheiten entgegenzuwirken, ist vielleicht die bekannteste gesundheitliche Eigenschaft von Nativem Olivenöl Extra".

Leider sind auch heute noch viele Menschen nicht ausreichend darüber informiert, dass ein regelmäßiger Verzehr von Nativem Olivenöl Extra tatsächlich zum Schutz der Herzgesundheit beitragen kann.

In Bezug auf die Herzgesundheit haben Studien seit den 1950er Jahren ergeben, dass der LDL-Cholesterinspiegel (die schlechte Art) bei einer Ernährung mit einem hohen Anteil an einfach ungesättigten Fettsäuren erhöht ist. Um das HDL-Cholesterin (die gute Art) zu erhöhen und die Triglyceride im Allgemeinen zu senken, ist eine Ernährung mit wenig einfach ungesättigten Fetten (MUFA), die in Nativem Olivenöl Extra nur gering enthalten sind, wünschenswert.

Aufgrund seiner starken Antioxidantien, die als Biophenole und Orthophenole bekannt sind, sowie von Vitamin E und Squalen gilt Natives Olivenöl Extra als entzündungshemmendes Lebensmittel und als Schutz für das Herz-Kreislauf-System. Wenn das Immunsystem eines Menschen aufgrund von falscher Ernährung, Stress oder anderen Faktoren geschwächt wird, werden Entzündungsreaktionen ausgelöst, die zu gefährlichen Situationen führen. Heute ist bekannt, dass Entzündungen die Ursache vieler schwerer Erkrankungen sind.

Der ursprüngliche Zweck einer Entzündung besteht darin, den Körper vor Krankheiten zu schützen und ihn bei Bedarf zu reparieren. Chronische Entzündungen sind jedoch äußerst schädlich für die Gesundheit der Arterien und können zu Herz-Kreislauf-Erkrankungen, Autoimmunerkrankungen und vielem mehr führen.

Laut einer Studie aus dem Jahr 2009, die im *Journal of Cardiovascular Pharmacology* veröffentlicht wurde, hilft Natives Olivenöl Extra, den Entzündungsprozess umzukehren. Forschungen zeigen, dass Öl aus Oliven zur Senkung des Bluthochdrucks beiträgt, da es die Bioverfügbarkeit von Stickstoffmonoxid erhöht, das die Arterien erweitert und freier macht.

Es gibt einen großen, soliden, plausiblen und konsistenten Bestand an prospektiven Beweisen für die Vorteile der Mittelmeerdiät (MedDiet) in Bezug auf die kardiovaskuläre Gesundheit. Darüber hinaus wurde in der Ära der Bewertung vollwertiger Nahrungskonzepte noch kein anderes Ernährungsmodell einer so umfassenden, wiederholten und internationalen Bewertung seiner kardiovaskulären Auswirkungen unterzogen. Die MedDiet hat alle erforderlichen Tests erfolgreich bestanden und nähert sich dem Goldstandard für kardiovaskuläre Gesundheit. [43]

Die schützende Wirkung einer mediterranen Ernährung, die reich an Alpha-Linolensäure (ALA) ist, die aus Nativem Olivenöl Extra gewonnen wird, wurde in zahlreichen Studien nachgewiesen. Einige Studien kamen zu dem Ergebnis, dass diese Art der Ernährung, die reich an einfach ungesättigten Fettsäuren ist, das Risiko eines Herztodes um 30 % und das eines Herzinfarktes **um 45 %** zu senken scheint! *

---

* Zu den wichtigsten Studien gehören:
1. Die PREDIMED-Studie, in der die Auswirkungen der mediterranen Ernährung auf kardiovaskuläre Ereignisse untersucht wurden, ergab, dass die Teilnehmer, die Natives Olivenöl Extra konsumierten, das reich an ALA ist, ein deutlich geringeres Risiko für Herzerkrankungen aufwiesen.
2. Mehrere Forschungsarbeiten, darunter die europäische EPIC-Studie, haben diese Ergebnisse bestätigt, indem sie einen konsistenten Zusammenhang zwischen der Einhaltung der mediterranen Diät und einer geringeren Sterblichkeit durch kardiovaskuläre Ursachen nachgewiesen haben.
Diese Ergebnisse unterstreichen, wie wichtig es für die Gesundheit des Herzens und für ein langes Leben ist, Olivenöl, Obst, Gemüse und andere wichtige Bestandteile der mediterranen Ernährung in die tägliche Ernährung zu integrieren (amaperbene.it; Fondazione dieta mediterranea).

FRAGE 77

Woher stammt der Olivenbaum?

„Was wir als Anfang bezeichnen, ist oft das Ende, und das Ende ist der Anfang."

(Thomas Stearns Eliot)

DIE SONNE GEHT NICHT NUR IM OSTEN AUF

Der Olivenbaum gehört zur Familie der *Oleaceae*. Bei den europäischen Unterarten gibt es zwei botanische Sorten:

I. *Olea europaea* subsp. *sylvestris*, bekannt als wilder Olivenbaum oder Oleaster.
II. *Olea europaea* subsp. *europaea* var. *europaea (sativa)*, der kultivierte Olivenbaum.

Charakteristisch für alle Arten der Gattung *Olea* ist die Anzahl der Chromosomen von 23 (2n = 46).

Die wilde, einheimische Form ist im Osten und Westen des Mittelmeerraums anzutreffen (Breton et al. 2006). Es handelt sich um einen kleinen Strauch (1–5 m) mit verhärteten, stacheligen und viereckigen jungen Zweigen, schmalen und kurzen (1–2 cm) Blättern, die an der Basis manchmal gestutzt oder herzförmig sind, und kleinen, bitter schmeckenden Früchten mit geringem Ölgehalt (Pignatti, 1982). Die Griechen kannten mehrere Arten von wilden Olivenbäumen, denen sie unterschiedliche Namen gaben: *Agrielaia, Kotinos, Phulia*; die Römer hingegen bezeichneten alle wilden Formen als *Oleaster*.

Der kultivierte Olivenbaum kann dagegen eine beachtliche Größe von bis zu 15–20 m Höhe erreichen, hat unbewehrte, runde, biegsame junge Äste, längliche, lanzettliche, zederngrüne Blätter auf der Oberseite und silbrig-graue auf der Unterseite, sehr kleine Blüten und große, fleischige Steinfrüchte (Pignatti, 1982; Amouretti, Comet, 1985).

Der Olivenbaum ist einer der am weitesten verbreiteten Obstbäume der Welt, hat einen sehr alten Ursprung und ist sehr langlebig (einige Exemplare sind mehrere tausend Jahre alt, zum Beispiel steht in Canneto di Fara in Sabina ein zweitausendjähriger Olivenbaum, der als der größte Europas gilt).

Das ideale Klima für sein Wachstum (etwa zwischen dem 35. und 45. Breitengrad Nord und Süd) liegt in gemäßigten Zonen wie dem Mittelmeerraum, wo er am weitesten verbreitet ist.

Die Olivenpflanze scheint aus Kleinasien zu stammen und verbreitete sich vor etwa 6.000 Jahren von Iran, Syrien und Palästina aus in den restlichen Mittelmeerraum.

Sie gehört zu den ältesten bekannten Kulturbäumen der Welt und wurde schon vor der Erfindung der Schriftsprache angebaut.

In Gebieten wie Syrien, Palästina und Israel wurde sie bereits 2000–3000 v. Chr. angebaut. Auf Kreta wurde sie um 3000 v. Chr. kultiviert und war möglicherweise eine der Hauptquellen des minoischen Reichtums.

Die Phönizier verbreiteten den Olivenbaum entlang der Mittelmeerküsten Afrikas und Südeuropas. Olivenkerne wurden in ägyptischen Gräbern gefunden, die auf etwa 2000 v. Chr. zurückgehen.

Olivenöl wurde verwendet, um die ersten Könige der Griechen und Juden zu salben. Die Griechen salbten damit siegreiche Sportler. In vielen Kulturen wurde Olivenöl auch zur Salbung der Toten verwendet. Die Olivenbäume auf dem Ölberg in Jerusalem sollen über 2.000 Jahre alt sein. Wir kennen die genaue Sorte der Bäume auf dem Ölberg nicht, aber es scheint, dass *Sury* die ursprüngliche Sorte der Olivenbäume in diesen Gegenden ist.

Der Olivenanbau verbreitete sich zunächst in der griechischen, später in der römischen Welt. Als die Römer ihre Herrschaft über das Mittelmeer ausdehnten, brachten sie den Olivenbaum mit.

FRAGE 78

Auf welche wichtigen Angaben auf dem Etikett sollte man achten?

„Ich werde nicht mehr vergeblich versuchen, andere zu imitieren. Ich werde meine Einzigartigkeit zur Schau stellen. Ich werde meine Vielfalt hervorheben."

(Og Mandino)

DAS ETIKETT IST DER PERSONALAUSWEIS DER LEBENSMITTEL

Das Etikett sollte uns immer dabei helfen, intelligente Entscheidungen über unsere Einkäufe zu treffen, egal ob es sich um Lebensmittel oder andere Waren handelt. Das Etikett ist die Identitätskarte eines Produkts und kann uns viele interessante Einblicke geben, wenn wir lernen, es zu lesen und zu interpretieren.

Worauf sollte man also achten, wenn man das Etikett eines Olivenöls liest?

Zunächst ist es sinnvoll, mit den Grundlagen zu beginnen. Schauen wir uns an, was auf der Vorderseite des Etiketts aufgedruckt ist. Suchen wir nach der Aufschrift „Natives Olivenöl Extra". Wenn Sie eine andere Bezeichnung finden, kann das Produkt alles Mögliche sein, nur kein Natives Olivenöl Extra.

Zweitens, lassen Sie uns über nährwertbezogene Angaben sprechen. Wie wir gesehen haben, ist Olivenöl ein gesundes Fett, hat einen hohen Gehalt an Antioxidantien und Biophenolen und ist von Natur aus reich an einfach ungesättigten Fettsäuren. Andere Öle, wie z. B. Rapsöl, besser bekannt als Canolaöl, oder moderne Mischungen von Saatölen mit hohem Ölsäuregehalt, können ebenfalls behaupten, reich an einfach ungesättigten Fettsäuren zu sein. Sie können jedoch nicht behaupten, auf einfache und natürlich Weise, also durch normales „Pressen", hergestellt zu sein, wie es bei Nativem Olivenöl Extra (EVO) der Fall ist, da sie durch chemische Extraktionsverfahren in Raffinerien gewonnen werden.

Die Hersteller und Händler dieser anderen Öle können zwar Marketingkampagnen durchführen, für sie werben und behaupten, dass sie „die Hälfte der gesättigten Fettsäuren von Olivenöl" enthalten, aber wovon reden wir eigentlich? Die Hälfte von fast Null, also die Menge an gesättigten Fettsäuren in Olivenöl, ist immer noch fast Null!

Lassen wir uns also nicht von fadenscheinigen Argumenten blenden. Viele Marketingbehauptungen, die den Wettbewerb zwischen Pflanzenölen und Olivenöl unterstützen sollen, entpuppen sich als völlig unbedeutend und unbegründet. Doch in einem unübersichtlichen Markt mit vielen verunsicherten Verbrauchern scheinen diese Behauptungen Einfluss zu haben und sind daher auf einem Etikett recht nützlich und wirksam. Drittens, muss die ganze Geschichte und Romantik, die mit dem Olivenbaum verbunden ist, gewürdigt und geschätzt werden. Olivenöl zeichnet sich in einem Bereich des Marketings aus, in dem kein anderes Öl konkurrieren oder sich einen Vorteil verschaffen kann, denn kein anderes Öl hat eine so alte Geschichte, die reich an Fakten, Anekdoten sowie mythologischen und nicht-mythologischen Geschichten ist. Es gibt nichts Faszinierendes, nichts Uraltes und nichts Romantisches an einem Öl, das aus Mais, Raps oder verschiedenen Samen hergestellt wird. Diese pflanzlichen Öle erzählen nicht die Geschichte eines 5.000 bis 6.000 Jahre alten Anbaus in Gegenden und Hügeln, die an Magna Graecia, die Toskana, Palästina, den Peloponnes oder die Insel Kreta erinnern, die Romantik der Ernte und des grün bis golden schimmernden Öls, wenn es aus einem Separator oder aus den Pressen einer Ölmühle in die Behälter fließt.

Einige Olivenöle verweisen auf ihren Etiketten zu Recht auf ihre Geschichte, ihre Familie und ihre Tradition. Andere nutzen hingegen die Gelegenheit, eine uralte Geschichte zu erzählen, um ihre Öle in eine handwerkliche Kategorie einzuordnen, obwohl sie in Wirklichkeit nicht Handwerkliches darstellen.

Ein weiterer hilfreicher Hinweis ist die Angabe „Mindestens haltbar bis ..." auf dem Etikett. Es lohnt sich auch, auf die Herkunftsangaben zu achten, die nach EU-Recht sowohl für Natives Olivenöl Extra als auch für Natives Olivenöl vorgeschrieben sind. Sie geben an, wo die Oliven angebaut, gepresst und das Olivenöl anschließend abgefüllt wurde.

Die Bewertung dieser Angaben, sofern vorhanden, dient dazu, den Hersteller oder die Marke besser kennenzulernen und genügend Informationen zu haben, um den Produkten zu vertrauen.

Viertens, wenn Sie eine Flasche Olivenöl kaufen und nach dem Öffnen einen ungewöhnlichen Geruch oder Geschmack wie ranzig, erdig, schlammig, fermentiert oder muffig wahrnehmen, sollten Sie den Mut haben, das Öl an den Verkäufer zurückzugeben.

Je mehr wir Verbraucher den Einzelhändlern bewusst machen, dass es inakzeptabel ist, für gutes Geld schlechte Qualität zu bekommen, desto weniger Anreize hat der Markt, in diese falsche Richtung zu gehen.

Wir haben die Hoffnung und die Überzeugung, dass die Situation in der Welt des Öls immer besser werden wird, da immer mehr Staaten nicht nur internationale Normen und Standards übernehmen, sondern auch ihre eigenen restriktiveren und präziseren Kennzeichnungsgesetze ausarbeiten, auch wenn die Entwicklung und Durchsetzung dieser Gesetze noch im Gange ist.

Wir glauben, dass der größte Einfluss auf die Märkte immer von denjenigen ausgeht, die über den Kauf und die Verwendung von Nativem Olivenöl Extra nachdenken, mit anderen Worten: Die Macht liegt in den Händen der Verbraucher. Die Verbraucher sind die Akteure, die den größten Einfluss auf die Märkte ausüben können, und sie können sie nur dann beeinflussen, wenn sie in der Lage sind, kluge und bewusste Entscheidungen zu treffen. Unsere Entscheidungen, oder besser gesagt, Ihre Entscheidungen, können tatsächlich die Richtung eines ganzen Marktes beeinflussen.

Diese Überlegungen gelten umso mehr, wenn wir die jüngste Entwicklung der Märkte betrachten und interpretieren. Dank neurowissenschaftlicher Erkenntnisse haben große Unternehmen in den letzten zehn Jahren erkannt, dass es wesentlich erfolgreiger ist, die tatsächlichen Bedürfnisse der Kunden zu befriedigen, als künstlich Bedürfnisse in ihnen zu erzeugen, so, wie es das traditionelle Marketing seit über einem halben Jahrhundert tut.

Jetzt, da Sie wissen, worauf Sie auf dem Etikett achten müssen und was Sie in der Flasche erwarten können, ist es richtig, von der Werbung und dem Marketing für Olivenöle Authentizität und Wahrheit zu verlangen. Wenn Sie mit „gutem Geld" bezahlen, sollten Sie im Gegenzug ein ebenso gutes Produkt erhalten. Jeder Verbraucher, der bereit ist, einen bestimmten Betrag auszugeben, verdient ein Produkt von gleichwertiger Qualität. Wenn Sie bereit sind, nur ein paar Cent für eine Flasche Öl auszugeben, erwarten Sie nicht, dass Sie gute Qualität kaufen!

Erinnern wir uns also an die **obligatorischen Angaben** auf dem Etikett, auf die wir achten und die wir interpretieren müssen:

a) die Verkehrsbezeichnung
b) die Ursprungsbezeichnung (nur bei Nativem Olivenöl Extra und Nativem Olivenöl)
c) die Angaben zur Ölkategorie
d) die Nettofüllmenge
e) die Mindesthaltbarkeitsdauer
g) die besonderen Lagerbedingungen
h) der Name/Firmenname und die Anschrift der für das Produkt verantwortlichen Person/Firma
i) die Chargennummer
l) eine Nährwertdeklaration
m) das Erntejahr, falls bestimmte Bedingungen gelten (nur bei Nativem Olivenöl Extra und Nativem Olivenöl)
n) den Standort der Abfüllungsanlage
o) die Umweltkennzeichnung.

Werfen wir auch einen Blick auf die **fakultativen Angaben**, also die Angaben, die nach dem Ermessen des Abfüllers aufgenommen werden können, um den Verbrauchern mehr Informationen zu bieten. Diese können natürlich auf dem Etikett angegeben werden, sofern es sich um faktische oder wissenschaftlich belegte Daten, Analyseergebnisse, Verwaltungs- oder Finanzinformationen handelt:

- Die Empfehlung „nach Gebrauch umweltgerecht entsorgen".
- Lagerungsbedingungen (nicht dem Licht aussetzen, von Wärmequellen fernhalten)

- Angabe „Erste Kaltpressung“ (gewonnen bei weniger als 27 °C, traditionelles Extraktionssystem mit hydraulischen Pressen)
- Angabe „Kaltextraktion“ (gewonnen bei weniger als 27 °C, durch Perkolation oder Zentrifugation der Paste)
- Organoleptische Merkmale (seit dem 1. Juli 2006 gelten die in der Verordnung (EWG) Nr. 2568/91 und ihren späteren Änderungen festgelegten Merkmale „bitter“, „fruchtig“ und „würzig“)
- Säuregehalt (falls angegeben, müssen Peroxidzahl, Wachsgehalt und UV-Absorptionsindex K232, K270 und Delta K ergänzt werden)
- CE-Kennzeichnung

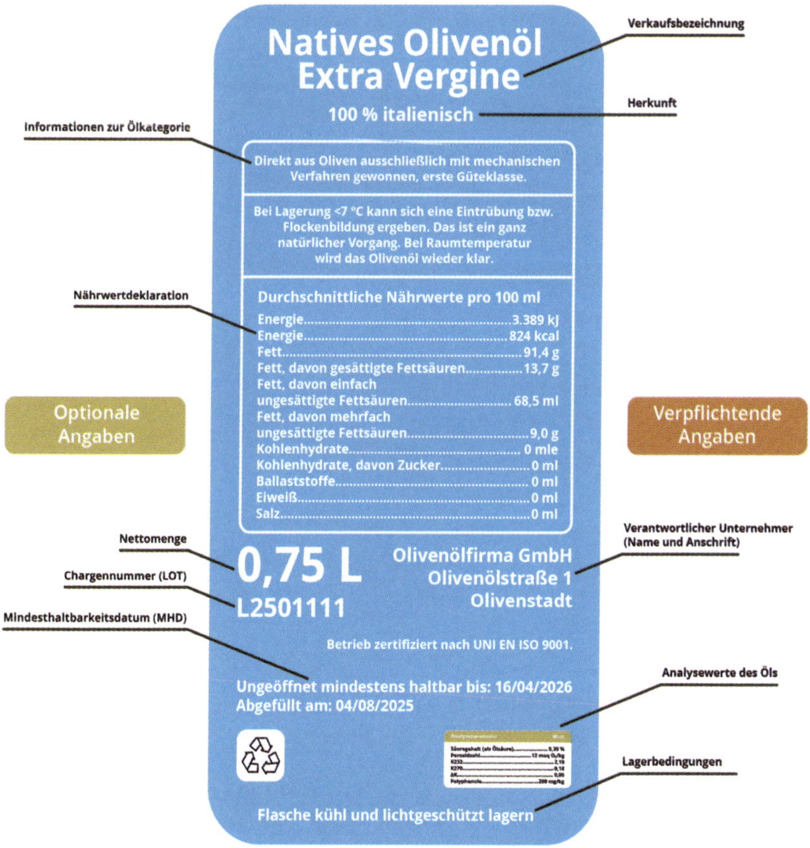

Abb. 67: Beispiel eines Etiketts für Olivenöl mit obligatorischen und fakultativen Angaben.

- Angabe der Sorte(n), aus der/denen das Öl gewonnen wurde
- Angabe der chemischen Merkmale: Auf dem Etikett können eine oder mehrere analytische Daten angegeben werden, wobei zu beachten ist, dass der angegebene Wert der Höchstwert zum Zeitpunkt des Mindesthaltbarkeitsdatums sein muss.

FRAGE 79

Wenn ein Natives Öl Extra sehr bitter ist, ist es dann von schlechter Qualität?

„Die Abwechslung ist die Quelle all unserer Freuden, und die Freude hört auf, Freude zu sein, wenn sie zur Gewohnheit wird."

(Evariste de Parny)

VIELE MEDIKAMENTE SIND BITTER UND DOCH MACHEN SIE UNS GESUND

Wieder einmal haben wir es mit einem großen Mythos zu tun, einem weiteren falschen, weit verbreiteten Glauben, der entlarvt und sehr gut aufgeklärt werden muss.

Die Verbreitung der richtigen Informationen ist hier grundlegend und wichtig. Die Vermittlung korrekter Vorstellungen über Natives Olivenöl Extra an die breite Öffentlichkeit ist ein wesentlicher Bestandteil der Aufgabe eines guten Informationsvermittlers, auch deshalb, weil Fehlinformationen eine der Hauptursachen für falsche Vorstellungen und damit für Ablehnung und Beschwerden über die Qualität der Öle sind, die von vielen Verbrauchern geäußert werden.

Sobald dies geklärt und verstanden ist, sind wir der festen Überzeugung, dass der Verbraucher keinen Anreiz mehr haben wird, sich bei Herstellern zu beschweren, deren Öle einen ausgeprägten bitteren Geschmack haben.

Da wir uns sehr wohl bewusst sind, dass „Geschmäcker nun einmal verschieden sind" und wir daher nicht gegen einen Verbraucher vorgehen wollen, der vielleicht keine bitteren Lebensmittel mag – und da wir darüber überhaupt nicht streiten wollen, denn schon die Lateiner sagten: *de gustibus non disputandum est!* – möchten wir versuchen, diesen

Aspekt zu klären, in der Hoffnung, eine Tür zu öffnen, um die persönliche Wahrnehmung vieler Verbraucher zu verändern.

Diese Art von Abneigung gegen Bitterkeit ist beim Menschen sehr verständlich, wahrscheinlich atavistisch und hat eine sehr lange Vorgeschichte. In der Tat kann man davon ausgehen, dass vor einer Viertelmillion Jahren für unsere Vorfahren, zunächst die „Neandertaler“ und dann die Spezies „Homo sapiens“, der Hauch von Bitterkeit in einer Pflanze oder einem potenziellen Lebensmittel eine der Möglichkeiten gewesen sein könnte, die darüber entschieden, ob ein Lebensmittel essbar war oder nicht. Denn ist es nicht so, dass Bitterkeit oft mit giftigen Zaubertränken oder gefährlichen Pseudonahrungsmitteln assoziiert wird? Wahrscheinlich hat dies eine unauslöschliche Spur, ein negatives Geschmacksgedächtnis, in unserem ältesten Gehirnteil, dem sogenannten Reptiliengehirn, hinterlassen, das insbesondere unsere Überlebensfunktionen steuert und uns vor dem warnen soll, was es als lebensbedrohlich einstuft. Andererseits wissen wir heute aus wissenschaftlichen Erkenntnissen, dass ein Öl, das deutliche Bitternoten aufweist und Bitterkeitsempfindungen hervorruft, als gesund und hochwertig anzusehen ist. Vergessen wir nicht, dass in der IOC-Verkostungskarte die Bitterkeit eine der drei positiven Eigenschaften ist, die Natives Olivenöl Extra aufweisen kann und auch immer besitzen sollte. Diese positive Eigenschaft wird vom IOC wie folgt definiert:

> „Bitter ist der elementare Geschmack, der für Öl aus grünen oder teilweise violetten Oliven charakteristisch ist und von den Papillen, die das V der Zunge bilden, wahrgenommen wird.“

Die Bitterkeit des Öls ist ein Hinweis auf den Reichtum an phenolischen Substanzen. Wie wir bereits gesehen haben, handelt es sich dabei um die kleinen Bestandteile, die den 1–2-prozentigen Anteil an unverseifbaren Substanzen ausmachen, der Anteil, der den entscheidenden Unterschied zwischen Nativem Olivenöl Extra und allen anderen Pflanzenölen ausmacht.

Denken Sie also immer an die folgende Gleichung, bevor Sie sich beschweren, weil Sie ein Öl mit ausgeprägt bitterem Geschmack gekauft haben:

„BITTER = GUT = GESUND... und auch wenn ich ihn persönlich vielleicht nicht mag, ist dieser Geschmack in Olivenölen nützlich und gut für meine Gesundheit!"

Öffnen Sie sich für eine Vielzahl von Aromen, Sie werden von diesem neuen Ansatz möglicherweise positiv überrascht sein.

FRAGE 80

Ist Öl aus traditionellen Mühlen besser, als Öl aus modernen Mühlen?

„Sie sagen uns, dass die Vielfalt die Würze des Lebens ist, und doch macht ihnen die Vielfalt Angst."

(Christina Engela)

TRADITIONEN STEHEN DEM FORTSCHRITT MANCHMAL IM WEG

Oft ist es schwierig, alte Traditionen loszulassen und neue Gewohnheiten anzunehmen. Auch in der Welt des Öls gilt diese Maxime, vor allem dann, wenn der Wandel etwas vom Wesen und der Geschichte des Produktionsprozesses wegzunehmen scheint.

Dies gilt sicherlich für die Kontroverse über die Frage, ob die Qualität von Öl aus Oliven, das mit „altmodischen" Methoden, d. h. mit Mühlen und Pressen hergestellt wird, besser ist als die Qualität von Ölen, die mit modernen, hochmechanisierten Maschinen und Extraktionsverfahren gewonnen werden können.

Dies ist sicherlich ein weiterer romantischer Glaube, einer der Mythen, die es in der Welt des Olivenöls zu zerstreuen gilt.

Vergleicht man die antiken Mühlen, die auf einer Technologie mit Steinbrechern und Pressmaschinen mit Matten oder Scheiben beruhen, und modernen Maschinen, die mit Zentrifugation arbeiten, oder zwischen gemauerten oder lackierten Metalltrögen und Tanks aus rostfreiem Stahl anstellt, kann man nicht umhin, darauf hinzuweisen, dass die Art und Weise, wie das Öl heute hergestellt wird, den alten Zeiten zumindest in Bezug auf den Zeitaufwand und damit die Kosteneffizienz deutlich überlegen ist. Ebenso im Hinblick auf den Hygienegrad des Prozesses, der Arbeitsumgebungen und der Verarbeitungsgeräte, die jetzt alle aus rostfreiem Stahl bestehen und leicht und schnell gewaschen und desinfiziert werden können.

Hier müssen wir auf die Frage nach der Qualität antworten, denn der Verbraucher möchte wissen, ob Öl aus Oliven, das mit „altmodischer" Technologie hergestellt wurde, als hochwertiger gelten kann als Öl, das mit modernen, mechanisierten Maschinen hergestellt wurde.

Zunächst einmal ist es richtig und notwendig, das lange Erbe des Steinmahlverfahrens in der Olivenölindustrie zu würdigen, da es sich über Jahrtausende gehalten hat und teilweise immer noch hält. Es ist Geschichte und daher wahr, dass seit mehr als 5.000 Jahren das mit Pressen hergestellte Olivenöl ein wesentlicher Bestandteil des Lebens, der Kultur und der Wirtschaft in vielen mediterranen Zivilisationen war. In den letzten fünf Jahrtausenden haben Steinmühlen eine bemerkenswerte Arbeit geleistet: Sie zerkleinerten frische Oliven, um Öl aus der Frucht zu gewinnen, das Aroma zu bewahren und ein Produkt zu schaffen, das in vielen Gebieten auf vielfältige Weise verwendet und konsumiert werden konnte.

Das Bild von steinernen Mühlsteinen und Schneckenpressen ist so eng mit der Romantik und der Geschichte des Olivenöls verbunden, dass es in Stein gemeißelt zu sein scheint, sodass es besonders schwierig ist, es aus den Köpfen der Verbraucher zu verbannen, indem es durch das etwas kalte und aseptische Bild moderner Maschinen ersetzt wird. Das geht so weit, dass moderne Ölmühlen auch heute noch häufig eine antike Radmühle oder Bilder aus der Vergangenheit, aus der Geschichte, auf ihren Etiketten oder in Verkostungsräumen abbilden, um den Marketing-Appeal dieser klassischen Methode der Ölgewinnung zu nutzen. Auch Tonamphoren aus der griechischen und römischen Zeit werden häufig als Symbole verwendet, um die klassische, echte Qualität zu suggerieren und in Erinnerung zu rufen. All diese Bilder haben sich in der Vorstellung vieler Verbraucher eingeprägt und sind mit der DNA des Öls verknüpft und stellen auch heute noch ein hervorragendes Marketinginstrument dar, sodass diese Verknüpfung angesichts der großen Macht, die sie auf die Öffentlichkeit ausübt, künstlich am Leben erhalten wird.

Es gibt klare Gründe, warum der moderne Fortschritt auch in der Olivenölindustrie Einzug gehalten hat, und zwar nicht nur aus reinen

Effizienzgründen, sondern auch aus der Notwendigkeit heraus, die Qualität des Produkts zu verbessern.

Es gibt mindestens drei Faktoren, die den Nährwert und die Qualität des Olivenöls ab dem Zeitpunkt der Olivenernte beeinträchtigen können:

I. Sauerstoffeinwirkung
II. Lichteinwirkung
III. Hitzeeinwirkung

Sobald die Oliven zur Verarbeitung bereit sind, müssen diese drei Verarbeitungsbedingungen sorgfältig kontrolliert, geregelt und geschützt werden, um zum Nutzen der Verbraucher die höchstmögliche Qualität des Ergebnisses zu gewährleisten.

Durch Steinmühlen werden die Olivenfrüchte schonend zerkleinert und die Paste für die Ölgewinnung vorbereitet. Dieser Prozess ist jedoch zeitaufwändig und erfordert eine Mahlzeit von bis zu 30–45 Minuten, damit die Oliven die in den Vakuolen der Früchte enthaltenen Öltropfen freisetzen können. Dadurch ist die Olivenpaste längere Zeit Sauerstoff und Licht ausgesetzt.

Matten oder Fiscoli (früher aus Espartogras oder Hanf, heute meist aus synthetischen Materialien wie Nylon) werden in Schneckenpressen zur Aufnahme der Olivenpaste verwendet. Mit der Zeit können sie verstopfen und sind schwer zu reinigen. Darüber hinaus verlängert die diskontinuierliche Zugabe der Pasten die Verarbeitungszeit. Da die Paste schrittweise in den Produktionszyklus eingebracht wird, sind die Pressmatten potenziellen Verunreinigungen ausgesetzt, die durch Oxidation und Fermentation aufgrund längerer Lufteinwirkung, in der Paste entstehen.

Ein weiterer Schwachpunkt ist die fehlende bzw. schwierige Kontrolle der Hitze. Bei diesem Verfahren, das manuell durchgeführt wird, ist es nicht einfach, eine konstante und präzise Temperaturkontrolle zu gewährleisten. Für manche ist das Mahlen nach dieser Methode ein Handwerk, oder vielmehr eine erlernte Kunst, die sich auf visuelle Indikatoren stützt, um festzustellen, wann die Oliven das beste Stadium für die Gewinnung des Olivensaftes erreicht haben. Ehrlich gesagt sind die Effizienz und Präzision der in den meisten modernen Mühlen angewandten Kontrollmethoden mit der mangelnden Kontrolle in alten Mühlen nicht zu vergleichen.

In einer Zeit, in der die Industrie und die Marktnachfrage die Qualitätsstandards immer weiter nach oben treiben, bieten moderne Methoden einfach eine größere Sicherheit, dass das beste

Native Olivenöl Extra gemäß diesen Standards gewonnen werden kann – natürlich immer ausgehend von gesunden, hochwertigen Oliven.

Um die Wahrheit zu sagen und als gebührende Würdigung muss eine allerletzte Überlegung hinsichtlich des Konzepts angestellt werden, dass eine Steinmühle und Pressen, wenn sie unter optimalen Betriebsbedingungen in Bezug auf Hygiene, Temperatur und Timing eingesetzt werden, tatsächlich Öle von hervorragender Qualität produzieren können. Die harte Realität zeigt jedoch auch, dass optimale Betriebsbedingungen im täglichen Betrieb nicht einfach zu reproduzieren und aufrechtzuerhalten sind, insbesondere wenn große Mengen Früchte schnell verarbeitet werden müssen. Aus all diesen Gründen können wir mit Sicherheit sagen, dass moderne Technologien einen Quantensprung in der Massenproduktion hochwertiger Öle dargestellt haben, darstellen und auch weiterhin darstellen werden.

Zusammenfassend lässt sich sagen, dass das von traditionellen Mühlen erzeugte Öl von sehr guter Qualität sein kann, wenn sie unter den theoretisch optimalen Bedingungen eingesetzt werden. Wir sind jedoch überzeugt, dass moderne, mechanisierte Mühlen mit Zentrifugalextraktoren oder der Sinolea-Methode nicht nur wirtschaftlicher, sondern auch einfacher zu bedienen sind und daher mit größerer Wahrscheinlichkeit Öle von hervorragender Qualität sowie mit einem höheren Gehalt an Polyphenolen und Aromastoffen liefern.

Diese Überlegungen gelten umso mehr, wenn man den gesamten Produktionsprozess, vom Feld bis zur Verpackung, als einen einzigen integrierten Prozess betrachtet. In diesem Fall stellt sich die Frage, wie ein alter, langsamer und kontinuierlicher Produktionsprozess mit der Produktion und Ernte von Hunderten oder gar Tausenden von Doppelzentnern Oliven pro Tag, die Geschwindigkeit, Präzision und maximale Prozesskontrolle erfordern, integriert werden kann.

FRAGE 81

Welche Umweltfaktoren beeinflussen die Qualität und die frische des Öls?

„Qualität bedeutet, Dinge gut zu machen, wenn niemand zusieht."

(Henry Ford)

DIE LANDWIRTSCHAFT IST IN HOHEM MASSE VON DEN NATURGEWALTEN ABHÄNGIG

Viele Faktoren beeinflussen die Qualität von Nativem Olivenöl Extra. Um ein hochwertiges Olivenöl herzustellen, muss auf alle Produktionsschritte geachtet werden, angefangen beim Anbau bis hin zur Lagerung und Abfüllung.

Hier geht es vor allem darum, die kritischen Punkte der Umweltfaktoren hervorzuheben, die die Qualität des Endprodukts beeinflussen.

Wie bereits erwähnt, beeinflusst jeder Aspekt der Produktion letztlich das Öl selbst: das Anbaugebiet (Klima, Höhenlage, Bodenbeschaffenheit), die Anbaumethoden, die Ernte und den Transport der Früchte sowie die Extraktions- und Lagerungsmethoden. Die Sorgfalt, die in jeder dieser Phasen angewandt wird, beeinflusst nicht nur den Geschmack und die Qualität des Olivenöls, sondern auch dessen Kosten, Ertrag und Haltbarkeit.

Bei der Bodenbewirtschaftung ist die Düngung besonders wichtig. Diese sollte auf die unterschiedlichen Bedürfnisse der Pflanze in den verschiedenen phänologischen Jahreszeiten abgestimmt sein. Wichtig ist außerdem, den Boden unter den Pflanzen sauber und frei zu halten, was sowohl die Düngung als auch die Ernte erleichtert.

Die Bewässerung ist ebenso wichtig, muss jedoch sorgfältig gehandhabt werden. Zum einen, um übermäßige Kosten zu vermeiden und zum anderen, weil der Olivenbaum am besten gedeiht, wenn er wenig

Stress ausgesetzt wird, d. h. es ist ratsam, die Pflanzen nicht zu viel zu bewässern, da zwischen der Wassermenge, die der Pflanze während der Vegetationsperiode zugeführt wird, und den wertvollen Substanzen in den Ölen ein umgekehrt proportionales Verhältnis besteht. Anders ausgedrückt: Zu viel Wasser führt zu einer Abnahme der Phenolkonzentration in den Steinfrüchten, ein unerwünschter Effekt, da gerade diese Nebenbestandteile dem Öl seine besonderen organoleptischen und nutrazeutischen Eigenschaften verleihen.

Auch ist es immer ratsam, zwei Phasen der Feldarbeit, nämlich dem Beschneiden und dem Pflanzenschutz, größte Aufmerksamkeit zu schenken.

In Bezug auf den Schnitt möchten wir darauf hinweisen, dass ein regelmäßiger und korrekter Schnitt der Pflanze, der das richtige Verhältnis zwischen Kronenentwicklung und Wurzelsystem aufrechterhält, nicht nur für ein kräftiges und gesundes Wachstum sorgt, sondern auch für eine optimale Fruchtentwicklung und Produktion. Die Pflanzen müssen daher so geschnitten werden, dass sie möglichst viel Licht erhalten, da dieses die Anzahl der Knospen, die sich zu Blüten und damit zu Früchten entwickeln, maßgeblich beeinflusst und zudem einen großen Einfluss auf die richtige Entwicklung der Steinfrüchte hat. Ein gesundes Wachstum und die richtige Reifung der Früchte sind entscheidend für den Geschmack und die Qualität des Olivenöls.

Ein weiterer wichtiger Produktionsfaktor ist die verwendete Olivensorte. Verschiedene Olivensorten oder -kultivare ergeben Öle mit sehr verschiedenen Eigenschaften und Aromen unterschiedlicher Intensität, von leicht bis intensiv fruchtig, von sehr bitter und scharf bis extrem zart, mit unendlichen Variationen in Geschmack und Aroma, im Ertrag, im Antioxidantiengehalt, in der Haltbarkeit und in der Farbe.

Gesunde, qualitativ hochwertige Oliven, die von Hand geerntet werden – was heutzutage aufgrund des hohen Kosten- und Zeitaufwands eine fast anachronistische, unwirtschaftliche und kaum praktikable Praxis ist – und sofort zum Mahlen in die Mühle gebracht werden, ergeben ein hochwertigeres Öl als Früchte, die mechanisch geerntet oder beschädigt wurden (z. B. aufgrund von Ernteverfahren, die sich auf die

Olivenqualität auswirken, oder z. B. aufgrund von Olivenfliegenbefall) oder vor dem Mahlen viele Stunden oder sogar Tage gelagert werden.

Es ist möglich, die Ausbeute jeder Art von Oliven zu erhöhen, indem man die Paste erhitzt und oft heißes Wasser während des Extraktionsprozesses hinzufügt. Diese Praktiken führen jedoch zu einer drastischen Verringerung der Qualität des Öls.

Andere Praktiken, die sich zunehmend auf die Extraktion auswirken, sind beispielsweise die Verwendung von Substanzen wie Talkum oder Enzymen, sofern sie legal verwendet werden können.

Die Einwirkung von Sauerstoff, Sonnen- oder Kunstlicht (z. B. Halogenlampen und Supermarktbeleuchtung) und Wärme beeinträchtigen die Qualität des Öls während der Lagerung und in den Verkaufsregalen. Daher sind Behälter aus rostfreiem Stahl und dunkle Glasflaschen anderen Lagermethoden stets vorzuziehen. Das Öl muss immer vor Hitze und Licht geschützt werden, denn diese sind seine größten Feinde.

Was sind also die wichtigsten Faktoren, die bei der Herstellung von hochwertigem Nativem Olivenöl Extra zu beachten sind?

Die Olive ist eine Frucht und muss als solche behandelt werden. Die empfindliche Beschaffenheit einer reifen Frucht erfordert, dass sie vor Druck, Temperatur, Quetschungen und Abrieb geschützt wird. Eine Beschädigung der Früchte vor dem Pressen führt zum Beginn des Gärungsprozesses und zur Entstehung von Fehlern im Öl. Die Kontrolle dieser Bedingungen ist für die Erzeugung von Qualitätsöl unerlässlich.

Krankheits- und Schädlingsbekämpfung: Schädlinge, die die Früchte direkt befallen, müssen kontrolliert, überwacht und entschieden eingedämmt werden, um eine Verschlechterung der Fruchtqualität zu verhindern.

Ernte und Transport: Die Früchte müssen sorgfältig geerntet und von Erdresten befreit werden. Es ist wichtig, die Unversehrtheit der Früchte nicht zu gefährden. Die Begrenzung der Tiefe der Sammelbehälter (nicht mehr als 20–25 cm), um den Druck auf die Früchte zu verringern, ist eine einfache und positive Praxis. Auf dem Boden oder in Netzen gepflückte Früchte sind zweitklassige Früchte und müssen von den an den Pflanzen gepflückten Früchten getrennt werden.

Es ist eine gute Vorgehensweise, die verschiedenen Sorten von Früchten zu klassifizieren, zu trennen und getrennt zu verarbeiten. Denn es ist allgemein bekannt, dass verschiedene Sorten unterschiedliche Ölqualitäten liefern. Unterschiedliche Früchte erfordern häufig verschiedene Verarbeitungszeiten und -techniken, wobei Sorte, Reifegrad und auch andere hygienische Bedingungen die jeweiligen Anforderungen bestimmen. Es ist immer ratsam und notwendig, der Verarbeitung der besten Früchte den Vorrang zu geben.

Die Früchte dürfen nach der Ernte nicht gelagert werden: Eine längere Lagerung oder eine langsame Verarbeitung wirkt sich nachteilig auf die Herstellung von Qualitätsöl aus.

Gärung und Oxidation werden ausgelöst und entwickeln sich schnell in gelagerten Früchten, was zu Fehlern und schlechten Geschmacks- und Aromastoffen im Öl führen kann.

Eine schnelle Verarbeitung der Oliven bei moderaten Temperaturen ist unerlässlich. Qualitativ hochwertiges Öl stammt von gesunden Früchten, die bei Temperaturen unter 27 °C oder 86 °F verarbeitet werden. Dies ist wichtig für die Entwicklung sowie für den Schutz der Aromen und die Verringerung der Oxidationserscheinungen. Die Lagerung des Öls muss mit äußerster Sorgfalt erfolgen: Die richtige Lagerung ist entscheidend, um eine allmähliche Reifung und den Erhalt der wertvollen Aroma- und Nährstoffe zu ermöglichen. Olivenöl sollte unbedingt in sauberen Edelstahlbehältern oder Silos bei Temperaturen unter 20 °C bzw. 65 °F gelagert werden. Dunkle Glasflaschen sind klaren, transparenten Flaschen vorzuziehen.

Sauberkeit, Sauberkeit und nochmals Sauberkeit: Mangelnde Sauberkeit ist ein entscheidender Faktor für die Minderung der Ölqualität, da Olivenöl leicht verunreinigt werden kann. Gärungsgerüche aus den in den Maschinen zurückbleibenden Pasten können während der Verarbeitung von den Ölen aufgenommen werden. Saubere Maschinen, Böden und Wände vermeiden negative Gerüche wie Ranzigkeit, die das Öl ebenfalls verunreinigen können. Sauberkeit ist besonders wichtig in Olivenwaschanlagen, wo das Wasser stets frisch und sauber gehalten werden muss.

Für diejenigen, die Natives Olivenöl Extra vermarkten, ist es unserer Meinung nach nützlich und wichtig, sich gut mit dem Olivenöl auszukennen: Den Produktionsprozess zumindest in groben Zügen zu kennen und zu wissen, was nötig ist, um qualitativ hochwertige Oliven zu erzeugen, zu ernten und zu verarbeiten. Sich mit der sensorischen Bewertung von Öl vertraut zu machen, die wichtigsten Fehler, die in Öl auftreten können, zu verstehen und zu erkennen. Dies sind alles Informationen, die einen Unterschied machen. Wenn Sie ihre Kunden und deren Geschmack kennen und sie über die verschiedenen Klassen von Olivenöl aufklären, können sie ihnen helfen, dieses edle Lebensmittel zu genießen. Wir sind der festen Überzeugung, dass der Erwerb dieser Kenntnisse dazu beiträgt, dass Kunden besser über die Qualität informiert werden. Letztlich ist das Erklären und Verstehen der Eigenschaften der Öle auch die wirksamste Maßnahme zur Verbesserung der Produktionsverfahren, da ein gut informierter und sachkundiger Kunde qualitativ hochwertigere Produkte verlangt.

Man muss sich immer vor Augen halten, dass die Herstellung eines hochwertigen Öls, das von den Kunden geschätzt wird, bedeutet, keine Kompromisse bei der Herstellung und Verarbeitung einzugehen und auf jedes Detail zu achten. Aus diesem Grund kostet hochwertiges Natives Olivenöl Extra mehr, als Olivenöl aus minderwertigen, massenproduzierten Oliven. Es ist nahezu nie billig, ein großartiges Produkt herzustellen, jedoch werden auch die Verbraucher immer bewusster und sind bereit, dem grünen Gold, das uns die Natur geschenkt hat, den richtigen Wert beizumessen.

FRAGE 82

Welche Faktoren bestimmen den Geschmack und die Eigenschaften eines Öls?

„Kennzeichnend für den Massengeschmack ist die Passivität, mit der das Gute, das Mittelmäßige und das Schlechte gleichermaßen geschätzt werden."

(Nicolas Gomez Dávila)

ÖLE HABEN MEHR FACETTEN ALS DIAMANTEN

Fettstoffe sind im Allgemeinen geruchlos. Ihr Geschmack ist, wenn vorhanden, auf lipophile Substanzen aus dem Substrat zurückzuführen, aus dem sie stammen.

Der rein geschmackliche Aspekt in nativen Ölen aus Oliven wird durch geringe polare Nebenbestandteile (Biophenole) und relativ flüchtige, stark riechende Substanzen bestimmt.

Wir können also Öle haben, die bittere oder süße Empfindungen hervorrufen, je nachdem, ob sie mehr oder weniger reich an Biophenolen sind.

Der Geschmack, oder genauer gesagt die organoleptischen Eigenschaften, von Nativem Olivenöl Extra werden durch eine Vielzahl von Faktoren bestimmt:

- die Olivensorte (Sorte oder Kultivar)
- den Reifegrad zum Zeitpunkt der Ernte
- die pedoklimatischen Bedingungen des Anbaus (Klima, Bodenart)
- die Anbaumethoden (Bewässerung, Schädlingskontrolle)
- den Rückschnitt der Pflanzen, da er den Grad der Sonneneinstrahlung auf die Steinfrüchte beeinflusst
- die Extraktionstechnologie
- die Verarbeitungstemperaturen

So können Öle aus Oliven, die überwiegend unreif sind (grün), Aromen aufweisen, die an Kräuter, Artischocken oder Tomatenblätter erinnern, während Öle aus reifen Oliven eher weichere Aromen aufweisen, die häufig als Trockenfrüchte beschrieben werden können, mit blumigen oder manchmal tropischen Frucht- oder Waldfruchtaromen und sogar „buttrigen" Anklängen.

Weltweit werden Hunderte von Kultursorten angebaut, die den Verbrauchern ein sehr breites Spektrum an Geschmacksrichtungen und -möglichkeiten bieten.

Da Geschmack etwas Persönliches ist, wird man sich nicht darauf einigen können, welche Sorten und Faktoren das beste Öl ergeben. Jeder Verbraucher muss für sich selbst entscheiden, welches geschmackliche Profil er bevorzugt.

Wenn der Verbraucher jedoch lernt, wie man Öle methodisch verkostet, kann er seinen Gaumen schulen und sich daran gewöhnen, Unterschiede zu erkennen.

Mit der Zeit erwirbt der Verbraucher die Fähigkeit, Olivenöle mit den Geschmackseigenschaften auszuwählen, die ihm am meisten zusagen, und kann so die Qualität seiner Mahlzeiten, seine Zufriedenheit beim Essen und seine Ernährung im Allgemeinen verbessern, da er aufgrund dieses neuen Bewusstseins allmählich immer anspruchsvoller bei allen Lebensmitteln wird.

FRAGE 83

Was bestimmt die vom I.O.C. entwickelte Methode der organoleptischen Bewertung?

„Die Kommission kam zu dem Schluss, dass es auf jeden Fall gut ist, einen Paneltest durchzuführen." (Dieses „auf jeden Fall" drückt besser als viele Umschreibungen die weit verbreitete Skepsis gegenüber dem Paneltest aus.) – Beratergruppe der Europäischen Kommission für Olivenöl, 09.11.2011

DIE VERKOSTUNG IST EINE MISCHUNG AUS WISSENSCHAFT, KUNST UND „TIERISCHEM INSTINKT", VERBUNDEN MIT VIEL, VIEL, VIEL AUSBILDUNG UND STUDIUM

Die vom International Olive Council (IOC) entwickelte sensorische Bewertungsmethode ist ein System zur objektiven organoleptischen Bewertung von Olivenöl, mit dem die Qualität und Klassifizierung des Öls und damit sein Handelswert bestimmt werden soll.

Diese Bewertungsmethode stützt sich auf ein Gremium von speziell geschulten und ausgewählten Verkostern, die in einer streng definierten Weise ausgewählt werden, um über eine Gruppe von Personen zu verfügen, die in der Lage sind, das Vorhandensein bzw. Nichtvorhandensein bestimmter positiver und negativer Eigenschaften von Ölen zu erkennen.

Die vom IOC entwickelte Methode der Bewertung durch das Verkostungspanel bietet zwar eine objektive Methode, um festzustellen, ob es sich um ein Natives Olivenöl Extra handelt und ob es Geschmacks- oder Geruchsmängel aufweist und daher herabgestuft werden sollte, doch erlaubt diese Methode keine detailliertere Beschreibung der positiven Geschmacks- und Aromastoffe, da die Terminologie und das IOC-Formular für die Produktklassifizierung von Ölen vorgesehen sind.

Es werden nur drei positive Parameter untersucht: **Fruchtigkeit**, diese kann grün oder reif sein, sowie **Bitterkeit und Schärfe**.

Figure 1

PROFILE SHEET FOR VIRGIN OLIVE OIL
INTENSITY OF PERCEPTION OF DEFECTS

Fusty/muddy sediment ______________________________

Musty/humid/earthy ______________________________

Winey/vinegary
acid/sour ______________________________

Frostbitten olives
(wet wood) ______________________________

Rancid ______________________________

Other negative
attributes: ______________________________

Descriptor:

Metallic ☐ Dry hay ☐ Grubby ☐ Rough ☐
Brine ☐ Heated or burnt ☐ Vegetable water ☐
Esparto ☐ Cucumber ☐ Greasy ☐

INTENSITY OF PERCEPTION OF POSITIVE ATTRIBUTES

Fruity ______________________________

Green ☐ Ripe ☐

Bitter ______________________________

Pungent ______________________________

Name of taster: Taster code:

Sample code: Signature:

Date:

Comments:

Abb. 68: Profilierungsbogen für native Olivenöle – Intensität der Wahrnehmung von Defekten. (Quelle: International Olive Council (IOC): Sensory Analysis of Olive Oil – Method for the Organoleptic Assessment of Virgin Olive Oil. Dokument COI/T.20/Doc. No. 15/Rev. 10 (2018), International Olive Council, Madrid 2018, S. 13.
Online verfügbar unter: https://www.internationaloliveoil.org/wp-content/uploads/2019/11/COI-T20-Doc.-15-REV-10-2018-Eng.pdf)

Für eine detailliertere Beschreibung der spezifischen Eigenschaften von Ölen empfiehlt sich eine umfassendere und aussagekräftigere Terminologie, wie sie beispielsweise in Wettbewerbsberichten verwendet wird. Diese bieten in der Regel ein breiteres Spektrum an Beschreibungen für Öle und lassen teilweise Raum für die subjektive Fähigkeit der Juroren, die einzigartigen Eigenschaften der Öle zu erkennen und zu bewerten.

Diese Freiheit muss der Juror stets unter Verwendung einer Terminologie ausüben, die mit der vom IOC empfohlenen übereinstimmt. Mit anderen Worten: Es ist nicht korrekt, ein Öl zu beschreiben, ohne die vom IOC festgelegten und standardisierten Begriffe zu verwenden.

Nachfolgend finden Sie die positiven (grün) und negativen (rot) Begriffe, die Ihnen helfen sollen, die Eigenschaften der Öle bei der Verkostung zu erkennen.

Wir möchten Sie noch einmal daran erinnern, dass die einzigen positiven Attribute im offiziellen IOC-Verkostungsblatt die folgenden sind:

Fruchtig: eine Reihe von Geruchsempfindungen, die, abhängig von der Olivensorte, charakteristisch für ein Öl aus gesunden, frischen, grünen oder reifen Früchten sind und direkt und/oder retronasal wahrgenommen werden.

Bitter: ein charakteristischer Grundgeschmack eines Öls aus grünen oder dunkelbraunen Oliven, der von den kelchförmigen Papillen wahrgenommen wird, die das linguale „V" bilden.

Scharf: Prickelndes Gefühl, das charakteristisch für Öle ist, die zu Beginn der Saison hergestellt werden, hauptsächlich aus noch grünen Oliven, und das in der gesamten Mundhöhle, insbesondere im Rachen, wahrgenommen werden kann.

Die nachstehende Terminologie ist typisch für hedonistische Verkostungs- oder Wettbewerbsbewertungsbögen; sie kann weiter gefasst sein als die offizielle Terminologie der IOC-Richtlinien, die in die Vorschriften der Europäischen Union übernommen wurden.

POSITIVE BEGRIFFE

Apfel/grüner Apfel: typisches, charakteristisches Aroma einiger Olivensorten.

Artischocke: grüner Geschmack und Aroma der Artischockenfrucht oder der Artischockenblätter.

Adstringierend: ein trockenes Gefühl im Mund, das durch Tannine hervorgerufen wird, häufig in Verbindung mit bitteren und kräftigen Ölen.

Banane: Aroma reifer oder grüner Bananenfrüchte.

Birne: charakteristisch für einige Olivensorten.

Bitter: gilt als positives Attribut, da es auf frische Olivenfrüchte hinweist und mit dem Vorhandensein von gesundheitlich positiver Phenole in Verbindung gebracht wird.

Blumig: Duft/Aroma von Blumen.

Butterig: cremiges, sanftes Gefühl von Süße am Gaumen.

Eukalyptus: Aroma einiger Olivensorten, das dem Aroma der Phenolsäure ähnelt, die auch in einigen Weißweinen wie dem Sauvignon vorhanden ist.

Frisch: gutes Aroma, fruchtig, nicht oxidiert.

Fruchtig: bezieht sich auf das Aroma frischer Olivenfrüchte, das über die Nase und retronasal wahrgenommen wird, wenn das Öl im Mund ist.

Gras: Geruch von frischem, gemähtem Gras.

Grün: Aroma/Geschmack von unreifen Oliven.

Grüne Mandel: Aroma und/oder Geschmack, der an frisch geschälte Mandeln erinnert.

Grüner Tee: charakteristisch für bestimmte Olivensorten.

Harmonisch: wird verwendet, wenn zwischen den Merkmalen des Öls ein Gleichgewicht besteht, bei dem keines die anderen überwiegt.

Heu/Stroh: Geschmack nach gemähtem und getrocknetem Gras.

Krautig: Olivenfrucht mit Anklängen an frisch geschnittene, grüne Kräuter.

Mandel: Mandelgeschmack und -aroma (frisch, nicht oxidiert).

Melone: charakteristisch für einige Olivensorten.

Minze: charakteristisch für einige Olivensorten.

Nasses Gras: starkes Aroma von grünen Olivenfrüchten.

Nuss/Nussschale: Haselnuss (frisch, nicht oxidiert).

Pfirsich: charakteristisch für einige Olivensorten.

Reif: Aroma/Geschmack von reifen Olivenfrüchten.

Rund: ausgewogenes und vollmundiges Mundgefühl mit harmonischen Geschmacksnoten und Aromen.

Scharf: ein prickelndes Gefühl im Hals, das einen Hustenreiz auslösen kann (pikant).

Süß: charakteristisch für Öle, die im Gegensatz dazu keine Bitterkeitsempfindungen hervorrufen (mittlerer Bitterwert < 2); sie werden als süß definiert.

Tomate/Tomatenblatt: Aroma, das auf einige Olivensorten hinweist.

Tropisch: erinnert an reife Olivenfrüchte mit Noten von Melone, Mango und Kokosnuss.

Wald: frisches Aroma, das an das Unterholz eines Waldes erinnert, nicht schmutzig.

Würzig: Aroma/Geschmack von Gewürzen wie Zimt oder Piment, jedoch ohne Anklänge an Kräuter oder Pfeffer.

Aceton: Aroma von Nagellack, verbunden mit Defekten, die rankenartige Empfindungen hervorrufen.

Blauschimmelkäse/Gorgonzola: Aroma von Schimmel, das mit dem Defekt von Sedimenten oder Schlamm verbunden ist.

Holzig: Stammt in der Regel von Oliven, die unter Trockenheit litten, mit wenig Fruchtfleisch und einem großen Kern.

Salzlake: Salzig-säuerlicher Geschmack, der darauf hinweist, dass das Öl aus in Salzlake eingelegten Oliven stammt.

Speck: Essenz oder Aroma von Rauch, das auf einen längeren Kontakt mit Schlamm oder auf Oxidation hinweisen kann.

Verbrannt/erhitzt/gekocht: Geruch, der durch die Verarbeitung der Olivenpaste bei zu hoher Temperatur entfaltet.

Gurke: Geschmack, der durch eine längere Lagerung in minderwertigen Weißblechdosen entsteht.

Verschmutzt: Bei Ölen, die während der Verarbeitung unangenehme Gerüche und Aromen aus verschmutzten Abwässern aufgenommen haben.

Schmiermittel: Geruch von heißem Schmieröl, verursacht durch einen schlecht durchgeführten Umfüllvorgang oder unzureichende Maschinenreinigung.

Esparto: Bezieht sich auf das strohähnliche Material, das in Matten verwendet wird, die gelegentlich in alten Mühlen eingesetzt werden und im Öl einen hanfähnlichen Geschmack erzeugen können.

Fiscolo: Bezieht sich auf die Kokosfasern in Matten, die gelegentlich in alten Pressmühlen verwendet werden und im Öl einen hanfähnlichen Geschmack erzeugen können.

Flach/weich: Öle, denen die für Olivenöl charakteristischen Aromen, ob positiv oder negativ, fehlen.

Dies kann auf das Vorhandensein von raffiniertem Olivenöl hinweisen.

Gefroren/nass: Süßliches, trockenes und untypisches Aroma, das von Oliven stammt, die Temperaturen unter dem Gefrierpunkt ausgesetzt waren.

Erhitzung: Aerobe Gärung, die auftritt, wenn die Oliven vor dem Mahlen zu lange in Stapeln gelagert werden.

Fett: An Diesel erinnerndes Aroma, verursacht durch Probleme mit den Werkzeugen oder durch eine unzureichende Reinigung der Mühle vor Arbeitsbeginn.

Wurm- oder Fliegenlarven: Geschmack, der infolge der Schädigung der Oliven durch Fliegenlarvenbefall hervorgerufen wird.

Trockenes Holz/Heu: Geschmack von trockenen Oliven.

Schlammsediment: Aroma/Geschmack, der durch längeren Kontakt der Oliven mit Schmutz vor oder nach dem Mahlen entsteht.

Schimmel: Aroma von Schimmelsporen und Feuchtigkeit, das durch zu langer Lagerung feuchter Oliven vor dem Pressen verursacht wird.

Metallisch: Typisch für Öle, die während der Verarbeitung oder Lagerung längere Zeit mit reaktiven Metalloberflächen in Berührung gekommen sind.

Ranzig: Geschmack von Oxidation, der oft als butterartig und anschließend als Plastik, Leim oder Farbe beschrieben wird.

Rau: wenn das Öl ein dickes und fettiges Gefühl im Mund hinterlässt.

Sauermilch: Aroma, das mit Schlamm oder Sedimenten aus Ablagerungen beim Dekantieren verbunden ist.

Ranzige Haselnüsse: Geschmack von oxidierten Ölen.

Unausgewogen: Öle mit unausgewogenen Aromen, bei denen ein Ungleichgewicht zwischen den Empfindungen von Bitterkeit und Schärfe besteht (der Median für Fruchtigkeit weicht um mehr als zwei Punkte vom Median für Schärfe und/oder Bitterkeit ab).

Pflanzenwasser: Öle, die nach der Verarbeitung mit dem Wassergehalt des Öls in Kontakt geblieben sind.

Weinig/Essigsauer: Säuerliches, essigähnliches Empfinden, das durch die aerobe Gärung der Oliven während der Verarbeitung entsteht (siehe Essig).

Essig: Säure-/Essiggefühl, verursacht durch aerobe Gärung der Oliven während der Verarbeitung (siehe Weinig/Essigsauer).

Hefe: Aroma von Brotteig, verbunden mit Rankenfehlern.
In Bezug auf die Verlässlichkeit der Methode und die damit verbundenen Probleme, insbesondere in der Großindustrie, verweisen wir auf ein Interview, das am 12.11.2012 in der *Teatro Naturale* veröffentlicht wurde. Wir stimmen mit der folgenden Erklärung unserer Kollegin Paola Fioravanti überein: „Die Abschaffung des Paneltests wäre eine Absurdität", sagt UMAO-Präsidentin Paola Fioravanti. „Die Tatsache, dass Olivenöl das erste Lebensmittel ist, bei dem die organoleptischen Merkmale für die Anerkennung als Handelsklasse bewertet werden, ist ein Erfolg. Dies zu missachten, wäre nicht nur ein Rückschritt und eine Herabstufung der Olivenölqualität, sondern vor allem eine Missachtung der Errungenschaften, die die Gremien in den letzten 20 Jahren zugunsten des Sektors und der Olivenkultur erzielt haben. Darüber hinaus ist die angebliche wirtschaftliche Unhaltbarkeit grotesk: Eine organoleptische Prüfung kostet weniger als eine Gaschromatographie. Die Verkoster sind oft unterbezahlt oder erhalten gar keine Vergütung und leisten diesen Dienst vor allem aus Leidenschaft."

Aktualisierung des Anhangs XII der Verordnung (EWG) 2568/91 mit den Änderungen der IOC-Methode (IOC/T.20/Doc.15/Rev.7) in der neuesten Fassung, in die ein Absatz zur Anwendung der Methodik für die Etikettierung von nativen Olivenölen eingefügt wurde.

Der Leiter der Prüfstelle kann auf Antrag des Unternehmens, das die Probe eingesandt hat, bescheinigen, dass die bewerteten Öle den Definitionen und Bereichen der Attribute entsprechen.

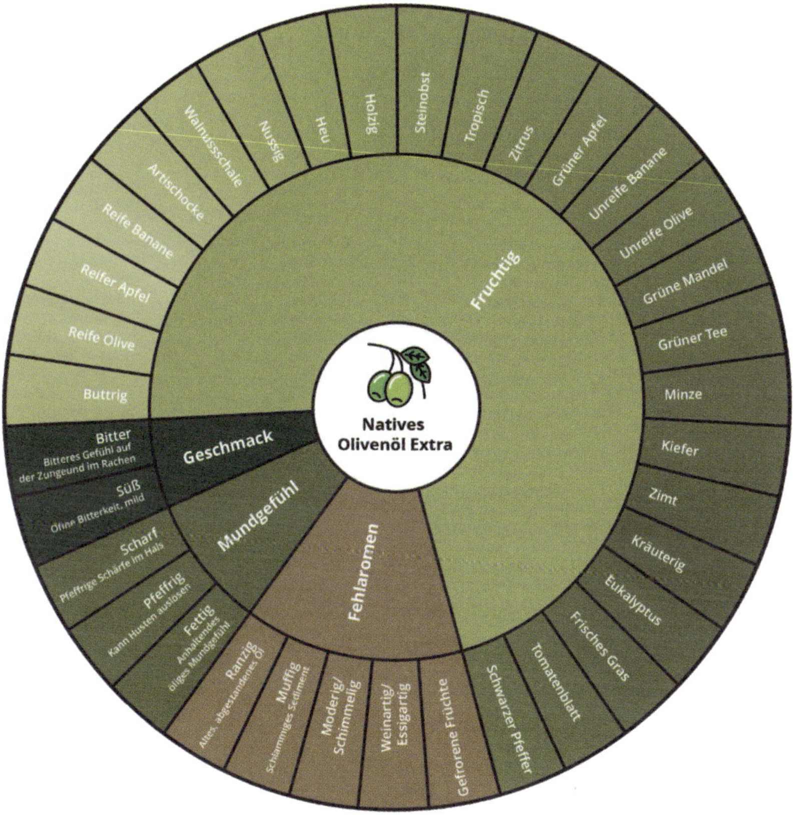

Abb. 69: Sensorisches Ölrad mit den wichtigsten positiven und negativen Eigenschaften von nativem Olivenöl. (Quelle: © Maia Hirschbein (adaptiert von Sue Langstaff und Richard Gawel); ins Deutsche übersetzt.)
Verordnung (EU) Nr. 1308/2013 jetzt ergänzt durch Delegierte Verordnung (EU) 2022/2104

Je nach Intensität und der Wahrnehmung der Attribute durch das Verkostungsgremium werden die unten aufgeführten Adjektive mit unterschiedlichen Werten versehen.

Positive Eigenschaften (fruchtig, bitter und scharf): je nach Intensität der Wahrnehmung:

- Intensiv: Wenn der Median des Attributs größer als 6 ist.
- Mittel: Wenn der Median des Attributs zwischen 3 und 6 liegt.
- Gering: Wenn der Median des Attributs kleiner als 3 ist.

Fruchtig: Eine Reihe von Geruchsempfindungen, je nach Olivensorte, die für ein Öl aus gesunden, frischen Früchten charakteristisch sind, ohne dass die grüne oder reife Fruchtigkeit überwiegt, und die direkt und/oder retronasal wahrgenommen werden.

Grün-fruchtig: Eine Reihe von Geruchsempfindungen, die an grüne Früchte erinnern, abhängig von der Olivensorte und charakteristisch für Öle aus gesunden, frischen, grünen Früchten, die direkt und/oder retronasal wahrgenommen werden.

Reif-fruchtig: Eine Reihe von Geruchsempfindungen, die an reife Früchte erinnern, abhängig von der Olivensorte und charakteristisch für Öl aus gesunden, frischen Früchten, die direkt und/oder retronasal wahrgenommen werden.

Ausgewogen: Öl ohne Unausgewogenheit. Unausgewogenheit ist die olfaktorisch-gustatorische und taktile Empfindung eines Öls, bei dem der Mittelwert des bitteren und/oder des scharfen Attributs den Mittelwert der Fruchtigkeit um zwei Punkte übersteigt.

Süßes Öl: Öl, bei dem der Median des Attributs „bitter" und der Median des Attributs „scharf" kleiner oder gleich 2 ist.

FRAGE 84

Was bedeutet traditioneller, intensiver und superintensiver Anbau?

„Alles, was an seinem ursprünglichen Ort wächst, ist echter: Auf einen Boden verpflanzt, der nicht der seine ist, wird es zur Degeneration gezwungen, weil seine Natur dem ähnlich werden muss, aus dem es seine Nahrung bezieht."

(Titus Lívio)

AUCH DIE LANDWIRTSCHAFT HAT SICH ZU EINER INDUSTRIE ENTWICKELT

Heute wird der Olivenbaum auf fast allen Kontinenten angebaut, und je nach den Bodenverhältnissen und den gewünschten wirtschaftlichen Zielen können sehr unterschiedliche Pflanz- und Anbaumethoden angewandt werden.

Es gibt Anbaugebiete mit:

I. traditionellem Anbau,
II. intensivem Anbau und
III. superintensivem Anbau.

Werfen wir einen kurzen Blick auf die Besonderheiten jeder dieser drei Anbauarten.

Traditionelle Anpflanzungen: Diese zeichnen sich durch die häufig unregelmäßige, ungeplante Anordnung der Pflanzen aus, die oft jahrhundertealt sind und eine beträchtliche Höhe und Kronenentwicklung aufweisen. Typischerweise findet man weniger als 200 Bäume pro Hektar, maximal jedoch bis zu 400. Diese Art des Anbaus erfordert aufgrund der Unregelmäßigkeit und der Größe der Pflanzen hohe Zeitaufwand für die Durchführung aller Anbaumaßnahmen. Wofür Arbeitsmethoden mit einem hohen Anteil an menschlicher Arbeit und geringem oder gar keinem maschinellen Anteil eingesetzt werden müssen, was zu einem Anstieg der Verwaltungskosten und begrenzten Produktionsergebnissen pro Hektar Olivenhain führt.

Intensive Anpflanzungen: Diese werden mit einer geometrischen Rationalisierung des Olivenhains realisiert, um eine einfache Durchfahrt der Arbeitsmaschinen zu ermöglichen. Diese Anpflanzungen zeichnen sich durch einen Abstand von 5x5 oder 5x2,5 Metern aus. Auf diese Weise variiert die Dichte zwischen 400 und 600 Bäumen pro Hektar. Bei dieser Art von Olivenhainen ist es möglich, mechanisierte Anbauverfahren und kontinuierliche Erntesysteme einzusetzen. Diese Arbeitsmethoden ermöglichen nicht nur eine erhebliche Zeitersparnis bei der Bewirtschaftung der Olivenhaine, sondern auch beträchtliche wirtschaftliche Einsparungen. Zudem werden die Erntevorgänge beschleunigt, sodass die Früchte zum richtigen Reifezeitpunkt geerntet werden können.

Superintensive Anpflanzungen: Sie stellen die neue Grenze des Olivenanbaus dar. Hier ist alles darauf ausgerichtet, die Kosten für die Bewirtschaftung des Olivenhains zu optimieren. Es gibt superintensive Anpflanzungen mit einer Dichte von 1.000 Bäumen bis hin zu 6.000 Bäumen pro Hektar, bei einem Reihenabstand von 4 Metern und einem Baumabstand von 1–1,5 Metern. Diese Art des Olivenanbaus ist hochgradig mechanisiert; nahezu alle Arbeiten werden mit Maschinen durchgeführt, die hohe Eingriffsgeschwindigkeiten ermöglichen. Nur seitliche Schnittarbeiten werden gelegentlich manuell mit größeren Schnitten elektrischen betriebenen Schneidgeräten durchgeführt. Diese hochmodernen Anbaufelder werden aufgrund der sehr hohen Pflanzendichte mithilfe von Drainage- und Beregnungsdüngungssystemen bewirtschaftet.

Zum superintensiven Anbau sollten einige weitere Überlegungen angestellt werden:

- er ist der Artenvielfalt nicht förderlich, da es in der Regel nur wenige Sorten in diesen Anpflanzungen gibt, die zudem immer in homogenen Bereichen angeordnet sind;

- die Lebensdauer der Anpflanzungen ist eher kurz, schätzungsweise 13 bis 15 Jahre, danach müssen Olivenbäume gerodet und neu gepflanzt werden. (Diese Annahme wurde teilweise durch Anpflanzungen widerlegt, die 20 Jahre alt und noch voll funktionsfähig sind.);
- eine künstliche Bewässerung ist aufgrund der sehr hohen Anzahl von Pflanzen pro Hektar erforderlich, was wiederum hohe Investitionen in die Infrastruktur nach sich zieht;
- kann nicht auf allen Anbauflächen eingesetzt werden, da flaches oder leicht hügeliges Gelände erforderlich ist.

Heute, 20 Jahre nach der ersten kommerziellen Anpflanzung im superintensiven Anbausystem, gibt es weltweit mehr als 400.000 Hektar, die diese Art von Plantagen beherbergen, und diese Zahl nimmt stetig zu. Diese Zahl mag auf den ersten Blick unbedeutend erscheinen, da sie etwa 3,3 % der gesamten Olivenanbaufläche von 11,6 Millionen Hektar in 66 Ländern ausmacht. Sie ist jedoch von Bedeutung, wenn man bedenkt, dass die weltweit intensiv bewirtschafteten Olivenhaine eine Olivenproduktion von fast 3,3 Millionen Tonnen (15,48 % der weltweiten Olivenproduktion) erzeugen, insbesondere, wenn man die kurze Zeitspanne seit der ersten Anpflanzung und die Geschwindigkeit, mit der neue Anpflanzungen vorgenommen werden, berücksichtigt. [44] [45]

FRAGE 85

Sind alle Olivensorten für den superintensiven Anbau geeignet?

„Begrabt nicht eure Einzigartigkeit, denn sonst werdet ihr zu einem weiteren Schaf der Herde und ihr werdet tot sein, bevor ihr sterbt. Belebt eure Einzigartigkeit, verteidigt sie und seid stolz darauf, seid stolz darauf, ihr selbst zu sein, einzigartig und unwiederholbar, damit ihr, wenn das Ende eurer Tage kommt, niemals sterben werdet, denn eure Einzigartigkeit wird ewig leben …"

(Valentina Osuna)

NICHT JEDER KANN SICH ANPASSEN

Nicht alle Olivensorten sind für den superintensiven Anbau geeignet, und bis heute wurden nur sehr wenige dafür geeignete Sorten ausgewählt.

Die am häufigsten verwendeten Sorten für diese Art des Anbaus sind *Koroneiki*, *Arbosana* und *Arbequina*. Diese Sorten haben bisher die beste Anpassungsfähigkeit an das superintensive Anbausystem gezeigt.

Es ist auch festzustellen, dass derzeit Studien und Tests durchgeführt werden, um die Anpassungsfähigkeit verschiedener anderer neuer Sorten und sogar traditioneller nationaler Kultursorten an diese Art des Anbaus zu überprüfen. Vor allem in den südlichen Olivenanbaugebieten Italiens werden Anpassungsversuche mit einheimischen Sorten durchgeführt.

Die Idee, nationale Sorten an die neuen Anbaumethoden anzupassen, anstatt ausländische Sorten in unser Gebiet zu importieren, beruht auf dem Gedanken, nicht zu riskieren, dass unsere Produktion der des Auslands angeglichen wird. Eine der Stärken unseres Olivenanbaus ist gerade seine große Artenvielfalt, sodass sich die Homogenisierung unserer Produktion mit ausländischen Sorten langfristig als schwerer Marketingfehler erweisen könnte.

Die superintensive Landwirtschaft ist eine sehr wichtige innovative Anbaupraxis, vor allem wegen der großen wirtschaftlichen Vorteile, die sie mit sich bringt. Diese beruhen auf der Senkung der Kosten, die mit der Umwandlung einer landwirtschaftlichen Tätigkeit in eine quasiindustrielle Tätigkeit verbunden sind, da sich das Verhältnis zwischen menschlicher und maschineller Arbeit umkehrt.

Die Optimierung der Rentabilität superintensiver Anlagen auf der Grundlage des wirtschaftlichen Konzepts der Skaleneffekte führt zu einer Verbesserung der Produktion und wirkt sich positiv auf den Sektor aus. Wenn dies auch mit italienischen Produkten umgesetzt werden kann, wird dies sicherlich dazu beitragen, das Öl „Made in Italy" wettbewerbsfähig, stark und aufrecht zu halten und gleichzeitig seine besonderen Merkmale der Vielfalt und Einzigartigkeit zu bewahren.

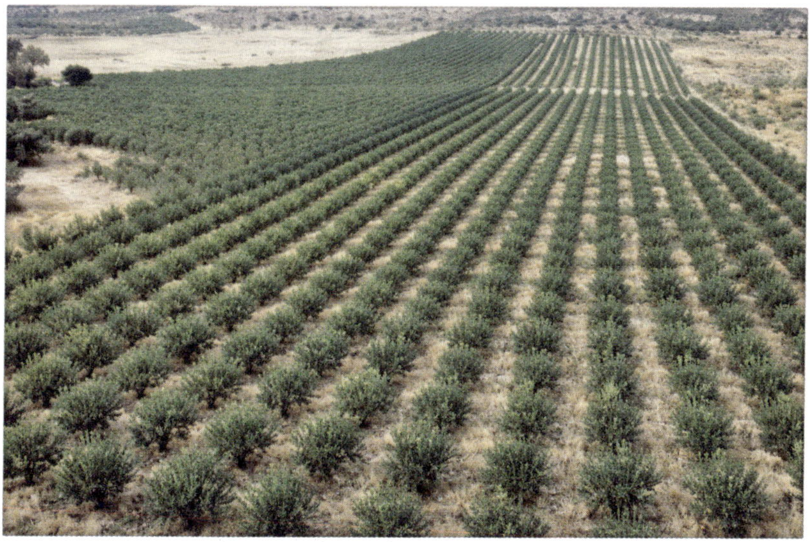

Abb. 70: Typische superintensive Bepflanzung ermöglicht den Anbau von 1.000 bis über 4.000 Pflanzen pro Hektar.

Die gebräuchlichsten Sorten in Superintensivanlagen.

Sorte Koroneiki

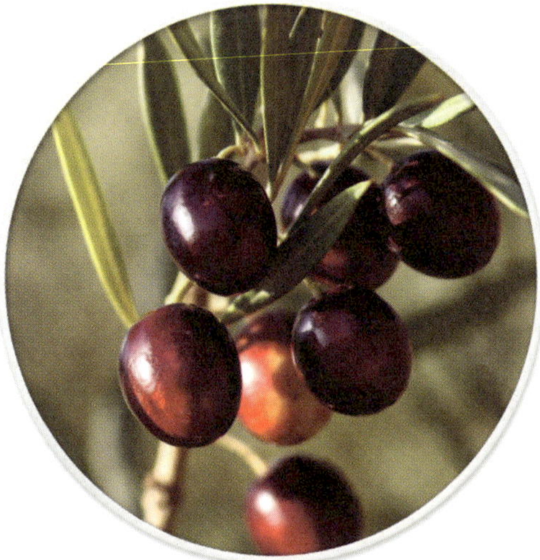

Die am weitesten verbreiteten Nutzpflanzen in superintensiven Systemen.

Sorte Arbequina

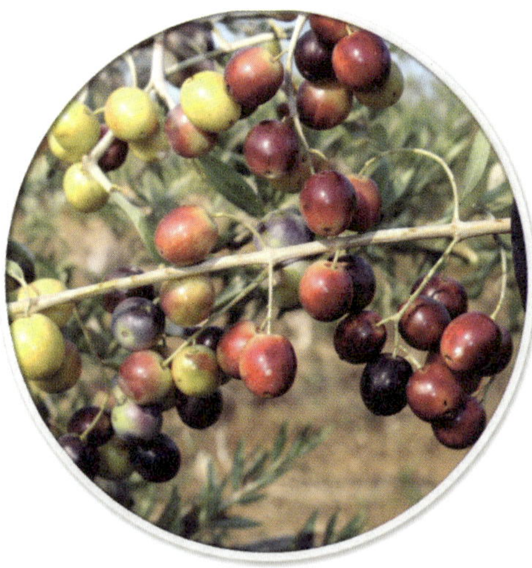

Sorte Arbosana

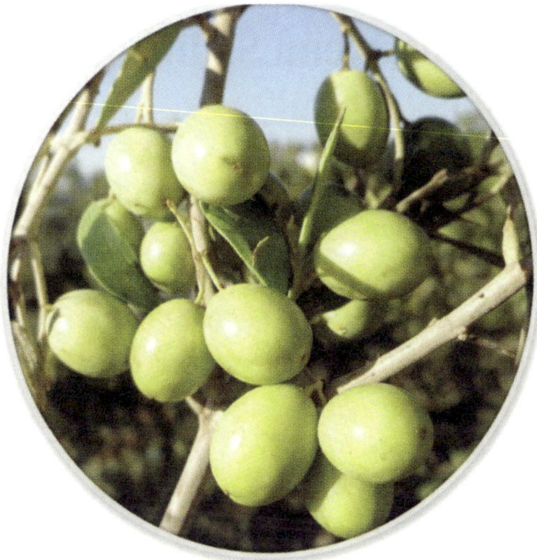

FRAGE 86

Was bedeutet es, wenn Sedimente in einer Ölflasche sind?

„... es ist ein Zeichen dafür, dass das Öl nicht mit tausend Arten von Unsinn behandelt wurde, wie die im Laden gekauften, die wunderschön klar sind. Ich trinke immer Öl, das meine Großmutter selbst hergestellt hat, von ihren Olivenbäumen, und da ist noch der Bodensatz drin ... wenn dich das stört, schütte den Bodensatz vielleicht nicht auf deinen Teller ... aber keine Sorge, es ist ein Zeichen von Authentizität! Es ist ein hervorragendes Qualitätsmerkmal. Ich wünschte, die Flaschen, die man im Supermarkt kauft, hätten das auch!"

(frei übernommen von einer Website. „Das Gute am Web ist, dass es 94 % des menschlichen Wissens enthält, der Fehler ist, dass es Platz für jede Art von Unsinn gibt – „Anonymous»)

FARBE LOCKT

Wenn wir am Boden einer Olivenölflasche Sedimente finden, bedeutet dies, dass das Produkt ursprünglich in einem trüben bzw. „mostigen" Zustand abgefüllt wurde, wie es im Fachjargon heißt. Danach, haben sich die Teile des Fruchtfleischs, der Schalen und der Mikrotröpfchen des Wassers, die im Öl vereint und in der Schwebe waren, in Einheiten, die Mizellen genannt werden, vor allem infolge von Hitze oder Temperaturschwankungen am Boden des Behälters abgelagert.

Dieser Bodensatz, der sich einmal gebildet hat, kann für die Qualität des Produkts sehr „gefährlich" sein, da er das geeignete Substrat für die Entwicklung von Fermentations- und Oxidationsphänomenen darstellt. Dies kann zu Schlamm- oder Essiggeschmack und Ranzigwerden des Öls führen, wodurch es so mangelhaft wird, dass es zu einer Herabstufung seiner Produktkategorie sowie seiner eigentlichen Qualität kommen kann.

Wenn wir in die Mühle gehen und frisch gepresstes Rohöl kaufen, hat es ein trübes bzw. wolkiges Aussehen und erscheint mit wunderschönen grünen und/oder goldenen Nuancen. Der Grund dafür ist, dass dieses Öl mikroskopisch kleine Tröpfchen von Pflanzenwasser sowie winzige Partikel von Olivenfruchtfleisch und -schale enthält, die zu Mikroglomeraten verbunden sind, in der Fachsprache „Mizellen" genannt.

In den meisten Fällen wird das Öl vor dem Verpacken gefiltert, um die kleinen Wasser-, Schalen- und Fruchtfleischpartikel zu entfernen. Man kann feststellen, dass sich der Geschmack des Nativen Olivenöls Extra durch die Filtration verändert, wenn auch nur geringfügig, und dass auch die ernährungsphysiologischen Eigenschaften nicht völlig gleich bleiben (ein Teil der hydrophilen Biophenole kann durch den Filtrationsprozess entfernt werden). Diese leichte Verarmung ist darauf zurückzuführen, dass dem öligen Most einige organische Stoffe entzogen werden, die in den ersten Wochen nach der Pressung zu seinem besonderen Aussehen und Duft beitragen.

Dieselben Stoffe, die dem Öl in der Mostphase kurzfristig einen kleinen Vorteil gegenüber einem gefilterten Öl verschaffen, sind dieselben Stoffe, die sich langfristig zersetzen und zu Qualitätseinbußen führen.

Ungefiltertes Öl hat eine kürzere Lebensdauer als gefiltertes Öl, da das Vorhandensein von Wasser Hydrolyse Erscheinungen begünstigt und sich im Laufe der Zeit, wie bereits erwähnt, kolloidale Ablagerungen am Boden des Behälters bilden können; diese Schlämme, die man in durchsichtigen Glasflaschen in den Supermarktregalen häufig sehen kann, können sogar zu schwerwiegenden Produktmängeln führen.

Wir raten daher, gefiltertes Öl zu kaufen, es sei denn, Sie kaufen frisch produziertes Öl und verbrauchen es innerhalb weniger Wochen oder höchstens einiger Monate.

FRAGE 87

Wie lange kann ein Olivenbaum leben?

„Götter verschwinden früher oder später, Tempel werden früher oder später leer und stürzen ein, aber Olivenbäume bleiben lebendig und tragen Früchte."

(Enzo Bianchi)

DER BAUM DES LEBENS

Der Olivenbaum wird seit der Antike auch wegen seiner Langlebigkeit geschätzt. Er ist einer der langlebigsten Bäume in der Pflanzenwelt. Es gibt Olivenbäume, die über 1.000 Jahre alt sind, sowohl in Italien als auch in verschiedenen anderen Gebieten des Mittelmeerraums.

In Israel, Kreta und Spanien gibt es sogar zweitausendjährige Olivenbäume ... und auch in Italien, in Canneto di Fara in Sabina, steht ein zweitausendjähriger Olivenbaum, der als der größte Europas gilt. Der wohl langlebigste Olivenbaum Italiens steht jedoch auf Sardinien in der Nähe von Luras und wird auf ein Alter von fast 4.000 Jahren geschätzt.

Jahrhundertealte und tausendjährige Olivenbäume haben in den letzten Jahren die Aufmerksamkeit vieler Menschen auf sich gezogen. Einer der interessantesten Fälle der letzten Jahre ist der Pfad der tausendjährigen Olivenbäume in Spanien, in der Region Castillo, genauer gesagt in Canet lo Roig, wo es auf einer kleinen Fläche rund 1.200 Olivenbäume der Sorte *Farga* gibt, die über tausend Jahre alt sind. Mehrere dieser Olivenbäume werden aufgrund von Datierungen, die mithilfe der Lasermethode geschätzt wurden, als zwei Jahrtausende alt eingestuft. Diese Bäume sind wahre Kunstwerke der Natur, und das Gebiet ist zu einer nationalen wie auch internationalen Touristenattraktion geworden; es gilt als das Museum der tausendjährigen Olivenbäume von Senia.

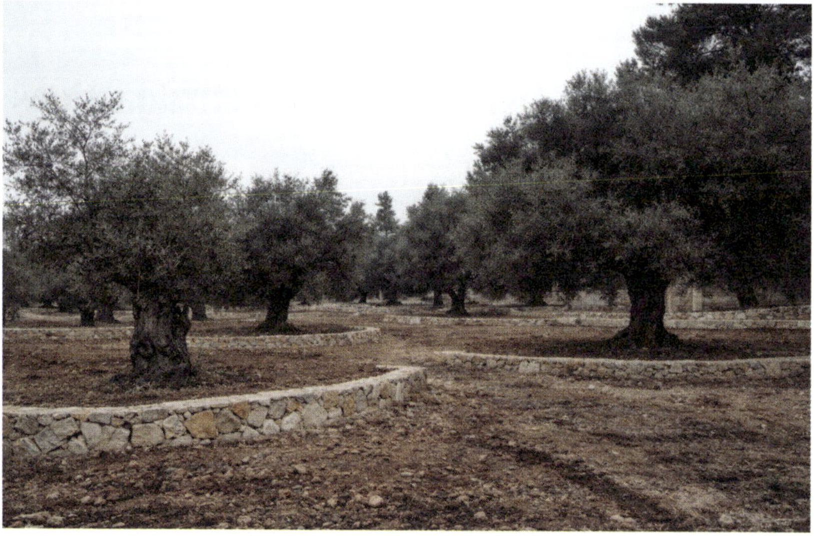

Abb. 71: Die tausendjährigen Olivenbäume sind der lebende Beweis für die Pracht und den königlichen Adel, die diese Bäume im Laufe der Geschichte verkörpert haben. (Foto mit KI geschärft)

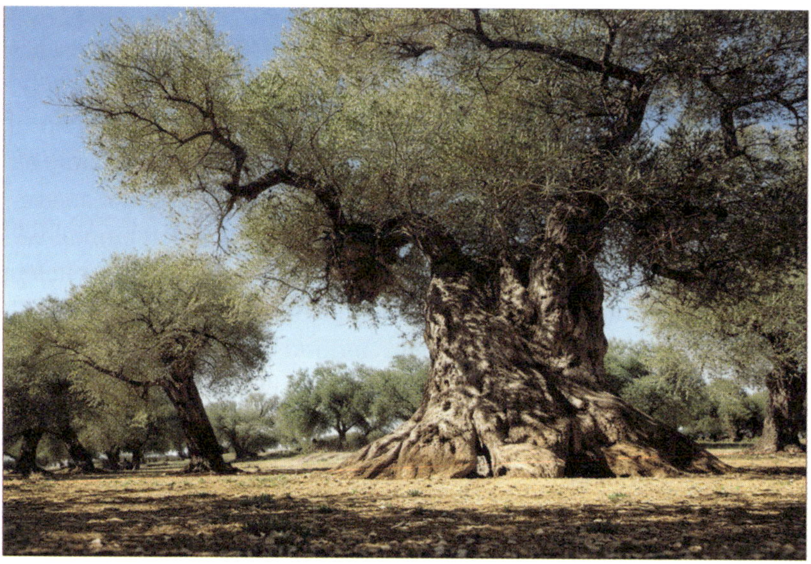

Abb. 72: Tausendjährige Olivenbäume in Spanien. Sorte Farga. (Foto von Pablo Esparza; Foto mit KI geschärft)

FRAGE 88

Warum ist das Öl aus Oliven ein einzigartiges pflanzliches Produkt?

„Kreiere deinen eigenen Stil. Er soll einzigartig und sofort erkennbar sein."

(Anna Wintour)

DAS ÖL AUS OLIVEN IST DAS EINZIGE, DAS SICH EINER AUF MARMORSÄULEN GEGRÜNDETEN GESCHICHTE RÜHMEN KANN

Drei Eigenschaften machen Olivenöl anders und besser als andere Pflanzenöle: Geschmack, Nährwert und Reinheit.

Sehen wir uns genauer an, worum es dabei geht:

- Geschmack: Dies ist der offensichtlichste Unterschied zwischen Nativem Olivenöl Extra und den handelsüblichen Pflanzenölen wie Palmöl, Maisöl, Sojaöl, verschiedenen Samenölen und Rapsöl. Diese Öle sind einfach geschmacklose Fette. Niemand käme auf die Idee, eine Scheibe Brot zu essen, die mit Pflanzenöl aus verschiedenen Saaten bestrichen ist. Haben Sie schon einmal versucht, eine einfache Scheibe gutes Brot zu genießen, vielleicht aufgewärmt oder getoastet, nachdem Sie sie großzügig mit frisch gepresstem Öl beträufelt haben? Als Kind hatte ich oft dieses kleine Privileg, und ich bin sicher, dass diese einfache Erfahrung, die bei mir unauslöschliche, angenehme Empfindungen hinterlassen hat, auch bei jedem, der die Gelegenheit dazu hat, eine bleibende Erinnerung an die wunderbaren Düfte und die perfekte Geschmacksverbindung zwischen Brot und Öl hinterlassen kann. Aus demselben Grund verzichten viele Köche auf die Zugabe von geschmacksneutralen Fetten zu den von ihnen zubereiteten Speisen.

Wenn sie stattdessen mit Nativem Olivenöl Extra kochen oder zubereiten, können sie den besten Geschmack aus ihren Gerichten herausholen. Olivenöl, insbesondere Natives Olivenöl Extra, verleiht jedem Gericht einen unverwechselbaren Geschmack und eine besondere Textur im Vergleich zu anderen Ölen und tierischen Fetten. Diese Besonderheit macht es zu einem geeigneten Ersatz für Butter und Margarine in fast allen Rezepten.

- Ernährungsphysiologische Eigenschaften: Natives Olivenöl Extra enthält in der Regel mehr einfach ungesättigte Fettsäuren als die gängigen pflanzlichen Samenöle. Der unverseifbare Anteil von 1–2 % unterscheidet es von allen anderen pflanzlichen Fetten und macht es überlegen. Dieser unverseifbare Anteil besteht aus verschiedenen ernährungsphysiologisch relevanten Elementen wie Biophenolen, Carotinen, Squalen, Vitamin E und den essentiellen Fettsäuren Linolsäure (Omega 3) und Linolensäure (Omega 6).
- Reinheit: Pflanzenöle sind Industrieöle, die in Raffinerien gewonnen und mit chemischen/physikalischen Verfahren verarbeitet werden, die notwendig sind, um das in den Samen der Pflanzen, aus denen sie gewonnen werden, enthaltene Öl zu extrahieren. Pflanzenöle werden im Allgemeinen mit chemischen Lösungsmitteln auf Petroleumbasis extrahiert und müssen anschließend raffiniert werden, um Verunreinigungen zu entfernen. Durch das Raffinieren werden nicht nur Verunreinigungen, sondern auch Geschmack, Farbe und Nährstoffe entfernt. Natives Olivenöl Extra wird nicht verarbeitet oder raffiniert, sondern per Definition nur durch mechanische Verfahren gewonnen. Tatsächlich sagt man nicht, „dass man Natives Olivenöl Extra herstellt", sondern, „dass man es durch Pressen von Oliven gewinnt". Natives Olivenöl Extra ist im Grunde das Ergebnis einer „frischen Pressung", die aus der Frucht des Olivenbaums gewonnen wird, ohne dass Farbe, Geschmack und die darin enthaltenen Nährstoffe oder Vitamine verändert werden. Dank der Unversehrtheit des Produkts und seiner antioxidativen Bestandteile, der Biophenole, ist Natives Olivenöl Extra auch länger haltbar als alle anderen Pflanzenöle.

FRAGE 89

Sind alle pflanzlichen Fette aus Ernährungs- und Nährstoffsicht gleich oder ähnlich?

„Sei du selbst. Ein Original ist mehr wert als eine Kopie."

(Suzy Kassem)

ÄHNLICH HEISST NICHT GLEICH

Alle Pflanzenöle haben den gleichen Brennwert von 9 Kalorien pro Gramm; sie sind also in dieser Hinsicht absolut gleich.

Dies erlaubt uns, einen weiteren Mythos über Natives Olivenöl Extra zu widerlegen. Diätbegeisterte können beruhigt sein: Olivenöl macht nicht dicker als Samenöl. Im Gegenteil: Da es geschmackvoller und aromareicher ist, kann es Verbraucher dazu anregen, ihre Gerichte weniger zu würzen und so Kalorien zu sparen und gleichzeitig für mehr Genuss beim Essen zu sorgen.

Selbst Öle, die mit Bezeichnungen wie „leicht" oder „extra leicht" vermarktet werden, sind keineswegs leichter oder diätetisch wertvoller als Native Olivenöl Extra oder andere Saatenöle, auch wenn sie versuchen, den Eindruck zu erwecken, sie seien leichter als andere Öle.

Diese Öle haben einfach eine hellere und blassere Farbe, die wir in irrationaler Weise als leichter wahrnehmen. Das liegt daran, dass sie auf einem unbewussten Signal basieren, das uns dazu verleitet, weichere Farben fälschlicherweise mit größerer Leichtigkeit zu assoziieren (sehen Sie, wie sehr visuelle Kommunikation unsere Wahrnehmung der Realität heute beeinflusst), obwohl sie nur einen sehr geringen Anteil an Nativem Olivenöl Extra oder Nativem Olivenöl enthalten. Der Kaloriengehalt dieser Öle ist derselbe wie bei allen anderen Pflanzenölen, also 9 Kalorien pro Gramm.

FRAGE 90

Ist Samenöl besser zum frittieren geeignet?

„Die Pommes frites waren mir praktisch heilig, und ihre Zubereitung war ein Ritual, das ich religiös befolgen musste."

(Ray Kroc - Gründer von Mac Donald›s)

DER GERUCH VON GUT FRITTIERTEM ESSEN IST FAST UNWIDERSTEHLICH

Auch dies ist ein weit verbreiteter Volksglaube oder, wenn Sie so wollen, einer der falschen Mythen, die es in der Welt der Öle zu entlarven gilt.

Lassen Sie uns gleich klarstellen, dass diese Aussage absolut falsch ist:

„Öle aus Samen sind im Allgemeinen nicht besser zum Frittieren geeignet als Öle aus Oliven."

Natives Olivenöl Extra hat eine saure Zusammensetzung mit einem mittleren Grad der Ungesättigtheit und einem hohen Gehalt an antioxidativen Stoffen (Polyphenole, Tocopherole usw.). Daher gehört es zu den stabilsten Fetten gegenüber der thermischen Oxidation und ist beim Frittieren den Samenölen und tierischen Fetten vorzuziehen.

Die Frage, die sich daraus ergibt, könnte lauten: „Welches Öl ist dann zum Frittieren am besten geeignet?"

Wie oft wird dieses Thema diskutiert und führt meist nur zu Verwirrung und Fehlinformationen! Lassen Sie uns einen genaueren Blick auf das Thema werfen.

Eines der Garverfahren für Lebensmittel, das bei höheren Temperaturen stattfindet, ist das Frittieren. Die ideale Temperatur für knusprig und trocken frittierte Lebensmittel liegt bei etwa 180 °C. Die hohe Temperatur fördert die Bildung einer leichten Kruste um das Lebensmittel herum, die, sobald sie sich gebildet hat, als Barriere für das Eindringen des Öls in das Lebensmittel dient und so zu einem trockenen, nicht fettigen Bratgut führt.

Dank seiner höheren Stabilität als die meisten Samenöle, kann Olivenöl länger und auf völlig gesunde Weise zum Frittieren verwendet werden.

Man darf nämlich nicht vergessen, dass die kritische Temperatur eines guten Nativen Olivenöls Extra viel höher liegt als die übliche Temperatur zum Frittieren von Lebensmitteln (sein Rauchpunkt liegt bei etwa 210 °C).

Andere Fette wie Butter, Margarine und die gebräuchlicheren Samenöle haben eine deutlich niedrigere kritische Temperatur und zersetzen sich beim Frittieren schneller, was zur Bildung von gesundheitsschädlichen Substanzen führt. Nur einige moderne Pflanzenölmischungen, die als „ölsäurereich“ bezeichnet werden (da sie einen hohen Anteil an Ölsäure enthalten), sind beim Frittieren qualitativ mit Nativem Olivenöl Extra vergleichbar. Jedoch ist zu bedenken, dass diese Mischungen in keinem Fall die natürlichen Antioxidantien eines guten Nativen Olivenöls Extra enthalten.

Samenöle haben ihrerseits nur zwei wirkliche Vorteile: ihre viel niedrigeren Kosten und das Fehlen von Aromastoffen, was von manchen Menschen und bei bestimmten Zubereitungen als Vorteil angesehen werden kann.

Wenn man wirklich qualitativ hochwertiges Frittiergut möchte und gleichzeitig etwas Geld sparen will, kann man Olivenöl verwenden, das weniger kostet als Natives Olivenöl Extra und weniger ausgeprägte Aromen und Geschmacksrichtungen aufweist, da es ein Produkt mit eher neutralen Eigenschaften ist. Gleichzeitig hat es eine Zusammensetzung und einen Rauchpunkt, die denen von Nativem Olivenöl Extra absolut ähnlich sind.

Der einzige wirkliche Nachteil, den wir ihm zuschreiben können und den es mit Samenölen teilt, besteht in seinem sehr begrenzter Gehalt an Antioxidantien, wodurch es sich nur schlecht gegen Oxidation und Zerfall durch längeres Erhitzen schützen kann. Dies ist etwas, das es mit allen anderen Pflanzenölen, außer mit Nativem Olivenöl Extra, gemeinsam hat.

Die Umwandlung von Fettsäuren erfolgt umso schneller, je höher die Ungesättigtheit des Öls ist (Ungesättigtheit bedeutet, dass in den Fettsäuren Doppelbindungen vorhanden sind, die eine Schwachstelle in der Kette darstellen). Die Stabilität der Fettsäuren hängt also mit dem Vorhandensein von Doppelbindungen zusammen und nimmt in der Reihenfolge der drei Säurekategorien ab:

- **Gesättigt (SFA)** = 0 Doppelbindungen (Palmitinsäure, Stearinsäure) - SCHMALZ, PALMÖL
- **Einfach ungesättigt (MUFA)** = 1 Doppelbindung (Ölsäure) - OLIVENÖL, ERDNUSSÖL
- **Mehrfach ungesättigt (PUFA)** = 2-3 Doppelbindungen (Linolsäure, Linolensäure) - MAISÖL, TRAUBENKERNÖL, SOJAÖL

Gesättigte Fettsäuren sind gesundheitsschädlich und können Herz-Kreislauf-Erkrankungen begünstigen.

Darüber hinaus ist Natives Olivenöl Extra das oxidationsstabilste Öl aufgrund:

- seines niedrigen Säuregehalts;
- seines Gehalts an fettlöslichen (Vitamin E) und wasserlöslichen (Biophenole) Antioxidantien.

Die Antioxidantien im Olivenöl verlangsamen auch die Bildung von Fettsäureabbauprodukten erheblich, die durch Glycerin entstehen.

FRAGE 91

Ist der Säuregehalt des Öls bei der Verkostung wahrnehmbar?

„…Es ist sehr kräftig in der Nase, mit ausgeprägten Essignoten. Der Geschmack ist rau und die Säure ist spürbar, fast schon störend, besonders im Abgang. Es ist nicht zu mild."

(„Professionelle" Verkostungsbewertung von fünf renommierten italienischen Marken auf einer bekannten italienischen Website!!!)

DER LEICHTE HAUCH VON SCHÄRFE IST EIN SYMBOL FÜR VITALITÄT

Der Säuregehalt des Öls, ausgedrückt durch den prozentualen Anteil der freien Ölsäure im Öl, ist bei der Verkostung überhaupt nicht wahrnehmbar. Er muss durch eine chemische Analyse bestimmt werden.

Dies ist auch einer der vielen weit verbreiteten Irrtümer; sehr häufig hört man von Laien , dass „das Öl sauer schmeckt" oder sie nehmen es an, was für sie bedeutet, dass das für Qualitätsöle typische Prickeln auf das Vorhandensein von Säure im Öl hinweist.

Dies ist eine weitere falsche Entsprechung und ein weitverbreiteter Mythos:

„Schärfe im Mund bedeutet nicht, dass das Öl sauer ist!"

Im Allgemeinen kann man sogar vom Gegenteil ausgehen. Wenn ein Öl besonders scharf ist, ist der im Labor gemessene Säuregehalt höchstwahrscheinlich niedrig, vor allem im Vergleich zu einem Öl, das bei der Verkostung nicht die typische Schärfe eines hochwertigen Nativen Olivenöls Extra aufweist.

Die wichtigen natürlichen Antioxidantien, die in Nativem Olivenöl Extra enthalten sind, die sogenannten Biophenole, werden von der modernen Medizin als Substanzen anerkannt, die den Schutz unseres Organismus vor einer Reihe potenzieller Krankheiten positiv beeinflussen. Das Vorhandensein dieser Stoffe ist der Grund für den mehr oder weniger ausgeprägten Eindruck von Schärfe und Bitterkeit in vielen Ölen aus Oliven.

Diese Wahrnehmung kann im Öl unterschiedlich intensiv sein, eine Eigenschaft, die fast immer bei jungen, frischen Ölen von ausgezeichneter Qualität zu finden ist.

Insbesondere wurde nachgewiesen, dass bestimmte Biophenole im Öl, wie etwa Oleocanthal, die Rezeptoren des Trigeminusnervs stimulieren und so das würzig-stechende Gefühl hervorrufen, das wir im Rachen und an den Seiten des Gaumens wahrnehmen, wenn wir ein hochwertiges Öl kosten.

Denken Sie immer daran: Ein Öl, das im Rachen brennt, ist nicht saurer als Öle, die nicht brennen. Im Gegenteil gilt in der Regel gilt sogar eine umgekehrte Proportionalität: Je stärker ein Öl im Rachen brennt, desto geringer ist sein im Labor gemessener freier Säuregehalt und desto besser ist wahrscheinlich seine Gesamtqualität.

Die Schärfe eines Olivenöls ist eine von nur drei positiven Eigenschaften, die im IOC-Verkostungsbogen berücksichtigt werden. Daher gilt das Vorhandensein und die Wahrnehmung von Schärfe immer als positive Eigenschaft eines Öls.

FRAGE 92

Sind die Ernte und der Reifegrad der Oliven wichtige Faktoren für die Qualität des Öls?

„Es sind die kleinen Details, die von entscheidender Bedeutung sind. Kleine Dinge machen große Dinge möglich."

(John Wooden)

DIE FRUCHT SOLLTE AUS VIELEN GRÜNDEN GENAU BEOBACHTET WERDEN

Die Ernte und der Reifegrad sind zwei sehr wichtige Faktoren für die endgültige Qualität eines Olivenöls.

Bei der Ernte sind Zeitpunkt, Dauer und Methode von großer Bedeutung. Sie hängt also sowohl vom Reifegrad der Früchte (Véraison oder Invaiatura) als auch von den technischen Methoden und der zeitlichen Umsetzung ab.

Das Pflücken der Früchte im richtigen Reifestadium ist entscheidend, da die Qualitätsmerkmale des Rohmaterials, aus dem das Öl gewonnen wird, weitgehend von diesem Parameter abhängen. Von Qualitätsfrüchten mit der richtigen Verarbeitung lassen sich gute Eigenschaften auf das Endprodukt übertragen. Der Ölertrag und damit das wirtschaftliche Ergebnis einer bestimmten Ernte hängen in hohem Maße davon ab, wann die Oliven gepflückt werden, also von ihrem Reifegrad oder der Invaiatura.

Die Überwachung der Reifephase der Steinfrüchte ist unverzichtbar, je nachdem, welches Produkt wir erhalten möchten (mehr oder weniger fruchtig und von sehr guter oder guter Qualität). Im Laufe der Zeit verändert sich die chemische Zusammensetzung, insbesondere das Verhältnis zwischen ungesättigten und gesättigten Fettsäuren (mit einer Abnahme des Anteils an Ölsäure), und die Gesamtmenge an

Polyphenolen nimmt ebenfalls ab. Folglich ändern sich auch die Duft- und Geschmacksnoten des extrahierten Öls mit einem fortschreitenden Verlust an grünen und krautigen Olivendüften zugunsten von reiferen Olivenaromen.

Die Ernte sollte mit guten, nicht invasiven Techniken erfolgen, die die Unversehrtheit der Früchte bewahren. Für die Steinfrüchte sind möglichst immer schonende Erntesysteme vorzuziehen. Absolut gesehen ist die ideale Erntemethode also die Handlese, die allerdings den großen Nachteil hat, dass sie sehr hohe Kosten und Vorlaufzeiten mit sich bringt, die sich stark auf die Kosten des Endprodukts auswirken. Es gibt viele moderne Erntesysteme, die einen guten Kompromiss zwischen den Anforderungen an die Kosteneinsparung, die Schnelligkeit der Ausführung und die Rücksichtnahme auf die Steinfrüchte darstellen. So gibt es zum Beispiel mechanische Rüttler, also Maschinen, die den Stamm des Olivenbaums „einklemmen" und ihn in wenigen Sekunden in schnelle Schwingungen versetzen können, sodass alle Früchte (sogar in weniger als einer Minute) abfallen. Außerdem gibt es elektrische oder druckluftbetriebene Rüttler, die sehr effizient sind, das Blattwerk in Schwingungen versetzen, ohne die Früchte und die Pflanze allzu sehr zu schädigen, und die sicherlich einen hervorragenden Kompromiss zwischen Kosten und Effizienz darstellen. Abschließend möchten wir darauf hinweisen, dass in den hochmodernen, superintensiven Anbausystemen die Ernte mithilfe einer speziellen Art von Baggern erfolgt (das sind große Maschinen auf Rädern oder Ketten, die durch die Olivenreihen fahren, als wären sie selbstfahrende Tunnel). Im Grunde „durchkämmen" diese großen Maschinen die Olivenreihen und werfen die Steinfrüchte auf Förderbänder, die die Oliven in spezielle Behälter transportieren. Diese Maschinen sind in der Lage, in kurzer Zeit die Früchte sehr großer Flächen zu ernten und können dank ihrer leistungsstarken Beleuchtungseinrichtungen rund um die Uhr bei jedem Wetter arbeiten, da sie auf Ketten laufen und sich auch in schlammigem Gelände bewegen können.

In Bezug auf den Reifegrad können wir betonen, wie wichtig es ist, die Entwicklung des Reifestadiums einzelner Sorten auf dem Feld genau zu verstehen und zu überwachen, um den Erntezeitpunkt optimal zu steuern.

Es gibt in der Tat Olivenbäume, deren Früchte von Natur aus schnell und zu einem bestimmten Zeitpunkt reifen, und es gibt Bäume, deren Früchte langsamer reifen (sog. gestaffelte Reifung). Dies gibt dem Landwirt mehr Spielraum für die Bewirtschaftung und ermöglicht es ihm, sich auf die Ernte zu konzentrieren, ohne sich zu sehr um die Geschwindigkeit sorgen zu müssen wie denjenigen, die sich mit der Reifung „früher“ Früchte auseinandersetzen müssen.

Obwohl es keinen absoluten und eindeutigen Zeitpunkt für eine „optimale Ernte“ gibt, kann man in Bezug auf den Nährstoffgehalt und die aromatischen Geschmackskomponenten sagen, dass im Allgemeinen ein guter Kompromiss zwischen den Anforderungen an die Ölausbeute und die Produktqualität bei einem Reife- oder Verfärbungsgrad der Steinfrüchte von 50 % oder etwas weniger erreicht werden kann.

Wenn sich die Farbe der Oliven von grün zu violett um höchstens 50 % verändert hat, ist der richtige Zeitpunkt für die Ernte gekommen, um einen guten Kompromiss zwischen Ertrag und Qualität zu erzielen. (Dies entspricht den Phasen 1, 2 und 3 in der folgenden Abbildung.)

REIFEGRAD-INDEX

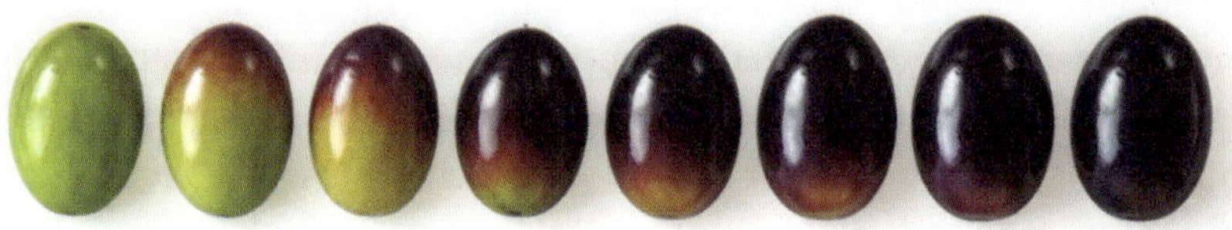

Abb. 73: Reifegrad.

Die Bestimmung des optimalen Ernte- und Verarbeitungszeitpunkts der Olivenfrüchte ist daher eine Maßnahme, die darauf abzielt, die Qualitätsanforderungen und den wirtschaftlichen Betrieb der Produktionsunternehmen miteinander zu verbinden.

Das Vorziehen oder Hinauszögern der Olivenernte ist entscheidend für die Bestimmung der organoleptischen Eigenschaften eines Öls.

Eine frühe oder späte Ernte hat auch erhebliche Auswirkungen auf den Ertrag und damit auf die Wirtschaftlichkeit des Unternehmens.

Es genügt zu wissen, dass bei der Ernte früher bzw. vorgereifter grüner Oliven mehr als 10–15 kg Oliven benötigt werden können, um 1 kg Olivenöl zu gewinnen (mit einer Ausbeute zwischen 6 und 10 %). Wartet man jedoch bis zur vollständigen Reife der Früchte, also bis sie schwarz bzw. dunkelviolett sind, ist es nicht schwer, aus nur 5 kg Früchten 1 kg Olivenöl zu gewinnen (mit einem Ertrag von 20 %). Anhand dieser

Unterschiede lässt sich leicht erkennen, wie stark dieser Faktor die Wirtschaftlichkeit des Unternehmens beeinflusst.

Werden die Oliven in ihrer Anfangsreife geerntet, erhält man ein Öl mit mehr oder weniger intensiver Fruchtigkeit, sogar mit sehr ausgeprägten bitteren und würzigen Noten. Werden die Steinfrüchte in reiferem Zustand geerntet, erhält man höchstwahrscheinlich ein Öl, das weniger fruchtig, mandelartig und weniger bitter ist und zur Süße neigt, und zwar bei gleichen Extraktionsbedingungen und gleicher Sorte.

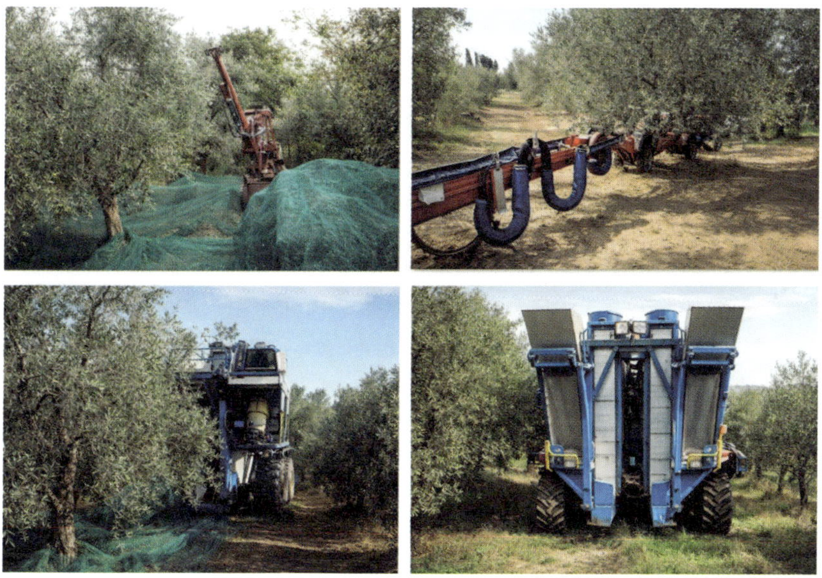

Abb. 74: Erntetechniken: Manuell mit Netzen, Abschlagen, Rüttlern und Baggern. Von links oben beginnend: ein elektrisch-mechanisches Abschlaggerät, ein mechanischer Rüttler und zwei Typen mechanischer Erntebagger für superintensive Anpflanzungen. (Bild mit KI erstellt)

Aus überreifen Oliven werden Öle gewonnen, die in der Regel nicht sehr wohlriechend sind, und es kommt häufig vor, dass sie Mängel aufweisen.

Auf der Grundlage zahlreicher Studien und wissenschaftlicher Überprüfungen kann man mit Sicherheit sagen, dass die beste Zeit für die Gewinnung eines hochwertigen Öls der Zeitpunkt ist, an dem die Steinfrüchte zu reifen beginnen, das heißt, wenn die Oliven ihre äußere Färbung von grün zu violett verändern. Öle, die in dieser frühen Phase der Saison gewonnen werden, bezeichnet man in verschiedenen Sprachen als **„early crop“** (Englisch), **„temprano“** (Spanisch) und **„novello“** (Italienisch).

FRAGE 93

Was ist der Säuregehalt eines Öls und was sagt er aus?

„Achten Sie auf die kleinen Dinge, denn eines Tages werden Sie sich umdrehen und feststellen, dass sie groß waren."

(Jim Morrison)

DER SÄUREGEHALT IST WIE EIN LACKMUSTEST

Der Säuregrad von Olivenöl wird als Prozentsatz der im Produkt vorhandenen freien Ölsäure angegeben und misst die Bildung von freien Fettsäuren im Öl als Ergebnis der Lipolyse*.

Der gesetzliche Höchstwert für Natives Öl Extra liegt bei 0,8 % (0,8 % Ölsäure).

Viele Verbraucher glauben, dass das spürbare Prickeln bestimmter Öle ihren Säuregehalt verrät oder offenbart. Auch hier haben wir es mit einem Irrglauben beziehungsweise Mythos zu tun, der unbedingt entlarvt und aufgeklärt werden muss.

Es sei gleich darauf hingewiesen, dass der Säuregehalt eines Öls überhaupt nicht durch Schmecken wahrgenommen werden kann, sondern durch eine chemische Analyse bestimmt werden muss. Der Säuregehalt wird im Labor durch direkte Titration der freien Fettsäuren mit einer Natriumhydroxidlösung gemessen. Das Ergebnis wird in Gramm

---

* Die Lipolyse ist eine Hydrolysereaktion, die die Struktur der Triglyceride betrifft und darin besteht, die Bindung zwischen Glycerin und einer oder mehreren veresterten Fettsäuren zu brechen. Diese Reaktion wird durch ein in der Olive natürlich vorkommendes Enzym, die Lipase, in Anwesenheit von Wasser durchgeführt. Werden Oliven beschädigt, kommen die hydrolytischen Enzyme (Lipasen) und das in der Zelle enthaltene Wasser mit dem Öl in Kontakt, was zur Hydrolyse der Triglyceride und zur Freisetzung freier Fettsäuren führt. Die wichtigste Folge dieses Phänomens ist eine Erhöhung des freien Säuregehalts.

Ölsäure pro 100 Gramm Öl ausgedrückt und daher in Prozent angegeben (z. B. kann ein Öl einen Säuregehalt von 0,3 % haben).

Die analytische Bestimmung des freien Säuregehalts gibt Aufschluss über die Qualität des zur Herstellung des Öls verwendeten Rohstoffs und ist somit auch ein Indikator für die Qualität des Endprodukts. Während der Lagerung unter normalen Bedingungen sollte sich der Säuregehalt nicht wesentlich verändern.

In dem besonderen Fall, dass das Öl mit seinen eigenen Sedimenten (Schlamm) in Kontakt bleibt, kann das Vorhandensein von Wasser und Enzymen in diesen Sedimenten, das insbesondere bei ungefilterten Ölen vorkommen kann, zu einer Erhöhung des Grades der freien Säure führen.

Wir wollen sehen, welche exogenen und anthropogenen Faktoren den Säuregehalt eines Öls beeinflussen:

1. die Verwendung von Oliven, die von der Olivenfruchtfliege (*Bactrocera oleae*) beschädigt oder stark befallen sind;
2. die Ernte zu ungeeigneten Zeitpunkten oder mit ungeeigneten Methoden (z. B. überreife Oliven, die auf natürliche Weise heruntergefallen sind und in Netzen oder, schlimmer noch, mehrere Tage auf dem Boden liegen gelassen wurden);
3. die verlängerte Lagerung der Oliven vor der Verarbeitung (also die Trägheitszeit vor dem Mahlen).

All diese Faktoren tragen zum Abbau des Olivenmarks bei und erhöhen dadurch den Gehalt an freien Fettsäuren im Olivenöl bis zu dem Punkt, an dem es ungenießbar wird (wie bei Lampantölen, deren Säuregehalt mehr als 2 Prozentpunkte beträgt).

Wie bereits erwähnt, wird das Gefühl der Schärfe bzw. des Brennens im Rachen, das wir bei der Verkostung und manchmal auch bei der Verwendung von kalten Ölen wahrnehmen können, häufig mit dem Begriff Säure verwechselt oder vom Verbraucher als sauer bezeichnet. Es ist jedoch nichts anderes als die organoleptische Wahrnehmung der „stechenden" Wirkung, die bestimmte phenolische Substanzen (wie Oleocanthal) im Öl auf die Enden des Trigeminusnervs im Kehlkopf-Speiseröhren-Raum ausüben.

Das Gefühl der Schärfe in Olivenöl wird in den IOC-Normen wie folgt definiert: „Schärfe ist das brennende Gefühl, das für Öle charakteristisch ist, die zu Beginn der Saison, hauptsächlich aus noch grünen Oliven, gewonnen werden und im gesamten Mund, insbesondere im Rachen, wahrgenommen werden können."

Es ist erwähnenswert und nochmals zu betonen, dass die Schärfe des Öls eines von nur drei positiven Elementen bzw. Eigenschaften ist, die im IOC-Verkostungsbogen berücksichtigt werden.

Daher muss den Verbrauchern klargemacht werden, dass ein Öl, das eine Schärfe oder ein Kribbeln im Hals hervorruft, ein Öl mit positiven gesundheitlichen, nutrazeutischen und organoleptischen Eigenschaften ist. Auch wenn es Ihren Geschmack nicht perfekt trifft, empfehlen wir Ihnen, es dennoch als positiv zu betrachten, denn in Wirklichkeit ist es das. Versuchen Sie, diese Eigenschaft zu akzeptieren, indem Sie sich an sie gewöhnen, damit Sie sich dem Kauf hochwertiger Öle nähern können.

Zusammenfassend lässt sich sagen, dass der Säuregehalt des Öls geschmacklich nicht wahrnehmbar ist und nur durch analytische Untersuchungen im Labor bestimmt werden kann. Die Schärfe ist ein positives Merkmal des Öls, da sie mit dem Vorhandensein von gesundheitsfördernden Antioxidantien verbunden ist. Ihre Intensität hängt im Wesentlichen von der Sorte, dem Reifegrad bei der Ernte und dem verwendeten Extraktionsverfahren ab.

Wenn wir über Natives Olivenöl Extra sprechen, sollten wir uns in aller Kürze daran erinnern: „Scharf ist gut! Scharf ist ok!"

FRAGE 94

Wie viel sollte ein hochwertiges Natives Olivenöl Extra kosten?

„Wenn wir etwas kaufen wollen, ist der einzige Maßstab, an den wir denken, der Preis. Das ist alles, was uns interessiert. Wir wissen nicht, wo und wie das, was wir essen, hergestellt wurde, nicht, was es enthält, nicht, welchen Weg es zurückgelegt hat, um zu uns zu gelangen, nicht, ob der Landwirt, der es produziert hat, davon leben kann.“

(Carlo Petrini)

DIE QUALITÄT FÜR UNSERE ZUFRIEDENHEIT IST UNBEZAHLBAR

Dies ist eine weitere Schlüsselfrage zum Thema Öl, und wir können in der Tat sagen, dass sie sowohl in ihrer allgemeinen Bedeutung als auch in ihrer Relevanz für den Verbraucher sowie für die gesamte Olivenöl-Lieferkette bedeutsam ist.

Oft habe ich in verschiedenen Publikationen folgende Frage gehört und gelesen: „... wie viel sollte ein Qualitätsöl kosten?“

Wenn ich mich recht erinnere, beschloss der angesehene Weinexperte Giovanni Veronelli gegen Ende seiner Karriere, sein Möglichstes zu tun, um das italienische Öl zu unterstützen und zu verteidigen, indem er einen der vielen bis heute veröffentlichten Führer über Olivenöle verfasste. Darin vertrat er in den 1990er-Jahren die Ansicht, dass ein Liter Öl auf keinen Fall weniger als 10.000 italienische Lire kosten dürfe. Ich muss sagen, dass ich damals voll und ganz mit ihm und seinem Gedankengang übereinstimmte.

Nachdem ich mich informiert habe und die Produktionskette kenne, bin auch ich der Meinung, dass es eine Mindestpreisgrenze gibt, unter der es nicht ratsam ist, ein Natives Olivenöl Extra zu kaufen.

Diese Überlegung kann aus mehreren Gründen berechtigt und logisch sein:

- Weil es nicht so schwierig ist, die Lieferkette für Olivenöl und ihre Kosten sowohl in der handwerklichen als auch in der industriellen Produktion zu untersuchen.
- Weil es in allen Dingen einen gerechten Mittelweg gibt, die Lateiner pflegten den Ausdruck zu sagen: *est modus in rebus**.
- Weil die Herstellung eines Qualitätsolivenöls, das schließlich auf unseren Tischen landet, nicht nur Geld kostet, sondern auch Engagement, Sorgfalt, Anstrengung und professionelle Fähigkeiten erfordert. Ich halte es außerdem für mehr als gerecht, allen Arbeitern in der Lieferkette eine faire – und ich meine faire – Vergütung zu bieten, da es „in re" der Tatsache liegt, dass jene, die eine Arbeit oder einen Beruf ausüben, dafür angemessen entlohnt werden müssen.
- Schließlich sind wir der festen Überzeugung, dass Natives Olivenöl Extra es nicht verdient, als bloße „Ware" betrachtet zu werden, zu der es in den letzten Jahrzehnten, insbesondere durch die großen Einzelhändler, reduziert wurde. Dieses bieten das Produkt in Supermärkten häufig unter Preis an, um Kunden anzulocken, und erniedrigen dabei sowohl das Produkt als auch den Verbraucher.

Bevor wir weitermachen, sollten wir klären, was wir unter Ware verstehen. Nach dem Treccani-Wörterbuch ist „Ware" ein angelsächsischer Begriff, der jede Art von greifbaren und marktfähigen Waren oder Rohstoffen beschreibt, die leicht gelagert und über einen längeren Zeitraum aufbewahrt werden können. Er leitet sich vom französischen *commodité* ab, was so viel bedeutet wie „leicht zu beschaffen".

Lesen wir weiter, wie das Substantiv „Ware" auf Wikipedia definiert wird: „Es ist ein englischer Begriff, der ein Gut bezeichnet, für das eine Nachfrage besteht, das aber ohne qualitative Unterschiede auf dem Markt angeboten wird und fungibel ist, d. h. das Produkt ist unabhängig vom Hersteller gleich, wie z. B. Öl oder Metalle. Der Begriff hat mittlerweile Eingang in den Handels- und Wirtschaftsjargon gefunden. Das italienische Äquivalent lautet „bene indifferenziato" (undifferenziertes

Gut). Er leitet sich vom französischen „commodité" ab, was „leicht erhältlich, praktisch" bedeutet. Eine Ware muss leicht zu lagern und über einen längeren Zeitraum haltbar sein, d. h. sie darf ihre ursprünglichen Eigenschaften nicht verlieren." Der hohe Standardisierungsgrad, der eine Ware kennzeichnet, ermöglicht ihren einfachen Handel auf internationalen Märkten. Eines der Merkmale einer Ware ist, dass ihr Preis durch den Markt bestimmt wird. Im Allgemeinen handelt es sich bei Waren um landwirtschaftliche Erzeugnisse oder unverarbeitete Grundstoffe wie Gold, Salz, Zucker, Kaffee und Öl. Eine „Kommodifizierung" findet statt, wenn Waren oder Dienstleistungen auf einem bestimmten Markt ihre Differenzierung verlieren. Dies geschieht häufig, wenn sich das Wissen darüber verbreitet, wie man das betreffende Produkt oder die betreffende Dienstleistung effizient anbietet. [46]

Nach der Lektüre der obigen Definitionen können wir sagen, dass Natives Olivenöl Extra aufgrund seiner Eigenschaften als eines der edelsten Produkte angesehen werden sollte, die wir auf den Lebensmittelmärkten und auf unseren Tischen finden können, und dass es als solches nicht als bloße „Ware" betrachtet werden sollte. Dieses uralte und fabelhafte Produkt sollte zu einem fairen Preis verhandelt, verkauft und bezahlt werden, nicht zu den für Waren typischen Tiefstpreisen.

Die unwahrscheinlichen und geradezu demütigenden Preise, die wir in Supermärkten und vor allem bei Discountern häufig sehen, insbesondere bei Sonderangeboten, bei denen ein Liter Öl sogar für weniger als 3,50 Euro verkauft wird, haben in der jüngsten Vergangenheit zu unangenehmen Überraschungen für die Verbraucher geführt.

Wir wollen in keiner Weise unangemessenes Verhalten rechtfertigen, aber wir glauben, dass man, wenn man zu sehr am Boden des Fasses kratzt, irgendwann auf das Holz stößt, und dass, wenn weiteres Kratzen nicht mehr möglich ist, es beinahe normal erscheint, wenn jemand auf kreative Ideen kommt, um die Unternehmensbilanz zu verbessern.

Es ist nicht möglich, den Preis in absoluten Zahlen auszudrücken, da, wie wir bereits gesehen haben, zwei Arten von Überlegungen angestellt werden müssen. Zum einen gibt es Öle, die aus verschiedenen Teilen der Welt, von unterschiedlichen Anbauflächen sowie von verschiedenen Produktions- und Verpackungsunternehmen stammen, und zum anderen gibt es von Jahr zu Jahr beträchtliche Schwankungen, die auf Produktionsmenge und -qualität zurückzuführen sind. All diese Komponenten wirken sich stark auf die fixen und variablen Produktionskosten sowie auf die Vertriebskosten der Öle aus, was zu großen Unterschieden führt.

Da die Kostenfrage für die Branche und die Verbraucher von zentraler Bedeutung ist, verdient sie eine ernsthafte Stellungnahme und Antwort. Ich fühle mich verpflichtet, mich dem möglichen Urteil von Kollegen und der Öffentlichkeit auszusetzen, indem ich behaupte, dass es zumindest riskant und zweifelhaft sein könnte, im groß organisierten Einzelhandel weniger als sieben bis acht Euro für eine Ein-Liter-Flasche Natives Olivenöl Extra zu bezahlen, es sei denn, es handelt sich um ein Sonderangebot und somit um einen reduzierten Preis. Dies gilt zumindest dann, wenn man davon ausgeht, dass man immer noch ein Produkt von guter Qualität kaufen möchte.

Jenseits, oder besser gesagt oberhalb, dieser Preisschwelle eröffnet sich eine Welt, wie dies auf allen Märkten der Fall ist, wenn es um Waren geht, die über den Einstiegspreis hinausgehen.

Wir sind der Meinung, dass eine angemessene Preisspanne im Einzelhandel für Öle guter bis hoher Qualität zwischen mindestens 10–12 und höchstens 35–40 Euro pro Liter liegen kann. Mit diesen Zahlen kann man – wenn man gelernt hat, wie man auswählt – Produkte von gutem bis ausgezeichnetem oder höchstem Niveau kaufen, also Produkte, die jeden Gaumen zufriedenstellen und bei nationalen wie internationalen Ölwettbewerben gut abschneiden oder sogar Preise gewinnen können. Wir sprechen von Ölen mit hervorragenden Geruchs-, Geschmacks- und Gesundheitseigenschaften, von Produkten, die die Wahrnehmung und den Genuss eines jeden Gerichts zum Positiven verändern können.

Wir wissen sehr wohl, dass es Produkte gibt, die für mehr als 50 oder sogar über 100 Euro pro Liter verkauft werden. In diesem Fall sprechen wir von sehr exklusiven Wettbewerbsprodukten, über die wir bereits berichtet haben. Sie können zu exklusiven Preisen auf den Märkten platziert werden, entweder aufgrund der Knappheit der Produktion und der hohen Nachfrage, aufgrund einer sehr geschickten und effektiven Markenpositionierung oder sogar aufgrund der Tatsache, dass sie durch den wiederholten Gewinn von Preisen und Auszeichnungen in Wettbewerben und von Führern ein hohes Prestige und einen hohen Status erlangt haben.

Zusammenfassend lässt sich sagen, dass man mit einem Betrag von etwa 10–12 Euro pro Liter, der mehr als vernünftig und für jeden Verbraucher erschwinglich erscheint, bereits Öle guter und manchmal sogar ausgezeichnetes Qualität kaufen kann.

Um diesen Standpunkt besser zu untermauern, möchte ich abschließend einige Denkanstöße geben, indem ich drei einfache Fragen stelle:

I. Wie viel sind wir im Durchschnitt bereit, für eine Flasche guten Weins oder handwerklich gebrauten Biers auszugeben, die wir während einer kurzen Mahlzeit trinken?
II. Wie viel sind wir bereit, für einen Liter Öl für unseren Automotor auszugeben?
III. Wie lange hält sich eine durchschnittliche Flasche Natives Olivenöl Extra in unserer Küche?

Ich kann mir vorstellen, dass wir oft bereit sind, für eine Flasche Wein oder ein handwerklich gebrautes Bier, das im Rahmen einer einzigen Mahlzeit konsumiert wird, weit mehr als 10 Euro auszugeben, und dasselbe gilt für einen Liter Motoröl für das Auto, bei dem wir im Allgemeinen nicht bereit sind, Kompromisse einzugehen, weil es die Gesundheit des Automotors erhalten soll.

Wir können uns daher fragen, warum dies nicht mit der gleichen Häufigkeit bei einer Flasche Nativem Olivenöl Extra geschieht, das für die ganze Familie oft länger als eine Woche reicht. Beim Kauf von Nativem Olivenöl Extra sind viele Verbraucher nur bereit, ein paar Euro auszugeben und suchen ständig nach dem billigsten Angebot oder Preis.

Leider gibt es immer noch zu viele Verbraucher, die wenig für Natives Olivenöl Extra bezahlen wollen und absolut nicht bereit sind, 10 Euro oder mehr für einen Liter Olivenöl auszugeben.

Diese Verbraucher vergessen, wie viele Mahlzeiten pro Woche durch ein hochwertiges Öl aufgewertet werden können. Vor allem scheinen viele Verbraucher die Möglichkeiten, die die Verwendung eines hochwertigen Nativen Olivenöls Extra bietet, nicht vollständig zu erkennen und zu verstehen, wie sie dadurch ihre Ernährung positiv beeinflussen und ihre geistige und körperliche Gesundheit fördern können. Darüber hinaus üben sie durch ihr Streben nach niedrigen Preisen die große Macht des Verbrauchers auf den Märkten auf schlechte Weise aus. Da sie sich bei ihrer Suche ausschließlich auf den Preis und nicht auf die Qualität konzentrieren, veranlassen sie die Unternehmen, ihre Waren zu immer niedrigeren Preisen zu produzieren, was sie dazu bringt, „am Boden des Fass zu kratzen", ein Verhalten, das, wie wir bereits gesagt haben, dazu führt, dass sie bei der Festlegung des Verhältnisses zwischen Qualität und Preis Kompromisse eingehen müssen.

Wir sollten immer daran denken, dass die Qualität eines Produkts immer natürliche Kosten hat, von denen es nicht abstrahiert und losgelöst werden kann.

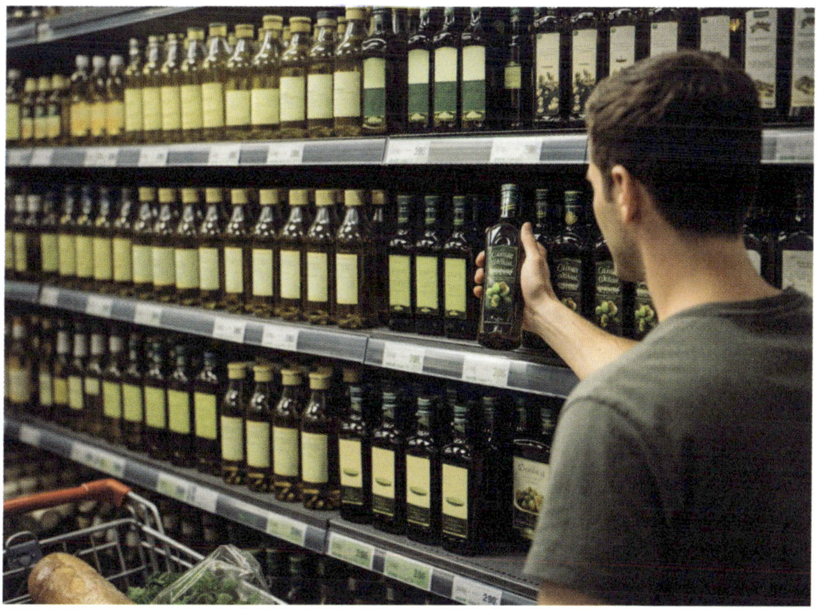

Abb. 75: Im Supermarkt. Wir sollten immer daran denken, bevor wir ein Lebensmittel kaufen, was der eigentliche Antrieb ist, mit dem wir uns beschäftigen müssen: „Wie können wir auf den Kauf eines guten Öls verzichten, das Teil unseres Körpers wird?" (Bild mit KI erstellt)

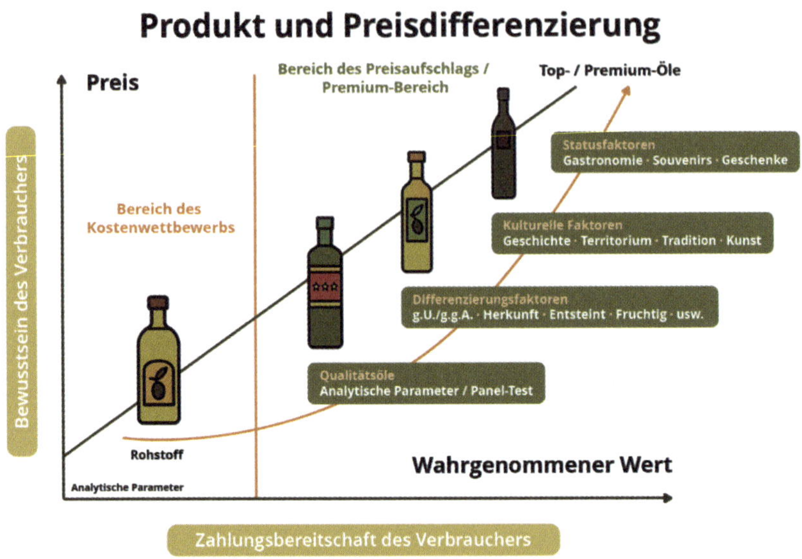

Abb. 76: Preis-Leistungs-Verhältnis vom Discounter bis hin zu Ölen in Premiumqualität.

Bevor wir Lebensmittel einkaufen, sollten wir uns daran erinnern, dass „wir sind, was wir essen“. Bevor wir also eine Flasche Olivenöl in unseren Einkaufswagen legen, müssen wir uns automatisch und notwendigerweise folgende Frage stellen: „Wie kann ich auf den Kauf eines guten Öls verzichten, das ein Teil von mir und meines Körper wird?“

FRAGE 95

Wie viele DOP- und IGP-Öle gibt es in Italien?

„Unsere Einzigartigkeit ist das wertvollste Geschenk, das wir haben."

(Craig Warwick)

ITALIEN IST DAS LAND MIT DER GRÖSSTEN ARTENVIELFALT AN OLIVEN

Italien ist das Land mit der höchsten Anzahl anerkannter DOP für Öle aus Oliven. Dieser Reichtum ist im Wesentlichen auf die große Vielfalt der in unserem Land existierenden Sorten (mehr als 545 sind registriert) sowie auf die Vielzahl der für die Produktion geeigneten Gebiete zurückzuführen.

Unser Land kann sich daher rühmen, den europäischen Rekord an anerkannten Marken für Natives Olivenöl Extra zu halten. Bis heute sind 42 DOP und 8 IGP anerkannt [47].

Der Verbraucher kann DOP- oder IGP-Öl an der Angabe auf dem Etikett erkennen:

„Geschützte Ursprungsbezeichnung" oder „geschützte geografische Angabe", neben dem gesetzlich vorgeschriebenen Zeichen.

LASSEN SIE UNS DIE EINZELNEN DOP DER VERSCHIEDENEN REGIONEN BETRACHTEN:

ABRUZZEN - *Aprutino Pescarese* (Provinz Pescara); *Colline Teatine* (Provinz Chieti); *Pretuziano delle Colline Teramane* (Provinz Teramo)

BASILICATA - *Vulture* (gesamtes Gebiet der Region Basilikata) *(DOP mit Übergangsschutz)

KALABRIEN – *Alto Crotonese* (Prov. Crotone); *Bruzio* (Prov. Cosenza); *Lametia* (Prov. Catanzaro)

KAMPANIEN – *Cilento* (Prov. Salerno); *Colline Salernitane* (Prov. Salerno); *Penisola Sorrentina* (Prov. Neapel); *Irpinia – Colline dell'Ufita* (Prov. Avellino) *(DOP im Übergangsschutz); *Terre Aurunche* (Prov. Caserta) *(DOP im Übergangsschutz)

EMILIA-ROMAGNA – *Brisighella* (Prov. Forlì-Cesena und Ravenna); *Colline di Romagna* (Prov. Rimini, Forlì-Cesena)

FRIAUL-JULISCH VENEZIEN – *Tergeste* (Prov. Triest)

LAZIO – *Canino* (Prov. Viterbo); *Sabina* (Prov. Rom und Rieti); *Tuscia* (Prov. Viterbo); *Pontinisches Hügelland* (Prov. Latina) *(DOP unter vorübergehendem Schutz)

LIGURIEN – *Riviera Ligure* (gesamte Region mit drei spezifischen Teilgebieten: *Riviera dei Fiori, Riviera del Savonese* und *Riviera di Levante*)

LOMBARDEI – *Lombardische Seen* (Provinzen Brescia, Bergamo, Como und Lecco)

MARKEN – *Cartoceto* (prov. Pesaro-Urbino)

MOLISE – *Molise* (gesamte Region)

APULIEN – *Collina di Brindisi* (Prov. Brindisi); *Dauno* (Prov. Foggia); *Terra di Bari* (Prov. Bari); *Terra d'Otranto* (Provinzen Brindisi, Lecce, Taranto); *Terre Tarentine* (Prov. Taranto)

SARDINIEN – *Sardinien* (gesamte Region)

SIZILIEN – *Ätna* (Provinzen Catania, Enna und Messina); *Iblei-Gebirge* (Provinzen Syrakus, Ragusa und Catania); *Val di Mazara* (Provinzen Palermo und Agrigento); *Valdemone* (Prov. Messina); *Valle del Belice* (Prov. Trapani); *Trapani-Täler* (Prov. Trapani)

TOSKANA – *IGP Toscano* (gesamte Region); *Chianti Classico* (Prov. Florenz und Siena); *Lucca* (Prov. Lucca); *Terre di Siena* (Prov. Siena); *Seggiano* (Prov. Grosseto) *(DOP im Übergangsschutz)

UMBRIEN – *Umbrien* (gesamte Region mit Teilgebieten)

VENETIEN – *Veneto Valpolicella, Veneto Euganei und Berici, Veneto del Grappa* (Provinzen Verona, Padua, Vicenza und Treviso); *Garda Veneto* (Prov. Verona)

TRENTINO-SÜDTIROL – Garda Trentino (Prov. Trient)

(* DOP im Übergangsschutz, die Form des Schutzes, die nur im nationalen Hoheitsgebiet gilt, da die endgültige Anerkennung durch die EU noch aussteht.)

SEHEN WIR UNS DIE IGP DER VERSCHIEDENEN REGIONEN AN:

Die IGP Toskana war die erste Region, die schon vor Jahren den Nutzen und das kommerzielle Potenzial der IGP-Marke erkannt hat.

IGP-Öle der italinieschen Regionen:

- Marken IGP-Öl
- Kalabrien IGP-Öl
- Kampanien IGP-Öl
- Lucano IGP-Öl
- Apulien IGP-Öl
- Rom IGP-Öl
- Sizilien IGP-Öl
- Toskana IGP-Öl

FRAGE 96

Was ist der Paneltest?

„... die Kunst des Verkostens ist in Wirklichkeit das Ergebnis eines Missverständnisses, es sei denn, man will sie als Metonymie betrachten. Im Lichte dieses neuen Bewusstseins ist es das Öl, das als Kunstwerk gelten kann!"

(Mauro Amelio)

EINE METHODE, DIE DIE WELT DES ÖLS ZUM BESSEREN VERÄNDERT HAT UND ÜBER DIE GERADE DESHALB VIEL DISKUTIERT UND GESPROCHEN WIRD

Historisch gesehen war die Bewertung von Lebensmitteln immer in erster Linie eine sensorische Beurteilung. In der Vergangenheit beruhte die Wahl eines bestimmten Anbieters oft vorrangig auf der vom Käufer wahrgenommenen Qualität des Produkts.

In der heutigen Zeit haben sich Verbraucher zunehmend von der Lebensmittelproduktion abgekoppelt. Früher waren die Beziehungen innerhalb der Lieferkette direkter, und Lebensmittel durchliefen weniger Schritte, um zum Verbraucher zu gelangen. Heute ist die Lieferkette länger geworden, und zugleich ist die direkte Beziehung zum Erzeuger verschwunden. Dies ist einer der Gründe, warum es notwendig war, die Produktkontrollen zu intensivieren, indem immer zuverlässigere Analysesysteme zur Qualitätsmessung entwickelt wurden, die den Verbraucher schützen können, indem sie die Qualität, die Authentizität und die Unbedenklichkeit der Produkte garantieren.

Gleichzeitig hat der Mensch allmählich die Hierarchien bei der Nutzung einiger Sinnesfunktionen verändert, insbesondere auf Kosten des Geruchssinns, der im Laufe der Zeit zugunsten des Sehsinns an Bedeutung verloren hat, um seine Umgebung zu beurteilen. Es ist nicht schwer, die Vorstellung zu akzeptieren, dass wir in einem Zeitalter des Scheins leben; alles, von Informationen bis hin zu Werbung wird heute überwiegend über Bilder vermittelt, die unser Auge aufnimmt und unser Gehirn verarbeitet.

Daher ist es heute oft so, dass wir nicht mehr in der Lage sind oder es zumindest nicht mehr gewohnt sind, uns auf das Erkennen der Qualität unserer Lebensmittel zu konzentrieren. Viel häufiger wählen wir unsere Lebensmittel nach ihrem Aussehen statt nach Geruch und Geschmack aus.

Wer von Ihnen kann sagen, dass er sich bei seinen täglichen Einkäufen nicht von den Etiketten, den Farben, der Aufmachung im Laden und im Regal oder von der Präsentation der Produkte in der Werbung beeinflussen lässt? Auch und gerade bei Nativem Olivenöl Extra ist es schwierig, die Qualität des Produkts zu beurteilen, ohne seine sensorischen Eigenschaften zu bewerten und zu verstehen.

Tatsächlich gibt es auf dem Markt Öle, die trotz normaler chemisch-physikalischer Parameter bei sorgfältiger Verkostung mehr oder weniger offensichtliche sensorische Mängel oder organoleptische Fehler aufweisen.

Die sensorische Analyse ist die Untersuchung eines Produkts mithilfe des menschlichen Sinnesapparats. Sie kann empirisch von jedem Verbraucher oder wissenschaftlich durch Experten und mit geeigneten statistischen Verfahren durchgeführt werden, um zuverlässige Urteile zu ermöglichen.

Für die Durchführung einer sensorischen Analyse sind zwei grundlegende Elemente erforderlich: eine Methode und ein Instrument, in diesem Fall repräsentiert durch den Menschen, d. h. durch die Panelisten oder Jurymitglieder.

Es ist ratsam, bei der Wahl der Analysemethode und der Art der Juroren die Ziele, die wir erreichen wollen, im Auge zu behalten. Diese können je nach Zweck sehr unterschiedlich sein. So kann es sich um die Klassifizierung von Produkten, die Definition von Typizitäten, die Entwicklung von Marketingstrategien, die Kontrolle des Produktionsprozesses, die Bewertung der Haltbarkeit oder auch die Verleihung eines Preises bzw. einer Anerkennung handeln. Dies sind nur einige

Beispiele für Zwecke, für die die sensorische Analyse eingesetzt werden kann.

Für jeden dieser Zwecke ist es notwendig, die am besten geeignete Prüfart auszuwählen, einschließlich der Art des Prüfblatts, der Anzahl und Art der Prüfer sowie der geeignetesten Methode zur statistischen Datenanalyse.

In unserem Fall betrachten wir insbesondere zum Nutzen und Vorteil des Verbrauchers die offizielle Methode zur Bewertung der organoleptischen Merkmale von Nativen Olivenölen für die Klassifizierung der Erzeugnisse.

Bei der sogenannten IOC-Methode, wird eine Gruppe von mindestens acht Juroren (auch Panelisten genannt) eingesetzt, die entsprechend ausgewählt und geschult werden, stets gemäß dem streng festgelegten IOC-Protokoll, und unter der Aufsicht eines Panelleiters arbeiten.

Die Bedeutung der Bewertung der organoleptischen Merkmale von Olivenöl ist seit Langem bekannt. Bereits 1966 wurde in der Verordnung (EWG) Nr. 136/66 festgelegt, dass Native Olivenöle anhand von zwei Parametern klassifiziert werden sollten:

- dem Wert des freien Säuregehalts und
- der Bewertung des Geschmacks.

Es ist nicht verwunderlich, dass bis vor einigen Jahrzehnten der Säuregehalt als wichtigster, wenn nicht gar als einziger oder zumindest grundlegender Parameter für die Ölqualität angesehen wurde. Sicherlich ist der Säuregehalt ein leicht und genau messbarer Parameter, während das Vorhandensein eines „perfekten Geschmacks“ oder „guten Geschmacks“ etwas ist, das offensichtlich nur schwer zu überprüfen ist!

Nach jahrelangen Studien hat der in Madrid ansässige International Olive Council (IOC) die erste Version einer Methode zur objektiven Bewertung der organoleptischen Eigenschaften von Nativem Olivenöl erstellt. Es war eine internationale Kommission unter der Koordination und Leitung von Rafael Gutierrez Quijano, die am 18.06.1987 die erste offizielle Methode zur Bewertung von Nativem Olivenöl, die IOC/T20, herausgab.

Die Methode wurde 1991 mit der EWG-Verordnung Nr. 2568/91, Anhang XII, in Europa übernommen. Bei dieser Methode wurde eine Jury von mindestens acht entsprechend ausgewählten und geschulten Verkostern aufgefordert, das zu prüfende Öl mithilfe eines speziellen Bewertungsbogens zu beurteilen und eine Note von 1 bis 9 zu vergeben. Die Karte ermöglichte die Bewertung von Vorzügen und möglichen Mängeln. Ein fehlerfreies Öl musste eine Punktzahl (Durchschnitt der von den Juroren vergebenen Bewertungen) von über 6,5 erreichen. Seither wurde die Methode weiterentwickelt und verfeinert, bis sie die derzeitige Formulierung im Zusammenhang mit der Verwendung des aktuell gültigen Formulars erreichte.

Der Panel-Test ist wie die chemischen Analysen ein obligatorischer Test für Natives Olivenöl Extra. Er wird von einem offiziellen, zertifizierten und anerkannten Labor durchgeführt, das eine Gruppe anerkannter Verkoster beschäftigt, die ordnungsgemäß im Register der „Experten für Natives Olivenöl und Natives Olivenöl Extra" eingetragen sind. Dieses Register wird vom Ministerium für Land- und Forstwirtschaft (MASAF) in den einzelnen Regionen Italiens geführt.

Während des „Tests" gibt die Verkostungsgruppe auf Grundlage eines standardisierten Verfahrens ein Urteil ab, das dem Öl eine Produktkategorie zuordnet und zusammen mit den chemischen Analysewerten die Klasse des Produkts bestimmt.

Grundlegende Elemente für die Gültigkeit und Zuverlässigkeit der Methode sind die Wiederholbarkeit und Reproduzierbarkeit der Messungen, die in ähnlicher Weise auch für chemische Analysen erforderlich ist.

Was wir damit meinen:

I. Wiederholbarkeit: Grad der Übereinstimmung zwischen einer Reihe von Messungen, die an der gleichen Probe, im gleichen Labor und mit der gleichen Methode vorgenommen wurden.
II. Reproduzierbarkeit: Grad der Übereinstimmung zwischen einer Reihe von Messungen, die an derselben Probe, mit derselben Methode und in verschiedenen Laboratorien durchgeführt wurden.

Damit ein Olivenöl vom Gremium als Natives Olivenöl Extra eingestuft werden kann, muss es zunächst absolut frei von Mängeln sein, wobei nicht einmal der geringste Fehler (wie z. B. weinig, schimmelig, überhitzt, ranzig, schlammig, erdig usw.) erlaubt ist, der von der Mehrheit der acht Verkoster festgestellt werden könnte.

Wenn die Richter Unvollkommenheiten oder Fehler identifizieren, müssen sie die Art und Intensität des Fehlers auf dem Verkostungsbogen angeben. Damit das Ergebnis offiziell ist, müssen mathematische Formeln auf die festgestellten Daten angewendet werden, um dem Ergebnis statistische Signifikanz zu verleihen. Wenn der Median der von der Mehrheit der Juroren wahrgenommenen und definierten (also identifizierten) Mängel > 0 beträgt, wird das Olivenöl von Nativ Extra auf Nativ zurückgestuft (wenn der Median der Mängel größer als Null und kleiner als 3,5 ist). Im Falle schwerwiegender Mängel (Median der wahrgenommenen Mängel > 3,5) wird es als Natives Lampantöl klassifiziert und an die Raffinerie weitergeleitet.

FRAGE 97

Zukünftige Entwicklungen und mögliche Weiterentwicklung des Paneltests?

„Die Ergebnisse einer Organisation sind das Ergebnis der gemeinsamen Anstrengungen jedes Einzelnen."

(Vince Lombardi)

Im Oktober 2015 fand im Rahmen der EXPO 2015 in Mailand ein wichtiger Workshop statt, der von der Europäischen Kommission (Generaldirektion Landwirtschaft und ländliche Entwicklung) organisiert wurde. Nach einer interessanten Präsentation der Anwendungsmöglichkeiten der sensorischen Analyse im Rahmen der amtlichen Qualitätskontrolle von Lebensmitteln wurden die Teilnehmer dazu ermutigt, mögliche und/oder wahrscheinliche Lösungen für die verschiedenen Probleme des sensorischen Kontrollsystems zu entwickeln. Dies sollte im Hinblick auf die zukünftige Entwicklung der Methodik erfolgen, und zwar mit breiteren Perspektiven und nicht nur für Native Olivenöle.

Aus diesem umfangreichen Brainstorming ergaben sich vier mögliche Makrobereiche für Maßnahmen:

I. Schulungs- und Ausbildungssystem für Lehrer und Verkoster
II. Akkreditierung von Gremien für die sensorische Bewertung von Nativem Olivenöl und der Harmonisierung bestehender Normen
III. Standard-Referenzmaterialien
IV. Statistik: Interpretation der Ergebnisse und Berichterstattung

Für jeden Makrobereich wurde eine Reihe mittel- bis langfristiger Ziele festgelegt, die von vier Kommissionen direkt unter der Leitung des IOC-Exekutivsekretariat erörtert werden sollen.

Nach Ansicht des renommierten Experten und IOC-Beraters Dr. Andrea Giomo gibt es verschiedene mögliche Auswirkungen und Folgen:

„Es mag noch verfrüht sein, über die Ergebnisse dieser Revolution zu sprechen, da sie noch im Gange ist. Dennoch kann ich auf jeden Fall eine Vorhersage wagen, die auf meinen eigenen Überlegungen beruht. Meiner Meinung nach wird die sensorische Methode vollständig mit den bestehenden ISO-Normen harmonisiert und die Qualitätssicherungssysteme der Methode radikal verbessert, damit alle Panels richtig und angemessen objektiv arbeiten können. Die Verwirklichung dieser Ziele wird nicht einfach sein, da sie eine Änderung der Sichtweise auf die Methode selbst voraussetzt, die durch ihre Anwendung und Praxis im Laufe der Jahre etwas statisch geworden ist, im Vergleich zu einer sensorischen Wissenschaft, die sich ständig und dynamisch weiterentwickelt. Das Leitmotiv dieses Wandels wird genau dies sein: die sensorische Wissenschaft als Wissensbasis, auf der solide methodische Systeme aufgebaut werden können, die sich an der ISO-Norm 19600:2014 (Leitlinien für Compliance-Management-Systeme) orientieren. Es besteht kein Zweifel daran, dass alle Beteiligten erhebliche Anstrengungen zur kognitiven Verbesserung und Anpassung an die neuen Normen unternehmen müssen, um ein gemeinsames Ziel zu erreichen, nämlich eine in jeder Hinsicht unanfechtbare und vor allem nützliche Methode auf allen Ebenen der Olivenöl-Lieferkette, von der Erzeugung bis zum Endverbraucher, zu strukturieren."

[Andrea Giomo: veröffentlicht am 15. Juli 2016 in Strictly Technical, L'ARCA OLEARIA]

WARUM WURDE DER PANELTEST INS LEBEN GERUFEN?

Der Grund für die aktuelle Situation reicht auf der italienischen Halbinsel weit zurück, genauer gesagt beginnt die Geschichte am 3. August 1890 mit der Veröffentlichung der RDL 7045, in der der Verkauf von pflanzlichen Fetten, die durch Ranzigkeit oder aus faulen Samen verändert wurden, verboten wurde. Einige Jahrzehnte später, am 18. März 1926, wurde die RDL 562 veröffentlicht, in der Olivenöl genauer definiert und der Verkauf von ranzigen, merklich fehlerhaften oder veränderten Ölen verboten wurde. Am 27. September 1936 wurde schließlich die RDL 1986 veröffentlicht, die neben der Definition der ersten Olivenölkategorien auch die organoleptische Prüfung einführte, indem festgelegt wurde, dass Speiseöle keine unangenehmen Gerüche, etwa nach Ranzigkeit, Schimmel, Fäulnis, Rauch, Wurmbefall, usw. aufweisen dürfen. Am 13. November 1960 wurde mit der Veröffentlichung des Gesetzes Nr. 407 zum ersten Mal definiert, dass Natives Olivenöl Extra frei von wahrnehmbaren Mängeln ist, d. h. von Mängeln, die sensorisch oder durch den Gebrauch des Geruchs- und Geschmackssinns festgestellt werden müssen.

Auf dieser Regelungsgrundlage, die ausschließlich italienischer Natur war, erließ die EWG 1966 mit dem Fusionsvertrag (1965), der auf den Brüsseler Vertrag von 1948/1958 folgte, die Verordnung Nr. 136 vom 22.09.1966, in der Natives Olivenöl Extra als „Olivenöl mit perfektem Geschmack“ definiert wurde, wobei dieser „perfekte Geschmack“ zu definieren und zu kontrollieren war.

DAS INTERNATIONAL OLIVE COUNCIL (IOC)

Die spätere Entwicklung ist weitgehend dem IOC zu verdanken, das 1959 gegründet wurde, um die verschiedenen internationalen Ölkonferenzen zu verwalten, die fünfzig Jahre lang zur Förderung des Olivenbaums, des Olivenöls und der Tafeloliven stattgefunden hatten. Sie ist die einzige internationale Organisation, die sich dem Olivenöl und den Tafeloliven widmet. Sie leistet einen entscheidenden Beitrag zur verantwortungsvollen und nachhaltigen Entwicklung des Olivenbaums und bietet ein weltweites Forum, in dem politische Maßnahmen zur Bewältigung der Herausforderungen des Sektors diskutiert und verabschiedet werden. Die Organisation besteht aus 16 Mitgliedern, darunter die Europäische Union, die alle ihre Erzeugerländer von Tafeloliven und Olivenöl vertritt.

Das IOC wurde von der EWG beauftragt, eine Bewertungsmethode zu entwickeln, die den damals geltenden Normen entsprach, und eine Kommission unter dem Vorsitz von Rafael Gutierrez Gonzalez Quijano vom *Instituto de la Grasa* in Sevilla einzusetzen.

DIE IOC-METHODE

Die Methode, die mit der Verordnung 2568 von 1991 in Kraft trat, wurde Ende der 1980er-Jahre von der im IOC eingerichteten Kommission entwickelt. Die Methode wurde von Anfang an als äußerst praxisnahe, empirische und zielgerichtete Methode konzipiert, die auf der langjährigen Erfahrung von Branchenexperten basierte, die seit der Römerzeit Olivenöl in gewisser Weise „im Mund" bewerteten.

Danach entwickelte sich die Methode in kleinen Schritten in Richtung der Harmonisierung von Normen auf internationaler Ebene unter dem großen Dach der Internationalen Normungsorganisation (ISO) weiter. Bis hin zur aktuellen Version, die sich dank der mit der Entwicklung der Methode beauftragten IOC-Kommission in Revision 8 (IOC/T20/Doc.15/Rev.8) befindet.

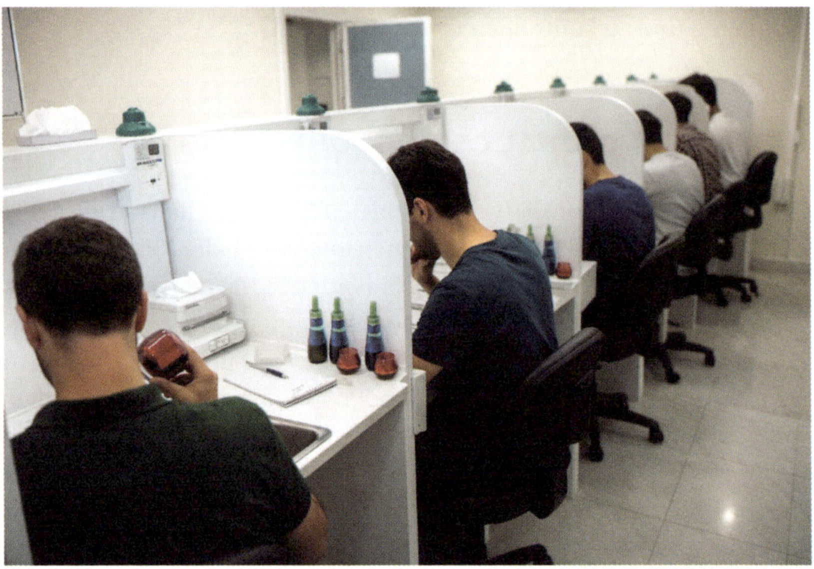

Abb. 77: Beispiel für einen offiziellen Verkostungsraum. (Bild mit KI erstellt)

Das offizielle Verkostungsglas muss gemäß der von der EU umgesetzten IOC-Verordnung aus blauem, bernsteinfarbenem oder rotem Glas bestehen und mit einer Uhrglasschale zur Abdeckung und

Eindämmung der Aromen versehen sein. Das farbige Glas gewährleistet, dass der Juror die Farbe des verkosteten Öls nicht sehen kann und somit in keiner Weise von der Farbe beeinflusst wird.

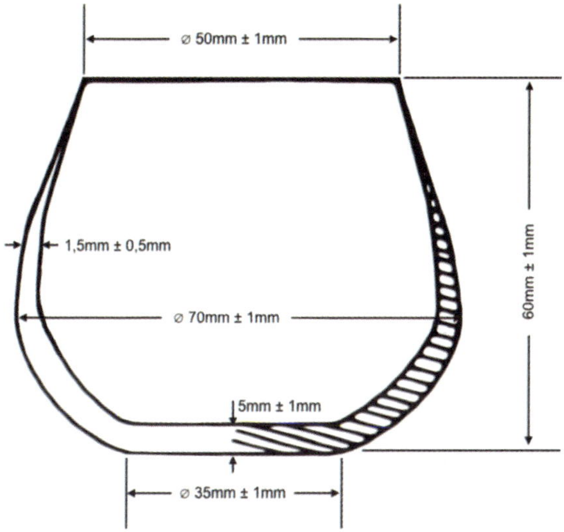

Abb. 78: Verkostungsgläser mit den vom IOC vorgeschriebenen technischen Spezifikationen. (Quelle: https://www.spanish-oil.com/de/zubehoer/olivenoel-test-glaeser)

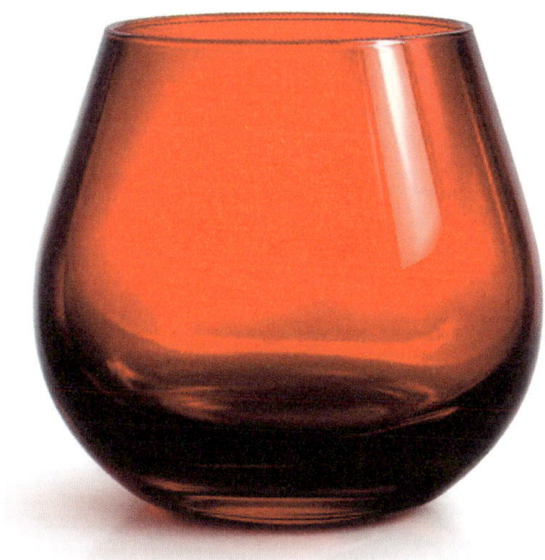

Abb. 79: Rotes Verkostungsglas. (Bild mit KI erstellt)

Für die Einstufung des Öls wird der Wert des Medians der Mängel und des Medians der Fruchtigkeit mit den nachstehend aufgeführten Referenzintervallen verglichen. Die Grenzen dieser Intervalle wurden unter Berücksichtigung des Fehlers der Methode festgesetzt und gelten daher als absolut. Eine entsprechende Computer-Software gestattet eine visuelle Darstellung der Einstufung in tabellarischer oder grafischer Form.

(a) Natives Olivenöl extra: der Median der Mängel ist 0 und der Median des Attributs „fruchtig" ist größer als 0.

(b) Natives Olivenöl: der Median der Mängel ist größer als 0, aber nicht größer als 3,5 und der Median des Attributs „fruchtig" ist größer als 0.

(c) Lampantöl: der Median der Mängel ist größer als 3,5 oder der Median der Mängel ist nicht größer als 3,5 und der Median des Attributs „fruchtig" ist gleich 0.

Anmerkung 1:

Liegt der Median des Attributs „bitter" und/oder der des Attributs „scharf" über 5,0, so vermerkt der Prüfungsleiter dies auf der Prüfbescheinigung.

Abbildung 1

PROFILBESCHREIBUNG VON NATIVEM OLIVENÖL

Intensität der Wahrnehmung der Mängel		
Stichig/schlammig (*)		
Modrig/feucht/erdig (*)		
Wein-/essigartig Sauer/säuerlich (*)		
Frostgeschädigte Oliven (feuchtes Holz)		
Ranzig		
Sonstige negative Attribute:		
Deskriptor	Metallisch ☐ Heuartig ☐ Wurmstichig ☐ Roh ☐ Lakig ☐ Brandig oder erhitzt ☐ Fruchtwasserartig ☐ Espartograsartig ☐ Gurkenartig ☐ Schmierölartig ☐	

(*) *Nichtzutreffende streichen*

Intensitat der Wahrnehmung der positiven Attribute			
Fruchtig			
	Grün ☐	Reif ☐	
Bitter			
Scharf			
Name des Prüfers:		Code-Nr. des Prüfers:	
Code-Nr. der Probe:	Unterschrift:		

Abb. 80: Beispiel für ein offizielles Verkostungsformular, das die Abgrenzungen für die Einstufung von EU-Olivenölen in die drei gesetzlichen Produktkategorien und die drei Fruchtigkeitsstufen zeigt. Quelle: EU-Durchführungsverordnung (EU) Nr. 1348/2013, ABl. L 338 vom 17.12.2013, S. 29.

FRAGE 98

Stimmt es, dass Öl aus Oliven mehrere kosmetische Wirkungen hat?

„Es gibt zwei Flüssigkeiten, die für den menschlichen Körper am angenehmsten sind: Wein im Inneren und Öl im Äußeren."

(Plinius der Ältere)

SEIT JAHRTAUSENDEN BEKANNTE UND GESCHÄTZTE TUGENDEN

Die Tugenden und Qualitäten des Olivenöls werden seit der Antike auch im Bereich der Kosmetik und Körperpflege geschätzt.

Öl hatte eine hygienische Funktion, die Griechen und Römer rieben ihren Körper mit parfümiertem Öl ein. Außerdem wurde ihm eine Schutzfunktion zugeschrieben, da es den Körper vor Hitze und Kälte schützte. Athleten und Krieger rieben sich vor und nach Wettkämpfen mit Öl ein, um Schürfwunden zu lindern und zu heilen und die Haut geschmeidig zu halten.

Die Verwendung von Olivenöl zur Herstellung von Kosmetika und insbesondere von Parfüms geht auf das 4. Jahrtausend v. Chr. in Ägypten zurück, wo vermutlich zum ersten Mal die Technik der Mazeration von Duftessenzen in Pflanzenölen entwickelt wurde. In einigen altägyptischen Grabbeigaben wurden kleine Alabasterbehälter gefunden, in denen höchstwahrscheinlich Parfüms und Salben aufbewahrt wurden (Belgiorno, 2006). Die Parfümindustrie war im 2. Jahrtausend v. Chr. einer der wichtigsten Wirtschaftszweige in den Mittelmeerländern.

Sinnbildlich dafür sind die archäologischen Funde aus der Ausgrabung von Pyrgos auf Zypern, bei der in einer Ölmühle eine kleine Parfümfabrik entdeckt wurde. Gefunden wurden Werkzeuge zur Gewinnung, Zubereitung und Abfüllung von Parfüm sowie in Öl mazerierte

Essenzen (Belgiorno, 2006). In der Zeit des römischen Imperiums von Titus waren Parfüms wie *Onfacium*, das aus der Pressung von Oliven gewonnen wurde, die im August und September geerntet wurden, das *Irium*, das aus Öl hergestellt wurde, in dem Irisblüten mazeriert wurden, und das *Cyprinum*, das aus grünem Olivenöl sowie Kardamom, gelber Lilie, Aloeholz und Harz hergestellt wurde, berühmt (Plinius in „Naturalis Historia"). Jahrtausendelang war Öl die Grundlage für die Herstellung von Salben, Balsamen und Cremes, die täglich von Männern und Frauen zur Parfümierung des Körpers, zur Hautpflege, für Schönheitsmasken und zur Haarentfernung verwendet wurden.

In zahlreichen medizinischen Abhandlungen und Rezeptbüchern von Apothekern aus dem 15. bis 18. Jahrhundert werden die Zubereitung, die Dosierung sowie die von diesen Schönheitsmitteln erwarteten Heilwirkungen sehr detailliert beschrieben.

Olivenöl wurde zusammen mit spezifischen Essenzen für die Haar-, Augen- und Hautpflege verwendet.

Das Öl „gemischt mit *Adianthus* (Adiantum capillus veneris, Pflanze aus der Familie der Farngewächse) und *Apium*-Samen (Samen der Selleriepflanze) macht das Haar wellig und dick", dasselbe Mittel beugt Haarausfall vor (Plinius). Das Einreiben des Kopfes mit Öl fördert das Haarwachstum (Galen, zitiert nach Guerci, 2005). Außerdem belebt es in Kombination mit Brombeere, Aphrodite und Baldrian die schwarze Farbe der Haare.

In der Antike musste die Haut der Frauen weiß, frisch und elastisch sein und durfte keine Makel aufweisen. Cremes mit Öl, Honig und Rosenwasser wurden gegen Falten, Impetigo (eine lästige Hautinfektion) und den „Haarausfall an den Augenlidern" verwendet.

Weiterhin wurde das Öl verwendet, um die Zähne weiß zu halten und um unerwünschte Haare zu entfernen.

Die Verwendung von Olivenöl in der Kosmetik und bei der Herstellung von Kosmetika reicht bis in die antiken Zivilisationen zurück und hat sich im Laufe der Jahrhunderte bis heute weiterentwickelt. Die Eigenschaften des Olivenöls für die Körperpflege haben im Laufe der Zeit ihre Bedeutung beibehalten und wurden in den letzten Jahren von Dermatologen wiederentdeckt, die das Olivenöl als hervorragenden Verbündeten gegen Hautrötungen, Reizungen und Alterung anerkennen.

Der Verkauf von Kosmetika zur Körper-, Haut- und Haarpflege ist ein Multi-Milliarden-Dollar-Geschäft, das im neuen Jahrtausend von Jahr zu Jahr wächst und alle Märkte weltweit betrifft. Einige der beliebtesten Produkte in der Welt der Kosmetik, die als „natürliche" Lösungen angepriesen werden, enthalten zunehmend Olivenöl als Hauptbestandteil in ihren Rezepturen.

Natives Olivenöl Extra enthält, wie wir gesehen haben, starke Antioxidantien, darunter Tyrosol, sowie Vitamin E und Vitamin K, die zur Reparatur und Erneuerung der Haut beitragen. Was vielen Verbrauchern nicht bewusst ist, ist etwas, das die Menschen im antiken Griechenland schon vor Jahrtausenden als selbstverständlich ansahen: Natives Olivenöl Extra, auch wenn es pur verwendet wird, ist eines der besten Schönheitsgeheimnisse.

Natives Olivenöl Extra ist nicht nur ein natürlicher und hypoallergener Feuchtigkeitsspender für die Haut, sondern hat auch den großen Vorteil, dass es starke Antioxidantien enthält, die zur Reparatur und Erneuerung der Haut beitragen, die durch übermäßige Sonneneinstrahlung, Luftverschmutzung und andere Umwelteinflüsse wie Zigarettenrauch und Fast Food geschädigt sein kann. Diese Nährstoffe haben die natürliche Fähigkeit, die Zellen zu stimulieren und der Haut ein pralleres, glatteres, gesünderes und natürlicheres Aussehen zu verleihen.

Die polyphenolischen Bestandteile des Olivenöls und der Olivenblätter gelten als starke Antioxidantien, weshalb sie von der Pharma- und Kosmetikindustrie zur Herstellung von Cremes verwendet werden, die Hautschäden vorbeugen und deren Entstehung entgegenwirken.

Wir möchten Ihnen einige einfache und kostengünstige Möglichkeiten zeigen, wie Sie die wohltuende Wirkung der reichhaltigen Weichmacher des Olivenöls für die Haut- und Körperpflege sowie die Schönheit nutzen können.

Feuchtigkeitsspendende Funktion für die Haut. Wenn Natives Olivenöl Extra auf Gesicht oder Körper aufgetragen wird, dringt es tief in die Haut und spendet langanhaltende Feuchtigkeit, die sie glatt und weich hält. Olivenöl kann sowohl als Nachtcreme als auch als tägliche Feuchtigkeitspflege verwendet werden. Praktischerweise wird es am besten auf die feuchte Haut aufgetragen, denn Wasser trägt dazu bei, eine übermäßige Empfindlichkeit gegenüber Fett zu verringern.

Eine einfache, lindernde Salbe kann zu Hause selbst hergestellt werden, indem Sie etwas Zitronensaft mit Olivenöl mischen. Sie wird Ihnen ein erfrischendes Gefühl vermitteln.

Die Behandlungen sollten im Laufe der Zeit wiederholt werden, um die natürlichen Vorteile des Olivenöls zu nutzen, da es einige Zeit braucht, bis es von der Haut aufgenommen wird. Indem es tiefer einwirkt, kann seine wohltuende Wirkung auch länger anhalten.

Es ist auch als Hautpeeling bekannt. Wenn trockene, schuppige Haut ein Problem ist, empfehlen einige Experten, Olivenöl und Meersalz in einem Waschlappen zu mischen und es in die betroffene Stelle einzumassieren, um die abgestorbene Haut abzuschälen und die darunter liegende gesunde Schicht anzureichern. Interessant ist es auch, ein paar Esslöffel Olivenöl zusammen mit ein paar Tropfen ätherischem Lavendelöl in das Bad zu geben. Dies ist eine großartige Möglichkeit, sich eine besondere Streicheleinheit zu gönnen und gleichzeitig den ganzen Körper zu entspannen, zu beruhigen und mit Feuchtigkeit zu versorgen.

Es reinigt den Körper und glättet die Haut. In Kombination mit Erdbeeren kann Natives Olivenöl Extra als Enthaarungsmittel für den Körper oder als „Poliermittel“ für die Gesichtshaut verwendet werden, oder um Schmutz gründlich von der Haut zu entfernen.

Es kann sich positiv auf die Nägel und die Pflege der Nagelhaut auswirken. Natives Olivenöl Extra bietet uns eine perfekte und einfache Lösung für trockene Nägel und Nagelhaut. Reiben Sie einfach ein paar Tropfen in den Nagelhautbereich und um den Nagel herum ein. Die Nagelhaut bleibt feucht und weich, und die Nägel erhalten einen natürlichen Glanz.

Es ist ein effektiver Augen-Make-up-Entferner. Ein paar Tropfen Natives Olivenöl Extra auf einem Wattestäbchen genügen, um Augen-Make-up sanft und wirksam zu entfernen, ohne die sehr empfindliche und zarte Haut um die Augenpartie zu reizen. Der große Zusatznutzen besteht darin, dass Olivenöl bei kontinuierlicher und konsequenter Anwendung die Haut der Augenpartie weicher machen und Falten glätten kann.

Seit der Antike wird Olivenöl für die Haarpflege verwendet. Bei der Anwendung auf Haar und Kopfhaut hat es eine doppelte Wirkung. Es wirkt als Tiefenpflegemittel und als Mittel gegen Schuppen. Massieren Sie nach der Haarwäsche eine Mischung aus gleichen Teilen Nativem Olivenöl Extra und Wasser in das Haar ein. Lassen Sie es 5 Minuten einwirken und spülen Sie es dann aus. Die Kopfhaut profitiert von einer gesunden Pflege, und das Haar erhält mehr Glanz und Kraft.

FRAGE 99

Welches sind die 10 wichtigsten Faktoren für die Herstellung von Qualitätsöl?

„Qualität ist nie zufällig, sondern immer das Ergebnis intelligenter Bemühungen".

(John Ruskin)

ZUSAMMENFASSUNGEN HELFEN IMMER, SICH BESSER ZU ERINNERN

Wenn wir eine Rangfolge der 10 wichtigsten Faktoren für die Produktion von hochwertigem Olivenöl festlegen müssten, könnten wir folgende hervorheben:

1. Die Olive ist eine Frucht und muss mit der gebotenen Sorgfalt behandelt werden: Die empfindliche Natur einer reifen Frucht erfordert, dass sie vor Schlägen, Druck, Temperatur und Abrieb geschützt wird. Das Aufplatzen der Frucht setzt den Gärungsprozess in Gang und kann zur Produktion von mangelhaftem Öl führen. Die Beachtung dieser Prämisse ist für die Herstellung von Qualitätsöl unerlässlich.
2. Kontrolle von Krankheiten und Schädlingen: Alle Schädlinge, die die Früchte direkt befallen, müssen kontrolliert und eingedämmt werden, um eine Verschlechterung und einen Verfall der Qualität der Früchte zu verhindern, was die Möglichkeit der Gewinnung von Qualitätsöl entscheidend beeinträchtigen würde.
3. Ernte, Transport und Reinigung der Früchte: Die Unversehrtheit der Früchte ist von großer Bedeutung. Die Tiefe der Behälter muss daher begrenzt werden, um den Druck auf die Früchte zu verringern. Mit Erde verschmutzte oder vom Boden gepflückte Früchte sind zweitklassige Früchte und müssen von den vom

Baum gepflückten Früchten getrennt werden. Das Waschen mit sauberem Wasser vor dem Pressen ist sehr bedeutsam. Obwohl der Wasserverbrauch hoch ist, ist das Waschen für die Herstellung von hochwertigem Öl unerlässlich.

4. Klassifizierung, Trennung und getrennte Verarbeitung der verschiedenen Fruchtsorten: Es ist bekannt, dass verschiedene Sorten unterschiedliche Ölqualitäten hervorbringen. Wie bereits oben erwähnt, sollten Olivenfrüchte von Erde gesäubert und am besten direkt vom Baum geerntet werden. Sie sollten auch je nach Sorte, Reifegrad und anderen Gesundheitszuständen getrennt verarbeitet werden. Es ist immer ratsam, die besten Früchte zu priorisieren und die besten Chargen schnell zu verarbeiten und die minderwertigen Chargen erst am Ende des Tages oder gegebenenfalls in einer separaten Produktionslinie.
5. Lagern Sie die Früchte nicht zu lange und verarbeiten Sie sie schnell: Eine zu lange Lagerung oder eine zu langsame Verarbeitung der Früchte sind Praktiken, die die Herstellung von Qualitätsöl behindern. Bei Früchten, die viele Stunden gelagert werden, kommt es zu Oxidation und Gärung. Diese Prozesse können zu Mängeln und negativen Aromen im Öl führen.
6. Verarbeiten Sie die Oliven schnell und bei einer moderaten Temperatur unter 27 °C: Qualitätsöl stammt von Früchten, die bei Temperaturen unter 27 °C verarbeitet wurden. Dies ist wichtig für die Bildung positiver Aromen und der Verringerung von Oxidationserscheinungen.
7. Achten Sie genau auf die Malaxierungsphase: Die Erfahrung des Ölmüllers ist entscheidend, um die richtige Malaxierungsdauer zu bestimmen. Schon 5 Minuten zu lange Malaxierungszeiten können in dieser Phase die Arbeit eines ganzen Jahres zunichtemachen.
8. Lagern Sie das Öl sorgfältig: Eine gute Lagerung ist äußerst wichtig und ermöglicht eine optimale Reifung und Erhaltung der aromatischen Bestandteile. Das Öl muss unbedingt in sauberen Behältern aus rostfreiem Stahl bei Temperaturen unter 20 °C oder 65 °F gelagert werden. Dunkle Glasflaschen sind durchsichtigen Flaschen immer vorzuziehen.

9. Halten Sie alles stets sehr sauber, die Maschinen, die Ausrüstung und die Räumlichkeiten: Mangelnde Sauberkeit ist ein entscheidender Faktor für die Minderung der Ölqualität, denn Olivenöl kann leicht verunreinigt werden. Gerüche aus der Gärung von Pastenresten können bei der Verarbeitung leicht in das Öl gelangen. Saubere Maschinen, Böden und Wände verhindern ranzige Gerüche, die auch das Öl verunreinigen oder von ihm aufgenommen werden können. Sauberkeit ist besonders wichtig in Olivenwaschmaschinen, wo das Waschwasser stets sauber gehalten werden muss.
10. Filtern Sie das Öl sofort nach der Herstellung: Das Filtern ist wichtig, um Öle zu erhalten, die lange Zeit gelagert werden können. Ungefilterte Öle sind heikel in der Handhabung und eher instabil, da sie sehr empfindlich auf Temperaturschwankungen reagieren.

Was den Verbraucher betrifft: Wir betonen stets, dass ein guter Olivenölexperte nicht nur wissen muss, was für die Produktion, Ernte und Verarbeitung hochwertiger Oliven erforderlich ist, sondern auch, wie der Extraktionsprozess funktioniert. Es ist auch ratsam und unerlässlich, ein Experte für die sensorische Bewertung von Öl zu werden, um die wichtigsten Fehler, die im Olivenöl auftreten können, zu verstehen und zu erkennen. Die Kenntnis der Vorzüge, der verschiedenen Sorten und der Öle, die aus ihnen gewonnen werden können, wird bei der Wahl des Öls, das man kaufen möchte, sehr hilfreich sein. Der aufgeklärte und gebildete Verbraucher – den wir als „Verbraucher 3.0" bezeichnen – wird wirklich in der Lage sein, alle Vorteile eines bewussten Konsums dieses edlen und alten Lebensmittels zu genießen.

FRAGE 100

Wie kann es Angebote für den Verkauf von Nativem Olivenöl Extra unter 4 Euro/Liter geben?

„Es gibt kaum etwas auf der Welt, das nicht irgendjemand in etwas minderer Qualität herstellen und zu einem niedrigeren Preis verkaufen könnte. Aber wer nur auf den Preis achtet, wird die legitime Beute davon."

(John Ruskin)

NICHTS SCHEINT UNMÖGLICH FÜR DIE GROSSEN EINZELHANDELSUNTERNEHMEN

Die Struktur des Produktvertriebs hat sich im Laufe des letzten Jahrhunderts radikal verändert. Von einem System, bei dem die Grundnahrungsmittel nahezu ohne Transportwege auf mehr oder weniger lokalen Märkten durch stationäre oder umherziehende Händler verkauft wurden, über die Ausbreitung von Einzelhandelsgeschäften bis hin zum Beginn der Ära des großflächigen Einzelhandels, der dazu führte, dass ein immer größerer Teil der Verbraucherprodukte über Supermarktketten vertrieben wurde. Heute dominiert der großflächige Einzelhandel den Vertrieb auf allen Märkten, obwohl auch er seit etwa 15 Jahren einem rasanten Wandel unterliegt und angegriffen wird, bedingt durch den neuen globalen Marktplatz des Internets, der das System des weltweiten Warenvertriebs zunehmend verändert.

Der Einzelhandel ist daher in Gefahr, und seine Führungsposition ist ernsthaft gefährdet. Die Marketingexperten der Einzelhandelsketten müssen daher jeden Tag neue Wege finden, um die Kunden in ihre riesigen Geschäfte zu locken. Deshalb investieren sie ständig in Werbung, um die Wünsche und Bedürfnisse der Verbraucher zu wecken.

Heutzutage ist der Einzelhandel vor allem daran interessiert, dass seine Geschäfte stets gut besucht sind, da die große Auswahl an Waren den Geist der Verbraucher stimuliert und ihre Wünsche und damit den Konsum anregen. Denken Sie nur daran, wie oft Sie mit Ihrer Einkaufsliste über die Schwelle eines Supermarktes gegangen sind und wie oft Sie diese Liste missachtet haben, indem Sie ein Produkt gekauft haben, das nicht auf der Liste stand. Entweder weil Ihnen eingefallen ist, dass Sie es vergessen hatten, auf die Liste zu setzen, oder weil Sie auf magische Weise Lust auf einen zusätzlichen Einkauf hatten.

Nun, einige der wichtigsten Strategien, die angewandt werden, um die Supermärkte zu füllen, sind die berühmten Werbeaktionen und Preisunterbietungen. Dies erklärt, wie es möglich ist, in den Regalen oder vielmehr auf den Paletten, die in strategischen Bereichen aufgestellt sind, Berge von Produkten zu unwahrscheinlichen Preisen zu finden. Natives Olivenöl Extra, eines der wichtigsten Produkte der heute weltweit so beliebten und angesagten Mittelmeerdiät, ist ebenso Gegenstand ständiger Werbeaktionen, denn das Angebot einer Grundzutat zu Schnäppchenpreisen lockt die Kunden in den Supermarkt. Experten wissen, dass der Kunde im Supermarkt den mentalen Konsumanreizen erliegt, die Marketingfachleute für ihn vorbereitet haben.

Heute hat die Neurowissenschaft riesige Fortschritte beim Verständnis der Funktionsweise unseres Gehirns gemacht, und dieses neue Wissen wird massiv genutzt, um uns zu mehr Konsum zu verleiten, ohne dass wir es merken. Um nur einige Beispiele zu nennen: Viele große Einzelhandelsketten (vor allem in den USA) haben heute auf der Grundlage streng wissenschaftlicher Studien, die auf dem Verständnis der Funktionsweise unseres Gehirns beruhen, die Bäckereiabteilung in den Eingangsbereich der Supermärkte verlegt, weil nachgewiesen wurde, dass die Stimulierung unseres Geruchssinns am Eingang des Ladens den Hunger anregt. Dies führt zu einer durchschnittlichen Steigerung der Lebensmittelkäufe um mehrere Prozentpunkte pro Jahr und bestimmt den Erfolg dieser oder jener Kette gegenüber einer anderen. Darüber hinaus wird die Anordnung der Produkte in den Regalen ständig überwacht und entsprechend der Wahrnehmung durch die Verbraucher angepasst. Die Kameras in den Geschäften geben Aufschluss darüber, welche Produkte die Aufmerksamkeit der Verbraucher am ehesten auf sich ziehen und zu Käufen führen, was den Händlern wertvolle Erkenntnisse liefert, die die Anordnung der Waren entsprechend ihren Verkaufszielen verändern.

Um auf unsere Frage zurückzukommen, dies sind die Gründe, warum man Öle in den Regalen sogar unter 4 Euro pro Liter finden kann: Die großen Einzelhändler verlangen von den Herstellern, dass sie mindestens zweimal im Jahr Werbeaktionen zu Schnäppchenpreisen durchführen, um die Kunden in die Geschäfte zu locken, sei es durch Internetwerbung oder durch Flugblätter, um ihnen neben den beworbenen Waren noch viele andere anzubieten und zu verkaufen. Das Problem besteht darin, dass einerseits die Kosten für diese Initiativen vollständig von den Unternehmen getragen werden, die eine Ware zu einem niedrigen Preis in großen Mengen anbieten müssen. Dadurch werden ihre ohnehin geringen Gewinnspannen bei einem Produkt aufgezehrt, das nicht für seinen tatsächlichen Wert geschätzt wird und für das man sich fast ausschließlich nach dem Preis entscheidet. Andererseits hat diese Politik der Verkaufsförderung dazu geführt, dass Natives Olivenöl Extra zu einer reinen Handelsware degradiert wurde (etwas, dem wir nicht zustimmen), sodass es als reines Speisefett betrachtet wird und nicht, wie es sich gehört, als Lebensmittel/Gewürz mit wunderbaren nutrazeutischen und hedonistischen Eigenschaften. Wenn dieses Konzept von Öl als edlem und wichtigem Produkt von der breiten Öffentlichkeit verstanden und angenommen wird, könnte es möglich sein, es vollständig von der ausschließlich am Preis orientierten Kaufdynamik zu befreien.

Sobald die Verbraucher verstehen, dass der Kauf und die Verwendung von hochwertigem Olivenöl ihrer Gesundheit zugutekommt und ihren Genuss beim Essen deutlich steigert, werden sie vielleicht bereit sein, einen angemessenen Betrag für eine Flasche auszugeben. Billigangebote, die zwangsläufig keine hochwertigen Öle enthalten, werden seltener werden und einem Produkt, das seit der Antike ein sehr gutes Ansehen und eine hohe Verbraucherachtung genießt, seine Würde zurückgeben.

Wie können wir glauben, dass uns Unternehmen ein wertvolles Produkt für weniger als 4 Euro anbieten können?

Zählen Sie einmal die tatsächlichen Produktionskosten zusammen: Flasche, Etikett, Verschluss, Verpackung, Karton, Transport, und dann die Entlohnung des Landwirts, die Entlohnung des Müllers, die Entlohnung des Verpackungsunternehmens (manchmal auch die Entlohnung des Zwischenhändlers) und schließlich die Entlohnung des großflächigen Einzelhandels, der den endgültigen Vertrieb des Produkts übernimmt.

Glauben Sie, dass es möglich ist, Qualitätsöle zu so niedrigen Preisen zu verkaufen und gleichzeitig allen einen angemessenen Gewinn zu bieten?

Wir sind nach wie vor der Meinung, dass unter dem Selbstkostenpreis liegende Angebote und Werbeaktionen bloße Lockvögel sind, die den Einzelhandel ankurbeln sollen, während die gesamte Lieferkette untergraben, herabgewürdigt und beleidigt wird. Wir sind der festen Überzeugung, dass die von allen geleistete Arbeit fair entlohnt werden sollte. So wie wir in den letzten Jahrzehnten eine Moralisierung bestimmter Märkte erlebt haben, auf denen die Arbeit von Arbeitnehmern ausgebeutet wurde, um Waren zu sehr niedrigen Kosten zu produzieren, sind wir der Meinung, dass auch beim Öl eine Art mentale Revolution erforderlich ist, die den Verbrauchern hilft, bessere Kaufentscheidungen zu treffen und den Wert dieses Produkts zu schätzen. Dies wird nicht nur dazu beitragen, dass der gesamte Sektor floriert, sondern auch die Bedürfnisse der Verbraucher weltweit besser erfüllt werden.

FRAGE 101

Welche Neugierde über die Welt des Öls möchten sie noch befriedigen?

„Qualität bedeutet, die Bedürfnisse des Kunden zu erfüllen, seine eigenen Erwartungen zu übertreffen und sich ständig zu verbessern."

(William Edwards Deming)

WIR SIND HIER, UM IHNEN ZU HELFEN, MEHR ÜBER DIESES PRODUKT ZU ERFAHREN. KONTAKTIEREN SIE UNS JEDERZEIT

Wir sind am Ende dieser Reise in dic Welt des Nativen Olivenöls Extra angelangt.

Jetzt ist es Zeit für „Frage + 1". Nach nicht weniger als 100 Fragen möchten wir Ihnen zunächst ein paar einfache Fragen stellen:

- Ist Ihnen bewusst, wie viel Sie gelernt haben und wie viel mehr Sie nun über Natives Olivenöl Extra wissen als bisher?
- Können Sie sich vorstellen, wie positiv es ist, ein neues Bewusstsein für die Eigenschaften und den Nutzen der Verwendung von Nativem Olivenöl Extra in Ihrer Ernährung zu haben?
- Und schließlich, wie können Sie diese neuen Informationen nutzen, um Ihr Leben zumindest ein wenig zu verbessern, sowohl im Hinblick auf Ihre genussvolle Zufriedenheit beim Essen als auch auf die Gesundheit und Qualität Ihrer Ernährung?
- Und halten Sie es für sinnvoll, diese Informationen an Ihre Bekannten weiterzugeben, damit sie für Freunde, Bekannte und Kollegen nützlich sind?

In diesem Artikel haben wir versucht, die Themen und Fragen aufzugreifen, die uns die Verbraucher am häufigsten gestellt oder die wir im Laufe der Zeit bei Dritten entdeckt oder gehört haben.

Liebe Leserin, lieber Leser, falls Sie nach vielen Fragen noch andere Fragen haben, was normal ist, da der Lernprozess eines jeden Themas beginnt, wenn wir anfangen, uns damit zu beschäftigen, und von dort aus immer in neue, unvorhersehbare Richtungen führt, denken Sie daran, dass wir hier sind, um Ihnen auf diesem Weg zu helfen.

Der Wunsch, mehr zu lernen, und die natürliche Neugier sind Teil des menschlichen Erkenntnisprozesses, eine Erfahrung, die auch wir vor Jahren gemacht haben.

Nur mit Wissen können wir uns tiefergehende Fragen zu einem Thema stellen. Wenn Sie also neue Fragen zu irgendeinem Aspekt des Produkts oder der Welt der Oliven haben oder haben werden, bitten wir Sie, diese nicht für sich zu behalten, sondern uns per E-Mail an mastersofoliveoil@gmail.com zu schreiben. Wir werden unser Bestes tun, um die bei uns eingehenden Anfragen zu beantworten. Darüber hinaus werden wir die häufigsten und relevantesten Fragen und Anregungen in zukünftigen Ausgaben dieses Werks berücksichtigen, da sie für neue Leser nützlich sein könnten.

Gerade mit dem Bestreben, so vielen Menschen wie möglich von Nutzen zu sein, wollen wir uns ständig verbessern, um die Erwartungen der Verbraucher zu erfüllen und sogar zu übertreffen.

Wir freuen uns daher auf Ihre neuen Anregungen, die Ihren persönlichen Beitrag zum Nutzen für alle anderen Verbraucher/Leser darstellen, die nach Ihnen kommen werden. Wir hoffen auch, dazu beigetragen zu haben, dass Sie dieses wunderbare Geschenk der Natur oder der Götter, wie sie es im alten Griechenland betrachteten und würdigten, ein wenig besser kennen und schätzen: „Seine Majestät das Native Olivenöl Extra“.

Zu Ehren seiner Majestät Natives Olivenöl Extra

Neben dem Rascheln des Korns, zwischen den Wellen des Windes auf dem Hafer, der Olivenbaum mit seinem silbrigen Volumen, eine strenge Abstammung, in seinem verdrehten irdischen Herzen: die kleinen Oliven, poliert von den Fingern, die die Taube und die Meeresschnecke schufen: grüne, zahllose, reinste Blattstängel der Natur, und dort, in den sonnigen Olivenhainen, wo nur blauer Himmel mit Zikaden und harte Erde existiert, dort das Meisterwerk, die perfekte Kapsel der Olive, die das Laub mit seinen Konstellationen füllt: später die Behälter, das Wunder, das Öl.

Ich liebe die Heimat des Öls, die Olivenhaine von Chacabuco in Chile, die morgendlichen platinfarbenen Federn des Waldes vor der zerklüfteten Bergkette, in Anacapri, dort oben, im tyrrhenischen Licht, die Verzweiflung der Olivenbäume, und auf der Europakarte, Spanien, ein schwarzer Korb mit Oliven, die wie von einer Meeresbrise mit Orangenblüten bestreut sind.

Öl, geheimnisvoller und bester Inhalt des Topfes, Sockel der Rebhühner, himmlischer Schlüssel zur Mayonnaise, zart und schmackhaft auf Blattsalaten und übernatürlich in der Hölle des erzbischöflichen Peterfisches.

Öl, in unserer Stimme, in unserem Chor, singst du mit inniger, kraftvoller Sanftmut: Du bist die kastilische Sprache: Es gibt Silben von Öl, es gibt nützliche und duftende Worte wie deine duftende Materie. Nicht nur der Wein singt, auch das Öl singt und lebt in uns mit seinem reifen Licht und unter den Gütern der Erde wähle ich das Öl, deinen unerschöpflichen Frieden, deine grüne Essenz, deinen reichen Schatz, der aus den Quellen des Olivenbaums stammt.

Pablo Neruda

DIE ZWEI ÖLTROPFEN

Ein Kaufmann schickte seinen Sohn zum weisesten aller Menschen, um das Geheimnis des Glücks zu erfahren. Der Junge wanderte vierzig Tage lang durch die Wüste, bis er zu einem wunderschönen Schloss auf dem Gipfel eines Berges kam. Dort lebte der weise Mann, den der Junge suchte.

Doch anstatt einen heiligen Mann zu treffen, betrat unser Held eine Halle und sah ein frenetisches Treiben: Händler, die kamen und gingen, Menschen, die sich in allen Ecken unterhielten, ein kleines Orchester, das süße Melodien spielte; und dann war da ein reich gedeckter Tisch mit den köstlichsten Speisen aus dieser Region der Welt.

Der Weise unterhielt sich mit allen, und der Junge musste zwei Stunden warten, bis er an die Reihe kam.

Geduldig hörte sich der Weise den Grund für den Besuch des Jungen an, sagte ihm aber, dass er jetzt keine Zeit habe, ihm das Geheimnis des Glücks zu erklären.

Er schlug vor, dass er einen Spaziergang um seinen Palast machen und nach zwei Stunden zurückkehren sollte.

– Aber ich möchte dich um einen Gefallen bitten, schloss er und reichte dem Jungen einen Teelöffel, in den er zwei Tropfen Öl goss. – Wenn du gehst, trage diesen Teelöffel, ohne das Öl auszugießen.

Der Junge begann, die Treppen des Palastes hinauf- und hinunterzusteigen, wobei er den Löffel immer im Auge behielt. Nach zwei Stunden kehrte er zum Weisen zurück.

– Also, fragte der Weise, hast du die persischen Wandteppiche in meinem Esszimmer gesehen? Hast du den Garten gesehen, für den der Meistergärtner zehn Jahre gebraucht hat, um ihn anzulegen? Hast du die schönen Pergamente in meiner Bibliothek bemerkt?

Beschämt gesteht der Junge, dass er nichts gesehen hat. Seine einzige Sorge war es, die Öltropfen nicht zu verschütten, die ihm der Weise anvertraut hatte.

– Dann geh zurück und lerne die Wunder meiner Welt kennen, sagte der Weise. – Du kannst einem Menschen nicht vertrauen, wenn du seine Heimat nicht kennst.

Entspannt nahm der Junge seinen Löffel und schritt erneut durch den Palast, wobei er diesmal alle Kunstwerke betrachtete, die von der Decke und den Wänden hingen. Er bewunderte die Gärten, die umliegenden Berge, die Zartheit der Blumen und die Raffinesse, mit der jedes Kunstwerk an seinem richtigen Platz platziert war. Als er zum Weisen zurückkehrte, berichtete er ihm alles, was er gesehen hatte, in allen Einzelheiten.

– Aber wo sind die zwei Tropfen Öl, die ich dir anvertraut habe? – fragte der Weise. Als der Junge den Löffel betrachtete, stellte er fest, dass er sie verschüttet hatte.

– Nun, das ist der einzige Rat, den ich dir geben kann, sagte der

Weiseste der Weisen. – Das Geheimnis des Glücks liegt darin, alle Wunder der Welt zu betrachten und nie die zwei Tropfen Öl im Teelöffel zu vergessen.

Paulo Coelho, aus *Der Alchimist*

Öl-Terminologie

„Essen ist eine Notwendigkeit, intelligentes Essen ist eine Kunst."

(La Rochefocoult)

Anhang XII – M22 zur EWG-Verordnung Nr. 2568/91

POSITIVE EIGENSCHAFTEN

Fruchtig: Gesamtheit der charakteristischen Geruchsempfindungen des Öls, abhängig von der Olivensorte, von gesunden und frischen, grünen oder reifen Früchten, die direkt oder retronasal wahrgenommen werden (IOC/T.20/Dok. Nr. 15)

Das Attribut „fruchtig" wird als „**grün**" definiert, wenn die Geruchsempfindungen an grüne Früchte erinnern, was für ein Öl aus grünen Früchten charakteristisch ist. Das Attribut „fruchtig" wird als „**reif**" definiert, wenn die Geruchsempfindungen an reife Früchte erinnern, was für Öle aus grünen und reifen Früchten charakteristisch ist.

Bitter: Ein charakteristischer Grundgeschmack von Öl aus grünen oder braun gefärbten Oliven, der über die Kelchpapillen wahrgenommen wird, die das „V" der Zunge bilden.

Scharf: Spürbar scharfes Gefühl, das für Öle charakteristisch ist, die zu Beginn der Saison produziert werden, hauptsächlich aus noch grünen Oliven, und das in der gesamten Mundhöhle, insbesondere im Rachen, wahrgenommen werden kann.

NEGATIVE EIGENSCHAFTEN

Schlamm: Geschmack bei Olivenölen, die unter Bedingungen gelagert oder aufbewahrt wurden, die eine fortgeschrittene anaerobe Gärung bewirkten, oder bei Ölen, die in Kontakt mit Dekantierschlamm gekommen sind, der ebenfalls einen anaeroben Gärungsprozess in unterirdischen oder oberirdischen Lagerstätten durchlaufen hat.

Schimmel-Feuchtigkeit: Charakteristisches Aroma von Öl aus Früchten, in denen sich aufgrund der mehrtägigen Lagerung in feuchter Umgebung reichlich Pilze und Hefen entwickelt haben.

Essigsauer/Weinsauer: Charakteristischer Geschmack einiger Öle, der an Wein oder Essig erinnert. Es ist hauptsächlich auf einen aeroben Gärungsprozess von Oliven oder Olivenpastenresten in unsachgemäß gewaschenen Matten zurückzuführen, der zur Bildung von Essigsäure, Ethylacetat und Ethanol führt.

Metallisch: Geschmack, der an Metall erinnert. Er ist charakteristisch für Öl, das beim Mahlen, Pressen oder Lagern lange Zeit mit Metalloberflächen in Berührung gekommen ist.

Ranzig: Geschmack bei Ölen, die einen intensiven Oxidationsprozess durchlaufen haben.

Gekocht oder verkocht: Charakteristischer Geschmack des Öls, der auf eine zu starke und/oder zu lange Erhitzung während der Gewinnung zurückzuführen ist, insbesondere bei der Thermoknetung, wenn diese unter unzureichenden thermischen Bedingungen erfolgt.

Heu-Holz: Geschmack, der für einige Öle aus getrockneten Oliven charakteristisch ist.

Grob: Dickflüssige, pastöse orale/taktile Empfindung, die von einigen alten Ölen erzeugt wird.

Schmierstoffe: Geschmack von Öl, das an Diesel, Fett oder Mineralöl erinnert.

Pflanzenwasser: Aroma, das Öl durch längeren Kontakt mit Pflanzenwasser erhält, das einen Fermentationsprozess durchlaufen hat.

Salzlake: Geschmack bei Ölen aus Oliven, die in Salzlake aufbewahrt wurden.

Esparto: charakteristischer Geschmack des Öls, das aus Oliven gewonnen wird, die in neuen Esparto-Matten gepresst wurden. Es kann je nach dem für die Herstellung der Matten verwendeten Esparto (grüner oder trockener Esparto) unterschiedliche Merkmale aufweisen.

Erde: Aroma von Öl, das aus Oliven gewonnen wird, die mit Erde oder Schlamm geerntet und nicht gewaschen wurden.

Wurm: Der Geschmack von Olivenölen, die stark von der Olivenfliege (*Bactrocera oleae*) befallen sind.

Gurke: Charakteristischer Geschmack von Öl, das zu lange luftdicht gelagert wurde, insbesondere in Dosen, und auf die Bildung von 2-6-Nonadienal zurückzuführen ist.

Feuchtes Holz: Charakteristisches Aroma von Öl, das aus Oliven gewonnen wird, die am Baum Frostschäden erlitten haben.

DIE KLASSIFIZIERUNG VON OLIVENÖL

Die Klassifizierung des Öls erfolgt durch den Vergleich des Medians der Fehler und des Medians der Fruchtigkeit mit den folgenden Referenzbereichen. Da die Grenzen dieser Bereiche unter Berücksichtigung des Methodenfehlers festgelegt wurden, gelten sie als absolut. Computerprogramme ermöglichen es, die Klassifizierung in einer Tabelle mit statistischen Daten oder grafisch darzustellen.

a) **Natives Olivenöl Extra**: Der Median der Mängel liegt bei 0 und der Median der Fruchtigkeit bei über 0;
b) **Natives Olivenöl**: Der Median der Fehler liegt über 0 und unter oder gleich 3,5 und der Median der Fruchtigkeit liegt über 0;
c) **Lampantöl**: der Median der Mängel liegt über 3,5 oder der Median der Mängel ist kleiner bzw. gleich 3,5 und der Median der Fruchtigkeit ist 0.

Wenn das untersuchte Olivenöl die chemisch-physikalischen Parameter und die relevanten Analysegrenzen erfüllt und auch die organoleptische Bewertung gemäß der EWG-Verordnung Nr. 2568/91 erreicht, d. h. einen Fruchtmedianwert > 0 und einen Defektmedianwert = 0 aufweist, kann es als Natives Olivenöl Extra gekennzeichnet werden, andernfalls wird es zu Nativem Olivenöl oder sogar Lampantöl herabgestuft.

POSITIVE DESKRIPTOREN

Fruchtig: Eine Reihe von Geruchsempfindungen, die für das Öl charakteristisch sind, abhängig von der Olivensorte, von gesunden, frischen, grünen oder reifen Früchten, die direkt oder retronasal wahrgenommen werden (IOC/T.20/Dok. Nr. 15).

Fruchtigkeit reifer Oliven: Geruchsempfindung, die für Öle aus vollreifen Oliven typisch ist (IOC/T.20/Dok. Nr. 22).

Fruchtigkeit unreifer Oliven: Typische Geruchsempfindung bei Ölen aus Oliven, die vor oder während der Reifezeit geerntet wurden (IOC/T.20/Dok. Nr. 22).

Walnuss: Typische Geruchsempfindung eines Walnusskerns (IOC/T.20/Dok. Nr. 22).

Pinienkerne: Geruchsempfindung, die an den Geruch von frischen Pinienkernen erinnert (IOC/T.20/Dok. Nr. 22).

Mandel: Geruchsempfindung, die an frische Mandeln erinnert (IOC/T.20/Dok. Nr. 22).

Apfel: Geruchsempfindung, die an den Geruch von frischen Äpfeln erinnert (IOC/T.20/Dok. Nr. 22).

Banane: Geruchsempfindung, die an den Geruch von Bananenfrüchten erinnert.

Tomate: Typische Geruchsempfindung von Tomaten. Aubergine: Typische Geruchsempfindung von Auberginen. Distel: Typische Geruchsempfindung von Disteln.

Artischocke: Geruchsempfindung von Artischocke (IOC/T.20/Dok. Nr. 22).

Frisches Gras: Typische Geruchsempfindung von frisch gemähtem Gras (IOC/T.20/Dok. Nr. 22).

Aromatische Kräuter: Geruchsempfindung, die an aromatische Kräuter erinnert (IOC/T.20/Dok. Nr. 22).

Tomatenblatt: Geruchsempfindung typisch für ein Tomatenblatt.

Olivenblatt: Geruchsempfindung, die an den Geruch von frischen Olivenblättern erinnert (IOC/T.20/Dok. Nr. 22).

TAKTILE EMPFINDUNGEN

Scharf: Scharfes Gefühl, das für Öle charakteristisch ist, die zu Beginn der Saison hergestellt werden, hauptsächlich aus noch grünen Oliven (IOC/T.20/Dok. Nr. 22).

Adstringierend: Bezeichnet die komplexe Empfindung, die im Mund durch eine verdünnte wässrige Lösung von Produkten wie bestimmten Tanninen (z. B. Kaki- und Pflaumentannine) hervorgerufen wird (IOC/T.20/Dok. Nr. 4).

GESCHMACKSERLEBNISSE

Bitter: Charakteristischer Geschmack von Öl, das aus grünen oder leicht gefärbten Oliven gewonnen wird. Definiert den elementaren Geschmack, der mit wässrigen Lösungen von Substanzen wie Chinin und Koffein assoziiert wird (IOC/T.20/Dok. Nr. 22).

KINÄSTHETISCHE EINDRÜCKE

Fließfähigkeit: Kinästhetische Merkmale des rheologischen Zustands des Öls, dessen Gesamtheit in der Lage ist, mechanische Rezeptoren in der Mundhöhle während der Verkostung zu stimulieren (IOC/T.20/Dok. Nr. 22).

ANDERE DEFINITIONEN

Harmonie: Eigenschaft eines Produkts, die einen angenehmen Gesamteindruck hervorruft. Diese Empfindung ist auf die Wahrnehmung seiner Bestandteile zurückzuführen, die als olfaktorisch-gustatorische, taktile und kinästhetische Reize in angemessenen Konzentrationsverhältnissen wirken (IOC/T.20/Dok. Nr. 4).

Rechtliche Hinweise

Die Verweise auf Rechtsvorschriften beziehen sich auf die zum 31. Dezember 2022 aktualisierte Fassung.

EU-VERORDNUNGEN

- **Verordnung (EU) Nr. 2022/2104 des** Europäischen Parlaments und des Rates vom **29. Juli 2022** zur Ergänzung der Verordnung (EU) Nr. 1308/2013 des Europäischen Parlaments und des Rates hinsichtlich der Vermarktungsnormen für Olivenöl und zur Aufhebung der Verordnung (EWG) Nr. 2568/91 der Kommission sowie der Durchführungsverordnung (EU) Nr. 29/2012 der Kommission
- Verordnung (EU) Nr. 1308/2013 des Europäischen Parlaments und des Rates vom 17. Dezember 2013 über eine gemeinsame Marktorganisation für landwirtschaftliche Erzeugnisse und zur Aufhebung der Verordnungen (EWG) Nr. 922/72, (EWG) Nr. 234/79, (EG) Nr. 1037/2001 und Rat (EG) Nr. 1234/2007
- Durchführungsverordnung (EU) Nr. 29/2012 der Kommission vom 13. Januar 2012 über Vermarktungsnormen für Olivenöl
- Verordnung (EU) Nr. 1169/2011 des Europäischen Parlaments und des Rates vom 25. Oktober 2011 betreffend die Information der Verbraucher über Lebensmittel, zur Änderung der Verordnungen (EG) Nr. 1924/2006 und (EG) Nr. 1925/2006 des Europäischen Parlaments und des Rates und zur Aufhebung der Richtlinie 87/250/EWG der Kommission, der Richtlinie 90/496/EWG des Rates, der Richtlinie 1999/10/EG der Kommission, der Richtlinie 2000/13/EG des Europäischen Parlaments und des Rates, der Richtlinien 2002/67/EG und 2008/5/EG des Europäischen Parlaments und des Rates sowie der Verordnung (EG) Nr. 608/2004 der Kommission
- Urteil des Gerichtshofes vom 7. September 2006 in der Rechtssache C-489/04 betreffend ein Vorabentscheidungsersuchen nach Artikel 234 EG, eingereicht vom Verwaltungsgericht Sigmaringen (Deutschland) mit Entscheidung vom 28. September 2004, bei der

Kanzlei des Gerichtshofes eingegangen am 29. November 2004, in dem Verfahren Alexander Jehle, Weinbaus Kideilen gegen Land Baden-Württemberg (Bag in the box)

- „Fragen und Antworten zur Anwendung der Verordnung (EU) Nr. 1169/2011 über die Information der Verbraucher über Lebensmittel“ (Europass – Parma, 31. Januar 2013)
- Leitfaden für die zuständigen Behörden, die die Einhaltung der folgenden EU-Rechtsakte durchsetzen: Verordnung (EU) Nr. 1169/2011 des Europäischen Parlaments und des Rates vom 25. Oktober 2011 betreffend die Information der Verbraucher über Lebensmittel, zur Änderung der Verordnungen (EG) Nr. 1924/2006 und (EG) Nr. 1925/2006 des Europäischen Parlaments und des Rates und zur Aufhebung der Richtlinie 87/250/EWG der Kommission, der Richtlinie 90/496/EWG des Rates, der Richtlinie 1999/10/EG der Kommission, der Richtlinie 2000/13/EG der Europäischen Parlaments und des Rates und zur Aufhebung der Richtlinie 90/496/EWG der Kommission, der Richtlinie 1999/10/EG der Kommission, der Richtlinie 2000/13/EG der Kommission und der Richtlinie 2000/13/EG der Kommission. Nr. 1925/2006 des Europäischen Parlaments und des Rates und zur Aufhebung der Richtlinie 87/250/EWG der Kommission, der Richtlinie 90/496/EWG des Rates, der Richtlinie 1999/10/EG der Kommission, der Richtlinie 2000/13/EG des Europäischen Parlaments und des Rates, der Richtlinien 2002/67/EG und 2008/5/EG der Kommission sowie der Verordnung (EG) Nr. 608/2004 der Kommission und der Richtlinie 90/496/EWG des Rates vom 24. September 1990 über die Nährwertkennzeichnung von Lebensmitteln sowie der Richtlinie 2002/46/EG des Europäischen Parlaments und des Rates vom 10. Juni 2002 zur Angleichung der Rechtsvorschriften der Mitgliedstaaten über Nahrungsergänzungsmittel hinsichtlich der Festlegung von Toleranzen für Nährwertkennzeichnungen (Dezember 2012).

Die Verordnung 2022/2104 der EU-Kommission ergänzt die EU-Verordnung 1308/2013 (einheitliche GMO) hinsichtlich der Vermarktungsnormen für Olivenöle. Die neuen Vorschriften gelten für Öle, die an den Endverbraucher verkauft werden, als solche aufgemacht oder in einem Lebensmittel enthalten sind.

NATIONALE GESETZGEBUNG (ITALIEN)

- Ministerialerlass vom 5. August 1976: Bestimmungen über Vorverpackungen E.C.E. und E.C.E. Flaschen - Gesetz vom 25. Oktober 1978, Nr. 690: Anpassung des nationalen Rechts an die Richtlinie 76/211/EWG des Rates über die Vorverpackung bestimmter Erzeugnisse in Fertigpackungen nach Masse oder Volumen - Ministerialerlass vom 27. Februar 1979: Bestimmungen über E.E.C.-Vorverpackungen, geregelt gemäß dem Gesetz Nr. 690 vom 25. Oktober 1978
- Präsidialerlass Nr. 391 vom 26. Mai 1980: Messtechnische Vorschriften für die Vorverpackung nach Volumen oder Masse von Vorverpackungen, die keine EWG-Vorverpackungen sind. Präsidialerlass Nr. 802 vom 12. August 1982: Umsetzung der Richtlinie 80/181/EWG über Maßeinheiten.
- Ministerialerlass vom 10. November 2009: Nationale Bestimmungen über die Vermarktungsnormen für Olivenöl. - Gesetz Nr. 9 vom 14. Januar 2013: Vorschriften über die Qualität und Transparenz des Sektors der Nativen Olivenöle. - Rundschreiben des Ministeriums für wirtschaftliche Entwicklung, Prot. Nr. 139304 vom 31/07/2014 „Verordnung (EU) Nr. 1169 vom 25. Oktober 2011 über die Information der Verbraucher über Lebensmittel und Gesetzesverordnung Nr. 109 vom 27. Januar 1992".
- Rundschreiben des Ministeriums für wirtschaftliche Entwicklung Prot. Nr. 170164 vom 30.09.2014 „Verordnung (EU) Nr. 1169 vom 25. Oktober 2011 über die Information der Verbraucher über Lebensmittel - Art. 8 Zuständigkeiten" - Rundschreiben Prot. Nr. 361078 vom 16. November 2016 des Ministeriums für wirtschaftliche Entwicklung und des Gesundheitsministeriums „Bestimmungen der Verordnung (EU) Nr. 1169/2011 über Lebensmittel, für die die Nährwertdeklarationspflicht nicht gilt. Anhang V, Punkt 19"

- Leitlinien für Analysetoleranzen bei der amtlichen Kontrolle, erstellt von der Generaldirektion für Hygiene, Lebensmittelsicherheit und Ernährung – Amt 4 des Gesundheitsministeriums.

EU-DURCHFÜHRUNGSVERORDNUNG NR. 29/2012

Die mangelhafte Umsetzung der betreffenden Rechtsvorschriften hat mehr als nur einige Probleme verursacht, denn trotz der Absicht des EU-Gesetzgebers, die Etikettierung von Lebensmitteln und insbesondere von Olivenöl klarer und transparenter zu gestalten, sieht die Realität ganz anders aus.

Obwohl die obligatorische Etikettierung sowohl den Verbrauchern als auch den Erzeugern zugutekommt, werden die Verbraucher häufig durch die fehlende Sichtbarkeit der Herkunftsangabe der verwendeten Olivenöle in die Irre geführt, insbesondere bei Verschnitten von EU-Olivenölen oder Verschnitten von EU- und Nicht-EU-Olivenölen.

Aus diesem Grund hat der EU-Gesetzgeber mit der EU-Durchführungsverordnung Nr. 29/2012 erneut eingegriffen und Regeln für die Herkunftsangabe von Olivenöl auf dem Etikett und vor allem für die Vermarktung festgelegt.

In diesem Zusammenhang hat die Europäische Kommission darauf geachtet, Vorschriften für die Herstellung und Gewinnung von Olivenölen festzulegen, die aus Mischungen anderer Öle aus verschiedenen EU-Mitgliedstaaten stammen, bei denen die tatsächliche Herkunft des Öls nicht genau bestimmt werden kann, wodurch der Endverbraucher in die Irre geführt wird.

Um dieses Problem zu lösen, ist in Artikel 1 Absatz 8 dieser Verordnung festgelegt, dass sich die Ursprungsbezeichnung auf das geografische Gebiet beziehen muss, in dem das Olivenöl gewonnen wurde, was in der Regel dem Gebiet entspricht, in dem es aus den Oliven gewonnen wurde. Ist der Ort der Olivenernte jedoch ein anderer als der Ort der Extraktion, sollte diese Information auf der Verpackung oder sogar auf den Etiketten angegeben werden, um den Verbraucher nicht irrezuführen und den Binnenmarkt nicht zu stören.

Sollte also ein erheblicher Teil der Nativen Olivenöle und der Nativen Olivenöle Extra aus Verschnitten von Ölen mit Ursprung in verschiedenen Mitgliedstaaten oder Drittländern bestehen, so sind besondere Bestimmungen für die Kennzeichnung des Ursprungs dieser Verschnitte vorzusehen (Art. 1(9)).

In diesem Zusammenhang sieht Artikel 4 Absatz 2 vor, dass die Ursprungsbezeichnungen bei Olivenölen mit Ursprung in einem Mitgliedstaat oder einem Drittland nur die Angabe des Mitgliedstaats oder des Drittlands enthalten dürfen (Unterabsatz A).

Für Verschnitte von Olivenölen mit Ursprung in mehreren Mitgliedstaaten oder Drittländern (Buchstabe B) gelten folgende Bezeichnungen: „Mischung von Olivenölen mit Ursprung in der Europäischen Union" oder ein Hinweis auf die Union (i); „Mischung von Olivenölen ohne Ursprung in der Europäischen Union oder ein Hinweis auf den externen Ursprung der Union" (ii); „Mischung von Olivenölen mit Ursprung in der Europäischen Union und ohne Ursprung in der Union oder ein Hinweis auf den internen und externen Ursprung der Union" (iii). In Artikel 4 Absatz 5 wird weiter ausgeführt, dass die Ursprungsbezeichnung, die einen Mitgliedstaat oder die Union angibt, dem geografischen Gebiet entspricht, in dem die Oliven geerntet wurden und in dem sich die Mühle befindet, in der das Öl gewonnen wurde.

Wurden die Oliven in einem anderen Mitgliedstaat oder einem anderen Drittland als demjenigen geerntet, in dem sich die Ölmühle befindet, in der das Öl gewonnen wurde, so muss die Ursprungsbezeichnung folgenden Wortlaut tragen: „Natives Olivenöl Extra, das in der Union oder in (Name des betreffenden Mitgliedstaats) aus Oliven gewonnen wurde, die (in der Union) in (Name des betreffenden Mitgliedstaats oder Drittlands) geerntet wurden" (Art. 4 Absatz 5).

Schließlich ist darauf hinzuweisen, dass mit der vorgenannten Verordnung die Verordnung (EG) Nr. 1019/2002 über die Vermarktung von Olivenöl aufgehoben wurde.

EU-DURCHFÜHRUNGSVERORDNUNG 1335/2013

Die EU-Durchführungsverordnung Nr. 29/2012 über Vermarktungsnormen für Olivenöl wurde durch die EU-Durchführungsverordnung Nr. 1335/2013 vom 13. Dezember 2013 geändert, die ab dem 13. Dezember 2014 zeitgleich mit der Verordnung 1169/2011 gilt.

Ziel dieser Verordnung war es, Erzeugern, Händlern und Verbrauchern Regeln für die Vermarktung von Olivenöl an die Hand zu geben, die die Qualität des Erzeugnisses gewährleisten und eine wirksame Betrugsbekämpfung ermöglichen und somit die Verordnung 1169/2011 ergänzen.

Nach der angenommenen Änderung müssen die obligatorischen Angaben auf dem Etikett deutlich lesbar sein und im gleichen Hauptsichtfeld und in einem einheitlichen Textkörper erscheinen, wobei Schriftarten in einer bereits in der Verordnung 1169 festgelegten Größe verwendet werden. Nach der neuen Verordnung muss der Wortlaut auf dem Etikett einheitlich sein, um den Verbraucher nicht in die Irre zu führen. Dadurch wird es einfacher, die Merkmale des Öls und seine Herkunft auf der Vorderseite der Flasche zu überprüfen.

Die Mindestschriftgröße für obligatorische Angaben beträgt 1,2 Millimeter, die für Behältnisse mit einer Fläche von weniger als 80 Quadratzentimetern (praktisch nur Flaschen unter 100 ml) auf 0,9 Millimeter herabgesetzt wird. Darüber hinaus wird die Angabe optimaler Lagerungsmethoden obligatorisch, z. B.:

„Trocken und vor Licht und Wärme geschützt lagern." Auch die Art des Pflanzenöls muss deutlich angegeben werden (z. B. Rapsöl, Palmöl ...), ohne den Verbraucher zu täuschen oder in die Irre zu führen.

Die Mitgliedstaaten sind für Kontrollen zuständig, um sicherzustellen, dass die Angaben auf dem Etikett wahrheitsgemäß sind, und sie müssen entsprechende Sanktionen festlegen; die in der Verordnung 29/2012 festgeschriebene jährliche Berichterstattungspflicht bleibt bestehen, aber einige Aspekte werden geändert.

Die betreffende Verordnung ist am 21. Dezember 2013 in Kraft getreten und wird seit Dezember 2014 angewandt, mit Ausnahme des Teils, der sich auf den Bericht über die Weiterverfolgung von Prüfungen und Sanktionen bezieht, der seit dem 1. Januar 2016 angewandt wird.

EU-DURCHFÜHRUNGSVERORDNUNG 2022/2104

Die EU-Durchführungsverordnung Nr. 2022/2104 über Vermarktungsnormen für Olivenöl ergänzt die Verordnung (EU) Nr. 1308/2013 des Europäischen Parlaments und des Rates in Bezug auf Vermarktungsnormen für Olivenöl und zur Aufhebung der Verordnung (EWG) Nr. 2568/91 der Kommission und der Durchführungsverordnung (EU) Nr. 29/2012 der Kommission, die am 24. November 2022 in Kraft tritt, wurde im Amtsblatt der Italienischen Republik Nr. 1 vom 2. Januar 2023 veröffentlicht.

Artikel 1) legt den „Anwendungsbereich" fest: Diese Verordnung enthält Vorschriften über:

a) die in Anhang VII Teil VIII Nummern 1 bis 6 der Verordnung (EU) Nr. 1308/2013 genannten Merkmale von Olivenölen;
b) die spezifischen Vermarktungsnormen für Olivenöle gemäß Anhang VII Teil VIII Nummern 1 Buchstaben a und b, 3 und 6 der Verordnung (EU) Nr. 1308/2013, wenn sie an den Endverbraucher verkauft werden, als solche aufgemacht oder in einem Lebensmittel enthalten sind.

Links zur vollständigen Referenz: **Amt für Veröffentlichungen (euro- pa.eu)https://eur-lex.europa.eu/legal-content/IT/TXT/PDF/?uri=CE- LEX:32022R2104&from=ENN**

GESETZ NR. 9 VOM 14. JANUAR 2013, DAS „ÖLSCHUTZGESETZ".

Das sogenannte „ÖLSCHUTZGESETZ", bekannt als „Mongiello-Gesetz", stellte eine echte Innovation im Olivenölsektor dar, da es sehr strenge Vorschriften für die Etikettierung, Kontrollen und Sanktionen einführte, um den Olivenölmarkt besser zu schützen. Ziel ist es insbesondere, das Risiko von Betrug und Fälschungen zu vermeiden.

Zum Zeitpunkt ihrer Veröffentlichung beschloss die Europäische Union, die oben genannte Norm für ein Jahr auszusetzen (Mitteilung

2012/650/I vom 21. November 2012), da eine Gemeinschaftsverordnung zur Kennzeichnung und Verpackung in Vorbereitung war.

Nach diesem Aussetzungsbeschluss hätte die Maßnahme am 22. November 2013 in Kraft treten müssen, während für die italienische Regierung die Verordnung am Tag nach ihrer Veröffentlichung im Amtsblatt, d. h. am 1. Februar 2013, wirksam geworden wäre. Trotz dieser Unstimmigkeiten entschied sich die Monti-Regierung, die EU zu missachten, indem sie das Gesetz trotz der Androhung eines Vertragsverletzungsverfahrens, das nie eingeleitet wurde, erließ.

Das Ölschutzgesetz ist seit dem 22. November 2011 in vollem Umfang in Kraft und muss daher von den Wirtschaftsbeteiligten und den für die Kontrollen zuständigen Behörden angewendet werden.

Die wichtigsten Neuerungen, die mit diesem Gesetz eingeführt wurden, werden im Folgenden beschrieben:

1. Herkunftsangabe von Olivenölen: Das sogenannte Mongiello-Gesetz schreibt vor, dass die Herkunftsangabe von Nativen Olivenölen im vorderen Sichtfeld des Behältnisses gut sichtbar und deutlich lesbar sein muss, damit sie sich von anderen Angaben und grafischen Zeichen unterscheidet. Die Angaben müssen in Buchstaben einer bestimmten Größe und in Kontrast zur Hintergrundfarbe des Etiketts gedruckt werden. Bei Mischungen von Olivenölen, die in einem anderen Mitgliedstaat der Europäischen Union oder in einem Drittland gewonnen wurden, muss der Ursprungsangabe unmittelbar das Wort „Mischung“ vorangestellt werden, das in einer anderen und auffälligeren Farbe als der Hintergrund, die anderen Angaben und die Verkehrsbezeichnung gedruckt ist.

2. Schriftgröße: Das oben genannte Gesetz entspricht den in der Verordnung (EG) Nr. 29/2012 vorgesehenen Zeichengrößen. Die vorgesehenen Gemeinschaftsmaße sind: 2 mm, wenn das Nennvolumen des Behältnisses 25 cl oder weniger beträgt; 3 mm, wenn das Nennvolumen des Behältnisses größer als 25, aber kleiner als oder gleich 100 cl ist; 4 mm, wenn das Nennvolumen des Behältnisses größer als 100 cl ist.

3. Originalitätsverschluss: Dieser ist in Artikel 7 Absatz 2 desselben Gesetzes geregelt, in dem es heißt: „Native Olivenöle, die in öffentlichen Einrichtungen in Verpackungen angeboten werden, die nicht zum

Kochen oder zur Zubereitung von Speisen bestimmt sind, müssen mit einer geeigneten Verschlussvorrichtung versehen sein, die eine Veränderung des Inhalts verhindert, ohne dass die Verpackung geöffnet oder verändert wird, oder sie müssen so etikettiert sein, dass zumindest der Ursprung des Erzeugnisses und die Produktionspartie, zu der es gehört, angegeben sind. Aus dem Vorstehenden ergibt sich, dass nur im ersten Teil der genannten Vorschrift die obligatorische Verwendung des Originalitätsverschlusses vorgesehen ist, während der zweite Teil, der durch die Konjunktion „oder" eingeleitet wird, besagt, dass die Öle „so etikettiert sein müssen, dass zumindest der Ursprung des Erzeugnisses und die Produktionscharge, zu der es gehört, angegeben werden". Aus den obigen Ausführungen ergibt sich also, dass der Originalitätsverschluss auch für normale Flaschen zulässig ist, sofern diese entsprechend gekennzeichnet sind.

4. Verwendung irreführender Herkunftszeichen: Zeichen, die geeignet sind, den Verbraucher hinsichtlich der Herkunft in die Irre zu führen, dürfen unter Androhung schwerer Strafen nicht verwendet werden.

5. Erzeugungsjahr: Seit dem 1. Januar darf diese Angabe nur noch gemacht werden, wenn das Öl zu 100 % aus dem angegebenen Erzeugungsjahr stammt.

6. Alkylester: Bei Ölen mit italienischer Kennzeichnung wird das Unternehmen bei einer Überschreitung von 30 mg/kg einem außerordentlichen, verlängerbaren Überwachungsplan von 12 Monaten unterworfen.

7. Mindesthaltbarkeitsdauer: In Artikel 7 des Mongiello-Gesetzes ist die Mindesthaltbarkeitsdauer des Olivenöls klar festgelegt, die 18 Monate ab Abfüllung nicht überschreiten darf. Auf den Verpackungen muss der Hinweis „Mindestens haltbar bis", gefolgt von dem Datum, stehen.

8. Verkauf unter dem Selbstkostenpreis: Der Verkauf von Nativem Olivenöl Extra unter dem Selbstkostenpreis muss der Gemeinde, in der sich das Geschäft befindet, mindestens 20 Tage vor Beginn des Verkaufs gemeldet werden und darf nur einmal im Jahr stattfinden. Darüber hinaus ist der Verkauf von Nativem Olivenöl Extra unter dem Selbstkostenpreis durch Händler verboten, die allein oder gemeinsam mit

Unternehmen derselben Gruppe mehr als 10 % der gesamten Verkaufsfläche im Gebiet der Provinz, in der sie ansässig sind, besitzen.

Weitere Innovationen sind:

- Anerkennung neuer Parameter und Methoden der Qualitätskontrolle;
- Verpflichtung zur Verwendung besser lesbarer Schriftarten für Etikettenangaben;
- Sanktionen im Falle einer nicht ordnungsgemäßen Aufmachung von Olivenöl in öffentlichen Einrichtungen;
- Ausweitung des Straftatbestands der Fälschung geografischer Angaben auf diejenigen, die auf den Etiketten unwahre Angaben zum Ursprung von Olivenöl machen;
- zusätzliche Sanktionen wie z. B. ein Verbot von Werbemaßnahmen bei irreführenden Werbespots;
- Stärkung der Ermittlungsmethoden;
- das Recht auf Zugang zu den Importdaten des Unternehmens;
- Änderungen der Bestimmungen über die Organisation und die Arbeitsweise des Verkostungsausschusses;
- die Befugnisse der AGCM in Bezug auf wettbewerbsbeschränkende Vereinbarungen auf dem Markt für Natives Olivenöl;
- Zulassung zum Verfahren der aktiven Veredelung für Natives Olivenöl;
- Verpflichtung zur Einrichtung und Aktualisierung der Umternehmensdaten.

RECHTLICHE HINWEISE ZUR KENNZEICHNUNG

Die wichtigsten Verordnungen, die im Laufe der Zeit die Etikettierung von Olivenölen in der Europäischen Union geregelt haben und/oder regeln, sind nachstehend aufgeführt:

- EU-Verordnung 2022/2104 konsolidiert am 29.07.2022: mit Vermarktungsnormen für Olivenöl und zur Aufhebung der Verordnung (EWG) Nr. 2568/91 der Kommission und der Durchführungsverordnung (EU) Nr. 29/2012 der Kommission;

- EU-Verordnung 1169/2011 konsolidiert ab 19.02.2014: über die Bereitstellung von Informationen über Lebensmittel für Verbraucher;
- EU-Verordnung 29/2012, konsolidiert am 13.12.2014: über Vermarktungsnormen für Olivenöl;
- EU-Verordnung 432/2012, konsolidiert am 13.05.2014: über die Erstellung einer Liste zulässiger gesundheitsbezogener Angaben über Lebensmittel;

sowie natürlich die ab dem 01.01.2015 konsolidierte EWG-VO 2568/1991, die so etwas wie die „Mutter" aller Olivenölgesetze ist.

Die Gesamtheit dieser Vorschriften erklärt:

- Welche obligatorischen Angaben MÜSSEN auf dem Etikett enthalten sein?
- Welche fakultativen Angaben können in die Etikettierung aufgenommen werden?
- Welche Informationen dürfen NICHT auf dem Etikett angegeben werden?

In Bezug auf die obligatorischen Informationen, die auf dem Etikett angegeben werden MÜSSEN, erläutern diese Verordnungen außerdem:

- WIE die Pflichtangaben zu melden sind;
- WO die Pflichtangaben zu melden sind.

Zur besseren Kontrolle und zum besseren Verständnis des Gezeigten empfehlen wir, die vollständigen Texte der zitierten Verordnungen von der Website der Europäischen Union (www.europa.eu) herunterzuladen.

Nachstehend finden Sie einen Link zum Übereinkommen der UN-Konferenz für Handel und Entwicklung über Olivenöl und Tafeloliven aus dem Jahr 2015: **http://www.in- ternationaloliveoil.org/estaticos/view/101-basic-texts**

Anmerkungen und Bibliographie

ANMERKUNGEN

[1] UNESCO-Website http://www.dietamedunesco.it/dieta-mediterra- nea/the-mediterranean-diet-unesco

[2] Welt-Oliven-Lexikon - International Olive Council - Seite 19.

[3] http://www.fao.org/fao-who-codexalimentarius/about-codex/en/

[4] Website des International Olive Councils http://www.internationalo- liveoil.org/estaticos/view/100-mission-statement

[1] Oleum - Manuale dell'Olio da Olive - herausgegeben von Antonio Ricci - Edizioni Edagricole (2011)

[5] a) eur-lex.europa.eu/legal-content/EN/TXT/PDF/?uri=CELEX:3200 6R0509&qid=1693648502844

b) Verordnung (EU) Nr. 1151/2012 des Europäischen Parlaments und des Rates vom 21. November 2012 über Qualitätsregelungen für Agrarerzeugnisse und Lebensmittel (europa.eu)

[6] http://eurlex.europa.eu/LexUriServ/LexUriServ.do?uri=CONSLEG:1 991R2092:20080514:DE:PDF

[7] Extra Verginity - Tom Muller -EDT Editions - Seite 11

[8] http://www.salute.gov.it/resources/static/ministero/usmaf/Polizia_Sanitary_April_2011/the_food_frauds_tirro.pdf

[9] http://www.unaprol.it/index.php/stampa/comunicati-stampa/1257-bericht-unaprol-ixe-gegen-italienische-klingende-sound-branding-ve-ro-produkt-italienisch.html

[10] a) Forschung über Olivenöle (unipi.it)

b) Digitales Werkzeug für die Analyse von UV-Vis-Spektren von Olivenölen und pädagogische Aktivitäten mit Schülern und Studenten | Journal of Chemical Education (acs.org)

[11] Ibuprofen-ähnliche Aktivität in Nativem Olivenöl Extra - Nature - 31 August 2005 https://www.nature.com/articles/437045a

[12] PREDIMED

a) Predimed - Primary Prevention of Cardiovascular Disease with a Mediterranean Diet Supplemented with Extra-Virgin Olive Oil or Nuts - The New England Journal of medicine - 21 June 2018 https://www.nejm.org/doi/ full/10.1056/nejmoa1800389

b) https://www.hsph.harvard.edu/nutritionsource/2018/06/22/predimed-widerruf-veröffentlichung/

https://www.sevencountriesstudy.com/study-findings/

[13] Oleum - Handbuch des Olivenöls - herausgegeben von Antonio Ricci Edin. Edagricole (Seiten 12-17)

[14] Die Düfte des Öls - Soc. Edit. Imago Medien
[15] Website EUFIC - Europäischer Rat für Lebensmittelinformation -https://www.scienceforlife.it/content/gli-acidi-grassi-omega-6-omega-3
[16] National Library of Medicine - Die Bedeutung des Verhältnisses von essenziellen Omega-6- zu Omega-3-Fettsäuren - https://pubmed.ncbi.nlm.nih.gov/12442909/
[17] Website EUFIC - Europäischer Rat für Lebensmittelinformation -https://www.scienceforlife.it/content/gli-acidi-grassi-omega-6-omega-3
[18] Science Direct website - Einfluss von Temperatur und Mahldauer auf die Qualität von Nativen Olivenölen - https://www.science di- rect.com/science/article/abs/pii/S0308814600001941
[19] National Library of Medicine - Nahrungsfette vom Körper zum Gehirn - https://pub med.ncbi.nlm.nih.gov/34915080/
[20] Servili et al. 2003 - J. Agric. Food Chem. 2003, 51, 7980–7988
[21] Website von Science Direct - Stoffwechselmuster im Lipoxid-Stoffwechselweg in Verbindung mit den fruchtigen Eigenschaften von Nativem Olivenöl Extra - https://www. sciencedirect.com/science/article/pii/S0889157522000965
[22] The Extra-Virgin Olive Oil Handbook - Claudio Peri - Veröffentlicht 2014 von John Wiley & Sons, Ltd. S. 351.
[23] Technologien zur Verarbeitung von Oliven. Extraktionserträge und Ölqualität von Luciano Di Giovacchino - Edin. Tecniche Nuove - Seiten 38–50
[24] L'Ulivo e l'Olio - Art Servizi Editoriali spa
[25] Luigi Caricato - Atlante degli Oli Italiani - Ediz.Mondadori Electa.
[26] Welt-Oliven-Enzyklopädie - International Olive Council
[27] Welt-Oliven-Enzyklopädie - International Olive Council
[28] Welt-Oliven-Enzyklopädie - International Olive Council
[29] Weltlexikon des Olivenbaums - International Olive Council
[30] http://www.unaprol.it/index.php/stampa/comunicati-stampa/1257-rapporto-unaprol-ixe-contro-italian-sounding-nasce-marchio-sostenibilita-vero-prodotto-italiano.html
[31] Quelle:http://www.unaprol.it/index.php/stampa/comunicati-stampa/1257-rapporto-unaprol-ixe-contro-italian-sounding-nasce-marchio-sostenibilita-vero-prodotto-italiano.html
[32] La Chimica degli Alimenti - Tom P. Coultate Ediz. Zanichelli
[33] Process-Induced Food Toxicants: Occurrence, Formation, Mitigation, and Health Risks - von Richard H. Stadler, David R. - Wiley Verlag
[34] Stiftung für das Studium von Lebensmitteln und Ernährung - Forschung und Innovation des Frittierprozesses (Nov. 2010)
[35] Die Diät, die das Leben verlängert - J.L. Berdonces - New Compton Publishers
[36] Oleum - Handbuch des Olivenöls - herausgegeben von Antonio Ricci Edin.Edagricole (pag.256)
[37] Acta Scientific Nutritional Health Volume 2 - Issue 6 June 2018 - Eva- luation of Chemical and Physical Changes in Different Commercial Oils during Heating
[38] Öl in der Küche und auf dem Tisch - Florenz CCIAA Special Agency - Marzia Migliorini

[39] Sofi F, Cesari F, Abbate R, Gensini GF, Casini A. Mediterranean diet and health status: a meta-analysis. BMJ 2008; 337: 673–675
[40] https://agriregionieuropa.univpm.it/it/content/article/31/26/la-salu
[41] brita-dellolio-extravergine-olive-europe-inside-the-guidelines#:~:text=Conclusions,di%20aterosclerosis%20(Tripoli%202005)
[42] Quarantelli A., Righi F., Renzi M., Bonomi A – Oxidative Prozesse in Lebensmitteln pflanzlichen Ursprungs.
[41A]: Az. Speciale CCIAA Firenze – 2014 -Marzia Migliorini – Seminar für Köche „Öl in der Küche und auf dem Tisch"
[43] L'Ulivo e l'Olio – Kunst Servizi Editoriali spa
[44] Die mediterrane Ernährung und kardiovaskuläre Gesundheit – https://www. ahajournals.org/doi/10.1161/CIRCRESAHA.118.313348
[45] Quelle : http://www.olint.com/it/node/168
[46] Quelle: https://www.teatronaturale.it/tracce/mondo/38668-gli-oliveti- super-intensive-welt-beruehrt-quoten-400-tausend-ha.htm
[47] (Quelle: Wikipedia)
[48] (Quelle: Website des Ministeriums für Landwirtschaft, Ernährungssouveränität und Forstwirtschaft: https://www.politicheagricole.it/flex/cm/pages/ServeBLOB. php/L/EN/IDPage/7471
[49] Stephen R. Covey: „Die 7 Gewohnheiten hocheffektiver Menschen", 1. 1988. Ediz. italiana Franco Angeli.

BIBLIOGRAPHISCHE REFERENZEN

Weltlexikon des Olivenbaums – vom INTERNATIONAL OLIVE COUNCIL – EDIZ. SABADELL (1997)
Zeitschrift – Olive und Öl – EDIZ. EDAGRICOLE (Jahrgänge 2005 bis 2017)
Das große Handbuch des Olivenbaums und des Öls – von Piero Antolini – EDIZ. GIORGIO MONDADORI S.P.A. (1997)
Der Olivenbaum und das Öl – Koordination: Renzo Angelini – EDIZ. ART SERVIZI EDITORIALI SPA (2009)
Olivenöl und Gesundheit – Publio Viola – Koordinator José Francisco La- mas – INTERNATIONAL OIL COUNCIL – ADICOM S.L (1997)
Die Entwicklung des Öls in der Küche – Luigi Caricato – MUNICIPALITY OF LUCIANO AMADEO GRAPHIC PRESS (2010)
Lieferkette für Olivenöl – Herausgeber Roberto D'Auria – ISMEA (2003)
Die Ernährung, die das Leben verlängert – von Josep Lluìs Berdonces – EDIZ. NEWTON COMPTON (2017)
Handbuch des Olivenöls – von Vincenzo Curci – EDIZ. CALDERONI EDA- GRICOLE (2001)
Natives Olivenöl Extra: Das gute Leben – herausgegeben von Daniela Utili – EDIZ. CODICERMES (2016)
Handbuch des Nativen Olivenöls Extra – von N. Ricci und D. Soracco – EDIZ. SLOW FOOD (2000)

Natives Olivenöl Extra zur Herstellung von gutem Olivenöl - von F. Nizi, M. Mugelli, M. Migliorini, M. Marranci - EDIZ. CCIAA VON FLORENZ (2000)
Olivenöl am Ursprung der Qualität - von F. Angerosa, L. Conte, G. Lerker, T. Zelinotti - ONAO - STAMPA GRAFICHE AMADEO (2005)
Oli DOP d'Italia - von R. Barchello und S. Pini - REGIONE CAMPANIA STAMPA ROSSI SRL (2008)
Atlas der italienischen Öle - von Luigi Caricato - EDIZ. MONDADORI (2015) Gli oli di Veronelli - Kurator Luigi Caricato - EDIZ. VERONESI (2000)
Leitfaden für Native Olivenöle Extra - Herausgeber Diego Soracco - EDIZ. SLOW FOOD (2005)
Evooleum World's top 100 extra virgin olive oils guide - EDIZ. MERCA- CEI (2016)
Handbuch des Olivenöls - von Vincenzo Curci - EDIZ. CALDERONI EDA- GRICOLE (2001)
Beschneiden und Düngen von Olivenbäumen - von R. Barichello und S. Pini - REGIONE LI- GURIA EDIZ. MICROART'S SPA (2001)
L'olio di oliva ligure - von R. Barichello, F. Evangelisti, P. Zunin, S.Pini, N. Rossi - REGIONE LIGURIA EDIZ. MICROART'S SPA (2001)
Die 7 Regeln für den Erfolg - Steve R. Covey - EDIZ. FRANK ANGE- LI (2005)

WEB-BIBLIOGRAFIE

[WEBSEITE DES CODEX ALIENTARIUS]: http://www.fao.org/fao-who-codexalimentarius/en/
[WEBSEITE DES INTERNATIONAL OLIVE COUNCIL]: http://www.internationaloliveoil.org
[WEBSEITE EUR LEX - ZUGANG ZUM RECHT DER EUROPÄISCHEN UNION]: http://eur-lex.europa.eu/search.html?qid=1505722163109&text=oliVE%20 Öle&scope=EURLEX&type=quick&lang=de
[MINISTERIUM FÜR LANDWIRTSCHAFT, ERNÄHRUNGSSOUVERÄNITÄT UND WÄLDER]: https://www.politicheagricole.it/flex/cm/ pages/ServeBLOB.php/L/DE/IDPage/751
[MINISTERIUM FÜR LANDWIRTSCHAFT, ERNÄHRUNGSSOUVERÄNITÄT UND WÄLDER]: https://www.politicheagricole.it/flex/ cm/pages/ServeBLOB.php/L/DE/IDPage/ 13596
[BIOAGRICERT-WEBSEITE]: http://www.bioagricert.org/it/normativa/normativa-europea.html
[ISMEA-WEBSEITE]: http://www.ismeamercati.it/analisi-e-studio-filiere-agroalimentari
[WEBSEITE VON RESEARCHGATE.NET]: https://www.researchgate.net/publication/42370681_Olive_oil_and_he- alth_Zusammenfassung_der_II_internationalen_Konferenz_über_Olivenöl_und_die_Gesundheit_Konsensbericht_Jan_und_Crdoba_Spanien_2008

[WEBSEITE VON OLIVE OIL TIMES]:
https://www.oliveoiltimes.com/olive-oil-health-benefits
[WEBSEITE DER SIEBEN-LÄNDER-STUDIE]:
https://www.sevencountriesstudy.com/
[WEBSEITE EFSA EUROPE]:
https://www.efsa.europa.eu/en/efsajournal /pub/2044
[WEBSEITE HARVARD UNIVERSITY.EDU]:
https://www.health.harvard. edu/staying-healthy/harvard-study-high-olive-oil-consumption-associated- with-longevity#:~:text=Olive%20oil%20is%20part%20of,to%20a%20lon- ger%20life%20span
[WEBSEITE NEW ENGLAND JOURNAL OF MEDICINE]:
https://www.nejm.org/doi/full/10.1056/nejmoa1800389
[WEBSEITE THE LANCET MEDICAL JOURNAL]:
https://www.thelancet. com/journals/lancet/article/PIIS0140-6736(22)00122-2/fulltext

Widmung

„Götter verschwinden früher oder später, Tempel werden früher oder später leer und stürzen ein, aber Olivenbäume bleiben lebendig und tragen Früchte."

(Enzo Bianchi)

Dieses Werk ist nur einem einzigen Menschen gewidmet, nämlich meinem Vater Vittorio.

Im Jahr 2000, als ich professioneller Verkoster wurde und im November unerwartet zum ersten Mal den Titel des besten „Verkosters des Jahres" unter mehr als 50 Fachleuten gewann, die aus ganz Italien nach Imperia kamen, um dort um den Titel zu kämpfen, sagte mir mein Vater:

„Das ist es, was du magst, was du kannst und was du tun willst? Dann gib deinen jetzigen Beruf auf und folge deinem Weg und deiner Leidenschaft."

Eines der vielen Dinge, die ich mein Leben lang bereuen werde, ist sicherlich die Tatsache, nicht sofort auf diesen weisen und richtigen Rat gehört zu haben.

Wie ich bereits im Vorwort erwähnt habe, hat mich der Weg des Wachstums und der Entwicklung, den ich 2014 eingeschlagen habe und von dem ich jetzt weiß, dass er nicht enden wird, solange ich lebe, letztlich dazu gebracht, die Entscheidung zu treffen, die mein Vater mir im Jahr 2000 mit Stil, Anmut und Freundlichkeit nahegelegt hatte, wie es für seine nie aufdringliche, anmaßende oder arrogante Art üblich war.

Glücklicherweise erkannte ich schließlich, wie wichtig es ist, seinen Träumen zu folgen und das zu werden und zu sein, wozu man geboren wurde.

Der wirklich schwierige Teil für viele Menschen, so wie es für mich war, ist zu akzeptieren, dass man sich mit dieser Realität abfinden muss, indem man sie umarmt und den Mut findet, sich den Schwierigkeiten und Widerständen auf dem Weg zu stellen und die Ausdauer zu haben, sie mit jedem Atemzug und um jeden Preis zu verfolgen.

Das war die „Erleuchtung“ zu meinem 50. Geburtstag.

Die einzige Möglichkeit, ein erfülltes, befriedigendes, freies und glückliches Leben zu führen, besteht darin, zu erkennen, wer wir wirklich sind, und danach zu streben, ganz derjenige zu werden, zu dem wir geboren wurden.

Ich habe auch erkannt, leider verspätet, dass es vielleicht, noch bevor ich Bücher las und die Kurse sowie die Lehren großer Menschen wie Claudio Belotti, Anthony Robbins, Steve R. Covey, Wine Dyer oder Roberto Cerè studierte, denen ich sehr viel verdanke, um zu dieser Wahrheit zu gelangen, genügt hätte, besser auf die weisen Ratschläge eines großen Experten für das Leben, das persönliche Wachstum und, ohne es zu wissen, für NLP zu hören: auf meinen Vater Vittorio.

Wie Steve R. Covey in seinem wunderbaren und aufschlussreichen Buch „Die 7 Einstellungen des Erfolgs“ schreibt:

„Wenn Sie etwas beginnen oder tun, denken Sie zuerst an das Ende.“

Das bedeutet, mit einem klaren Verständnis unseres Ziels zu beginnen, zu wissen, wohin wir wollen [48]. Und ich glaube, mein Vater hat das sein ganzes Leben lang getan!

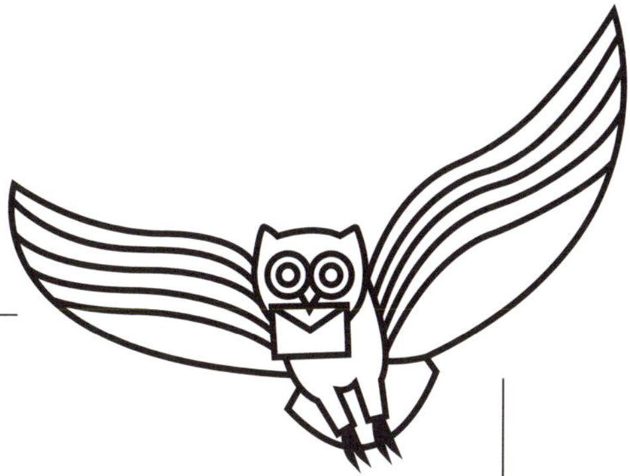

Liebe Leserin, lieber Leser,

hat Ihnen dieses Buch gefallen?
Ihr Feedback, Ihre Anregungen und Ihre Kritik bedeuten uns viel, denn sie helfen uns, unsere Bücher kontinuierlich zu verbessern.

Die Meinung und Zufriedenheit unserer geschätzten Leserinnen und Leser stehen im Mittelpunkt unseres Schaffens. Ihre Gedanken sind uns wichtig.

Zögern Sie daher nicht, uns zu kontaktieren und Ihre Gedanken mit uns zu teilen. Senden Sie uns einfach eine E-Mail an:
feedback@eulogiaverlag.de

Besuchen Sie auch gern unsere Verlagsseite und entdecken Sie weitere spannende Bücher unter:
www.eulogiaverlag.de

Wir sind gespannt auf Ihre Nachricht und freuen uns darauf, von Ihnen zu hören!

Herzlichst
Ihr **Eulogia Verlag**

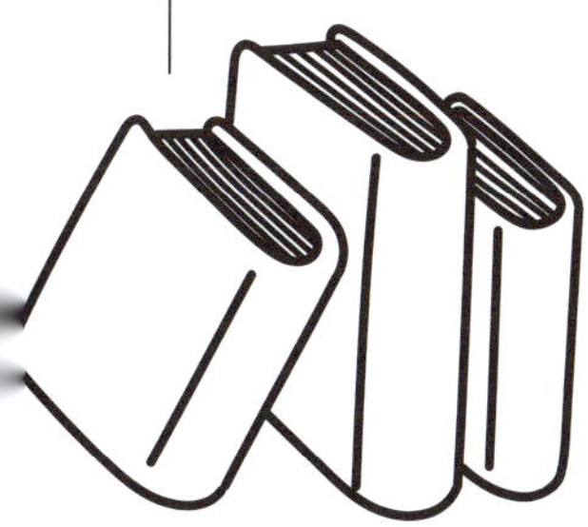